新编临床护理实践与技术应用

任金红　等◎主编

上海科学普及出版社

图书在版编目(CIP)数据

新编临床护理实践与技术应用 / 任金红等主编 . --上海：上海科学普及出版社，2023. 8

ISBN ISBN 978-7-5427-8508-4

Ⅰ. ①新… Ⅱ. ①任… Ⅲ. ①护理学 Ⅳ. ①R47

中国国家版本馆 CIP 数据核字（2023）第 135174 号

策划统筹　张善涛

责任编辑　陈星星　郝梓涵

装帧设计　王培琴

技术服务　曹　震

新编临床护理实践与技术应用

任金红等主编

上海科学普及出版社出版发行

（上海中山北路 832 号　邮政编码 200070）

http：//www. pspsh. com

各地新华书店经销　北京四海锦城印刷技术有限公司印刷

开本 787×1092　1/16　印张 23. 25　字数 532 000

2023 年 8 月第 1 版　2023 年 8 月第 1 次印刷

ISBN 978-7-5427-8508-4

定价：108. 00

编委会

主　编

任金红　　（聊城市人民医院）
江松华　　（聊城市人民医院）
李秀华　　（聊城市人民医院）
胡艳淳　　（聊城市人民医院）
姜彩辉　　（聊城市人民医院）
贾培兰　　（聊城市人民医院）

副主编

牛红丽　　（聊城市人民医院）
田静华　　（聊城市人民医院）
张　璇　　（聊城市人民医院）
张　璐　　（聊城市人民医院）
杜　杰　　（聊城市人民医院）
邱恒辉　　（聊城市人民医院）
岳元元　　（聊城市人民医院）
耿荣荣　　（聊城市人民医院）

前言

随着社会经济的发展，人们生活节奏日渐加快，生活压力不断增大，各种疾病的发生率也随之逐年增高，因此广大人民群众对健康和卫生事业的需求越来越高。护理工作作为卫生事业的重要组成部分，与人民群众的健康利益和生命安全密切相关。护理新技术的快速发展，也推动护理服务和管理模式发生了较大转变，为优化护理服务流程、提高护理服务效率、改善护理服务体验、实现科学护理管理创造了有利条件。

本书是一本关于临床护理实践与技术应用方面研究的著作。全书首先对临床护理基础的实践操作进行简要概述，介绍了健康与疾病、护患关系与沟通、休息与睡眠、生命体征监测、铺床技术等；然后对一些常见科室的临床护理实践与技术进行梳理和分析，包括五官科护理、急诊科护理、神经外科护理、呼吸内科护理、妇产科护理、肿瘤患者常见症状的处理等几个方面；最后在手术室及CT室护理实践方面进行探讨。本书论述严谨，结构合理，条理清晰，且能为当前临床护理实践与技术应用相关理论的深入研究提供借鉴。

在本书的策划和编写过程中，曾参阅了国内外有关的大量文献和资料，从中得到启示；同时也得到了有关领导、同事、朋友及学生的大力支持与帮助。在此致以衷心的感谢。本书的选材和编写还有一些不尽如人意的地方，加上编者学识水平和时间所限，书中难免存在缺点，敬请同行专家及读者指正，以便进一步完善提高。

目录

第一章　临床护理基础

第一节　健康与疾病

一、健康

（一）影响健康的因素

人生活在自然及社会环境中，有着复杂的生理、生化的生命活动，其健康受到多种因素的影响。

1. 生物因素

生物因素是影响人类健康的主要因素。健康和疾病的内在决定因素是不会改变的。它包括了种族、年龄、性别和遗传，而年龄又是与生物性的及心理社会性的健康都是有关的，又最具有动力性的内在因素。因为正在发展的个人必须满足许多特定年龄的需要，才能获得并维持健康，在遗传方面的影响则更大，如白化病、血友病等均与免疫缺陷的遗传因素有关，还有一些慢性病，如糖尿病、高血压、癌症、关节炎等与个人对这些疾病的抵抗力和易感性有密切关系，近年来的研究也趋向于发展新的疫苗或发展遗传工程来去除某些遗传缺陷。

2. 环境因素

包括物理环境、社会环境和政治环境三类。

（1）物理环境

包括空气的质量、水的净化程度、食物是否充足并富于营养等，如工业污染造成的公害、食品和大气污染、严重噪声、辐射、住房、交通拥挤、工作场所的有害物质等。

（2）社会环境

人类的健康仅有一个良好的物理环境是不够的，人类是一种社会性的动物，必须与别人有交往，即拥有别人的支持，方能维持和促进健康，因而有一个良好的社会环境也是十分必要的。社会环境是指与个人的社会和心理有关的情况，可包括经济状况、文化、家庭等方面，社会经济因素对健康起着关键性作用。经济因素通过与健康状况有关的其他社会因素，如工作条件、生活条件、营养条件、医疗保健服务等直接影响人们的健康。文化教育与健康关系也十分密切，如教育制度、人民文化素质、受教育程度、家庭和邻居等环境影响。教育水平与生育率、婴儿死亡率呈负相关，受教育少的人群或地区由于缺乏防病知识，往往容易罹患疾病。家庭是维护个人健康最基本、最重要的环境，除了提供生活的必需外，人际关系与健康也密不可分，如父母的离、丧或对子女的虐待，均可引起健康问题，甚至导致儿童精神病、自杀等，老年人可因贫困、丧偶、缺少照顾而产生孤独感、恐惧感。

（3）政治环境

指政治上的决策，它不仅决定了物理环境的质量，而且也影响着社会环境，任何个人都无法单独来控制和影响这些因素，只有政策可以影响社会与物理环境，如决定国家发展什么样的能源，如何治理工业污染、净化水源等，都与人们健康息息相关。

（二）生活形态

生活形态是指一个人对影响其健康所作出的日常生活决策。每个人会因环境及本身的意愿选择自己的生活方式，包括个人饮食、作息及调适压力的方式，越来越多的证据显示吸烟、喝酒、缺乏运动、过度肥胖等与罹患慢性病的关系密切。防治之道为戒除有害的习惯（例如嚼槟榔、吸烟等）、维持均衡饮食、保持理想体重、适当的运动及优良生活环境的维护。但调适压力的方式不当极易导致乙醇中毒、药瘾、精神病或自杀等；超速驾驶、骑摩托车不戴安全帽、不遵守交通规则等行为，易造成车祸伤亡等，故如何建立“健康的生活模式”是我们需努力的重点。

人们的健康及平均寿命与下列基本健康习惯有一定关系：①每日三餐定时，不吃零食。②每日都进早餐，早餐所含的热量占每日摄取量的一半。③一周运动 2~3 次。④适当的睡眠（通常是每晚 7~8h）。⑤不吸烟。⑥体重适中。⑦不喝酒或适量饮酒。

研究者发现，这些简单的健康习惯可让一个平均寿命 45 岁的男性，增加 11 年寿命。尽管有这样重大的发现，人们由于职业的缘故或其他原因，还是很难遵循这样的习惯。

（三）维护与促进健康的原则与方法

维护与促进健康需要注重优生保健，维持健康的生物、物理及社会环境，提高医疗保健服务体系的功能与养成健康的生活方式等。提倡以下维护和促进健康的基本原则和方法：①定期接受健康体检，以期能早期发现问题，早期治疗。②留意身体各部位功能是否维持正常，若有异常应尽快诊治。③避免食用有害健康的物质，如不喝酒、不食发霉食品等。④摄取均衡、足够的营养，养成清淡、规则饮食，不偏食的良好习惯。⑤适量的运动，宜每周运动3次以上，且每次运动20min以上，但运动量必须视个人体力循序渐进，过与不及均对健康不好。⑥调整生活步调，避免长期累积疲劳。⑦适当的休息与睡眠。⑧加强自身抵抗力，必要时，按时接种以预防传染病。⑨参与防护演习，采取适宜措施，以防止或减少天灾造成的伤害，要有居安思危的安全观念。⑩发展积极而成熟的心理、情绪与社会调适方法，寻求最佳面对挫折的方法。⑪能与社会活动和团体的运作相配合，有和谐的社交活动。⑫适时运用有关的健康咨询与服务。⑬维护适于生物存活的健康环境。

二、疾病

人类对疾病的认识随着生产的发展、科学技术的进步而不断深化，虽经长期探索，但至今未得统一，疾病概念也在不断发展变化。有些观念至今在认识疾病上还在起作用。作为护理工作者了解这些是有用的，因为疾病概念的变化必将影响医疗、护理工作中的一些原则。

（一）疾病的概念

1. 过去的疾病概念

神灵主义医学模式论者认为疾病是妖魔侵入人体的结果；自然哲学医学模式论者认为疾病是四种体液不正常混合的结果；机械论医学模式论者认为疾病是“人体机器”出了故障；生物医学模式论者认为疾病是器官和系统的功能异常。

2. 现代的疾病概念

就疾病广义而言，只要个人不是处于健康良好状态就是生病了，包括生理的不适、病痛与残障、心理上的不健全、社会适应不良、情绪的不稳定或精神异常等。在现代生物—心理—社会医学模式的影响下，人们对疾病有了新的认识，认为对疾病的认识不能局限于身体器官功能和组织结构的损害，而应包括人体各器官系统之间的联系、人的心理因素与躯体因素的联系、人体与社会环境之间的联系。故现代医学认为，疾病是机体（包括躯体和心理）在一定的内外因素作用下而引起一定部位功能、代谢、形态结构的变化，表现为损伤与抗损伤的整体病理过程，是机体内外环境平衡的破坏和正常状况的偏离。医疗护理的目标是消除或减轻疾病发展的过程。

（二）健康与疾病的关系

健康与疾病之间很难找到明显的界限，中间存在着动态的过渡形式，如有人会感到一阵头痛、有人久坐会腰痛等，不易分清健康或不健康，但上述这些现象有些是疾病的预兆，逐渐发展为症状，有的则是一过性的，不存在实质器官功能的改变。患者恢复健康也不是从疾病状态立刻就痊愈。有人认为患者离开医院就是“健康人”，忽略了中间各阶段的恢复过程。人对各类致病因子的反应是整体的，部分功能似乎在“正常范围”，而一部分可能在代偿情况下维持着健康状态。

（三）疾病谱的变化

20世纪以来，特别是20世纪50年代以来，由于工业的进步、经济的发展、劳动方式和生活方式的变化，人类的疾病情况也发生了深刻的变化。主要表现在以下两个方面：

1. 疾病的构成与死因顺位的变化

从目前世界各国的疾病构成看，对人类威胁最大的已经不再是传染病、寄生虫病和营养不良等躯体疾病，而是心脑血管疾病和恶性肿瘤等。

2. 致病因素发生显著变化

在20世纪以前，影响人类健康的因素大多数来自生物因素，这些生物因素导致传染病的流行。近几十年来，随着社会的进步，城市化、工业化的发展，环境污染、公害日益严重、不良的生活方式等成为致病的主要因素。

第二节　护患关系与沟通

一、护患关系

（一）护患关系的性质

1. 护患关系是一种人际关系

护患关系是帮助者或帮助系统与被帮助者或被帮助系统之间的关系，这种人际关系往往被视为整个健康保健服务过程中的关键因素之一。护士与患者之间在提供和接受护理服务过程中，自然形成一种帮助与被帮助的人际关系，即护患关系。

2. 护患关系是一种专业性互动关系

护患之间要达成健康知识的共识，就是一个专业性的互动关系。而且护患关系不仅仅限于两人之间的关系，它是多元化的。互动双方的一些特征如个人背景和经历、知识、情感、对健康与疾病的看法等均可影响双方对角色的期望和相互关系的感觉，进而影响护患关系的质量。

3. 护患关系还可以是一种治疗性关系

护患关系最终是为了达到治疗的目的，从这个意义上看，护患关系也是一种治疗性的关系。护士作为护理服务的提供者，患者健康方面问题的咨询者、代言者、解决者和健康教育者，有责任使护理工作达到积极的、建设性的效果，从而起到治疗作用。治疗性护患关系与一般性人际关系的区别在于它是通过有目标的、谨慎计划和执行而促成的关系。在治疗性护患关系中，患者的需要是中心。治疗性护患关系除受前述的一些因素影响外，护士的专业知识和技术水平也是影响因素之一。

（二）护患关系良性发展对护士的要求

为了使护患关系向良好方向发展，处于主导地位的护士起着很重要的作用。

1. 护士应有健康的生活方式

作为护理技术的提供者和健康教育者，护士本身就是一个角色榜样，其自身的健康习惯和生活方式会对被照顾和被教育的对象产生直接影响。护士应学习并保持健康的生活方式，如通过适当的饮食来维持适当的体重，适当的运动和休息来保持平衡，以及维持应激情况下的生活、心理反应等。另一方面，护士应指导患者正确对待疾病压力，需要以身作则。

2. 护士应有健康、良好的情绪

情绪是可以传播的。护士的情感流露会直接影响到周围环境的气氛。因此，护士要保持健康的情绪，避免不良情绪对患者的影响。

3. 护士应具有丰富的与护理相关的人文、社会科学知识

护理是一门源于生物、社会、心理及行为等方面科学知识的专业。专业护理人员除加强护理专业知识的学习外，还应不断学习人体、自然、社会和行为科学的知识。这样可扩大个人的知识面，保持对护理专业的兴趣和拥有充分的能力。这是个人成长过程中不可缺少的部分，也是献身于专业的一种表现。

4. 护士应具有真诚、适当的移情

护患关系的建立和保持有赖于互动双方的相互理解和尊重。在与患者接触时，护士只要以真诚的态度对待患者，就可能取得良好的护理效果。移情是人际交往中人们彼此情绪、情感相互交流的替代性体验，护士应尽量体会患者的感受，了解患者的经历，以便促进护患关系的良好发展。

5. 护士应掌握与患者沟通的技巧

在护理患者时，必然涉及与患者的沟通，护士应灵活运用沟通技巧与患者进行有效的交流。

二、护患沟通

（一）沟通的概念和形式

1. **沟通的概念**

沟通或称交流，是一个遵循一系列共同的规则互通信息的过程，其中包括5个基本因素：沟通发生的背景、信息发出者、信息内容、信息的接受者和反馈过程。

沟通作为实践活动不可缺少的重要方面，起初只是作为生产活动得以正常进行的保证而发挥作用的。而物质生产的发展和扩大，也发展和扩大着人们对沟通本身的需要，并提供沟通发展和扩大前提，从物质生产的手段中发展出沟通手段功能。沟通遵循一系列共同原则，即将信息从一个人传递到另一个人的过程。沟通过程是一个动态的、连续的、不断变化的双向互动过程。

沟通是多方面的，内容方面包括交流中的语言及含义，即说什么；关系方面包括互动中的相互关系，即怎么说。

信息的发出者和接受者的态度、知识、沟通技巧、文化背景和社会经济背景等都会影响到人际交流中的互动关系。

2. **沟通的形式**

（1）语言性沟通

自从人类产生语言后，语言性沟通就成了人类社会交往中不可缺少的组成部分。在护理工作中尤其如此。语言性交流有书面语言和口头语言等不同形式。

书面语言可用于护患交流过程和医护人员内部交流过程。用于护患交流过程的书面语言常见于一些健康宣传资料和指导性文字。此类语言应力求准确、通俗、精练，以帮助读者迅速掌握内容要点。用于医护人员内部交流过程的书面语言主要是在文件记录等方面。由于文件具有法律性和历史性因素，而且是在专业人员内部交流，此类文件除要求内容的准确外，还要求用词和格式的规范。

口头语言在护理工作中应用得更为广泛。除在内容和时间的选择上较为随意外，语言的使用上应更加贴近日常生活。

（2）非语言性沟通

非语言性沟通是伴随着沟通所发生的一些非语言性的表达情况和行为，它同样能影响沟通的效果。包括面部表情、身体姿势、语言的声调和声量、手势、抚摸、眼神的流露和空间位置等。

非语言性沟通在护理工作中的重要性在于医护人员及患者双方对非语言性沟通的密切关系和依赖。

患者对非语言性沟通的关注是由于医院陌生的环境和复杂的专业用语，使之产生惧怕、不安，患者和家属会特别留心周围环境的信息及医护人员的非语言性暗示，并以此作为了解情况的办法。此外，患者有时认为医护人员对他们掩盖病情真相，认为非语言性沟通会泄露事实真相。患者和家属有时在语言性沟通发生之前依靠非语言性行为的观察作为迅速捕捉信息的方法，以做好思想准备。因此，医护人员应注意自己的非语言性行为对患者的影响。

非语言性沟通的目的主要是表达情感、调节互动、验证语言信息、维持自我形象、维持相互关系，使互动中的双方能有效地分享信息。非语言性沟通的形式有体语、空间效应、反应时间、类语言、环境因素等。

（二）沟通技巧

为使沟通顺利进行，护士除应了解沟通的一般知识外，还必须掌握并合理运用一些沟通的技巧，以鼓励患者说出自己的感受，增加护患间彼此的了解。

1. 促进有效沟通的一般技巧

（1）全神贯注

护士在沟通中最重要的技巧是关注患者的需要，通过体位和目光的接触表示出关心和真诚。注意尽量不要有四处张望、懒散的姿态、分散注意力的小动作，如看表等，这些行为会使患者认为你心不在焉。另外，应注意避免环境的干扰。

（2）参与

适当参与可促进谈话的过程，给对方以适当的鼓励。在交谈过程中适当点头、轻声地说“嗯”“是”“对的”等，可表示你在听，并且接受对方所谈的内容，鼓励对方继续交谈。

（3）倾听

倾听并不单纯是护士只听患者所说的词句，而应是“整个人”参与进去，并且试着去了解在交流中所传达的“所有信息”。并不是所有的人都能做到认真倾听，而没有很好倾听将会造成许多问题。

（4）核对

核对自己的理解以获得或给予反馈。核对包括倾听、观察非语言性交流，并试着去了解它的意思和询问对方自己所了解的是否是他所要表达的，以确定信息的准确性。在核对时，护士应注意稍做停顿，以便让患者纠正、修改或明确他所说的一些话。核对的方法可以用重复或简述交流内容，如“您刚才说……是吗?”来澄清问题，如“我还不能完全了解您的意思，您能否再说清楚一些?”及总结归纳等形式。同时，运用核对的一些技巧，可以协助护患建立良好关系。

(5) 反映

将对方所说的全部内容回述给他。尤其是患者语句中隐含的意义，使对方明确你已理解他的意思。

(6) 沉默

适当运用沉默会有意想不到的效果。如在生活中用和蔼的态度表示沉默将给人十分舒适的感觉。沉默可给人以思考及调适的机会。对待某些患者，护士可静静地和对方坐下来，在以非语言的方式传达非占有性的、温暖的关怀，以给对方思考的时间。护士可以对患者说：“如果你不想说话，你可以不说，我在这里陪你一会儿。”沉默是一种重要的沟通方式。

2. **阻碍有效沟通的因素**

在与患者交谈中，护士有时会不知不觉阻断沟通的进行，常见以下几种情况：

(1) 突然改变话题

对于交谈内容中没有意义的部分，若护士很快改变话题，会阻止患者说出有意义的事情。

(2) 急于陈述自己的观点

在交谈中常用一种说教式的语言，并且过早的表达个人的判断。如“你不该这么说”时，患者可能以为你不愿意交谈下去，也会停止叙述。

(3) 虚假、不适当的安慰

为了使患者高兴，有时护士会讲一些肤浅的、宽心的安慰话，如“你一定会好的，别胡思乱想”等，会给患者一种敷衍了事的印象。

(4) 匆忙下结论或解答

很快地对一个问题做出解答的做法通常只能回答问题的一部分，不一定能针对重点，会使患者感到孤立，不被人理解。

(5) 不适当引用一些事实

太快地提供给患者一些事实可能会妨碍患者将他的真实感觉表达出来，引用与之无关的事实的做法会使对方产生不被理解的感觉。

在交流过程中很容易发生信息传递受阻或曲解的现象，使患者无法表达真正的感觉。在这种情况下，护士应以真诚的态度、适当的沟通技巧来解决交流被破坏的局面。

3. 与特殊患者沟通

（1）生气的患者

患者生气通常是害怕、焦虑或无助的一种征象。护士应帮助患者找出原因，尽可能解决。或找一些体力活动让患者暂时去做，以另一种形式来发泄。

（2）哭泣的患者

患者哭泣表明患者悲伤，护士不应阻止，可让其宣泄，但应陪伴患者，关心患者，找出患者哭泣的原因。

（3）抑郁的患者

对抑郁的患者，护士平时应多观察。抑郁的患者往往说话迟缓、反应少、注意力不集中。护士应多注意及关心患者，使患者觉得有人关心、重视自己。

（4）感觉缺陷的患者

如聋哑患者，护士应用纸笔或能让患者看到的嘴形哑语等；视力不佳的患者，可让患者用触摸方式感觉护士在他身边。

（5）危重的患者

对危重的患者，交谈时间应尽量缩短，可运用非语言方式来达到沟通。

第三节 舒适、休息与睡眠

一、舒适

（一）舒适的概念

舒适是一种主观的自我感觉，是身心健康、满意、没有疼痛、没有焦虑的轻松自在感。也可以说是身体处于一种无忧无虑、无痛苦的状态，是身心满足、身体的安逸感觉。

舒适可分为 4 个方面。①生理舒适：指个体身体上的舒适感觉；②心理舒适：指信仰、信念、自尊、生命价值等精神需求的满足；③环境舒适：外在物理环境中适宜的声音、光线、颜色、温湿度等使个体产生舒适的感觉；④社会舒适：包含人际关系、家庭与社会关系的和谐。用整体的观点来看，这几方面是互相联系又互相影响的，生理的不舒适会影响心理的舒适；心理、社会的不舒适也会影响生理的舒适。

当人们身心健康，各种生理需要、心理需要得到基本满足时，常常能体会到舒适的感觉。最高水平的舒适表现为心理稳定、心情舒畅、精力充沛、感到完全放松，身心需要均能得到满足。

不舒适也是一种自我感觉。当生理、心理需求不能全部满足，或周围环境有不良刺激、身体出现病理现象、身心负荷过重时，舒适的程度则逐渐下降，直至被不舒适所替代。不舒适通常表现为紧张、精神不振、烦躁不安、消极失望、失眠或身体疼痛、无力，难以坚持日常的工作和生活。

舒适和不舒适都属于自我感觉，护士很难准确地估计患者舒适和不舒适的程度。但可通过倾听患者的申诉或家属提供的情况，仔细观察患者的表情和行为，经过科学分析，对患者舒适和不舒适的程度作出判断。

（二）影响舒适的原因

由于舒适与不舒适是一种较为复杂的自然感受，受到多种因素的影响。护士了解这些因素有利于在工作中分析造成不舒适的原因，从而克服各种障碍，采取必要的措施促进舒适。

1. 身体方面

（1）疾病

疾病导致疼痛、恶心、呕吐、头晕、腹胀、发热、饥饿等而造成机体不适。

（2）个人卫生不良

患者因疾病而致日常活动受限，不能保持个人清洁卫生，导致个人卫生不良，常因口臭、皮肤污垢、汗臭、瘙痒等引起不适。

（3）活动受限

使用约束带、石膏、夹板限制患者活动时可造成不适。

（4）姿势和体位不正确

四肢及关节过度的屈曲、伸张，或身体某部位长期受压，或由于疾病造成的强迫体位等，致使肌肉和关节疲劳、麻木、疼痛等不适。

2. 心理性原因

主要为社会角色改变、环境改变、需要未能得到满足等原因造成的个人郁闷、失落、不愉快。

3. 环境方面的原因

不同医院的条件有所不同，也可造成患者的不适。如病房的通风和照明不良，温、湿度的不适宜，其他患者的呻吟，治疗设备造成的噪声，周围患者的呕吐物、排泄物、血迹等，都可以造成不舒适感。

（三）不舒适的护理原则

1. 预防为主，积极促进患者舒适

解决和消除患者的不舒适，首先应以预防为主，如保持病室环境卫生、加强生活护理等，要做到这一点，护士必须有责任感，对患者身心两方面进行全面评估。由于不舒适是一种自我感受，因而需要患者的参与，护士与患者建立起的互相信任的护患关系是十分重要的。

2. 加强观察，及时发现不舒适及原因

例如一个卧床的患者，可能会出现一系列问题，焦虑不安、辗转难眠，护士通过细心观察、深入了解发现，患者因担心家中的孩子无人照料，而不能安心养病。如果护士只是简单地给予患者镇静催眠药物，那么药物作用过去后患者仍然会出现这些症状。又如尿潴留患者，运用适当的方法解除或及时的导尿，患者即刻会感觉舒服多了。因而了解造成患者不舒适的真正原因十分重要。对于一些因心理因素引起不舒适或一时不能去除不舒适的患者，护理人员应采取有效的沟通，加强心理护理。此外，护理人员应对患者角色加以尊重，用亲切的语言，鼓励他们积极参与护理活动。

3. 采取有效措施，消除或减轻不舒适

对身体不适的患者，可针对诱因采取有效措施。例如，对腹部手术后的患者给予半卧位或必要的支撑物以缓解切口疼痛，减轻不适，促进康复；对已发生尿潴留的患者，采取适当的方法诱导排尿或及时导尿，可解除膀胱高度膨胀引起的不适。

对心理社会因素引起不舒适的患者，护士可以采取不进行评判的倾听方式，使患者郁积在内心的压抑得以宣泄；或通过有效的沟通，正确指导患者调节情绪；或与其家属联系，共同做好患者的心理护理。

二、休息

休息对维持人体健康非常重要，有效的休息不仅可以使身体放松，恢复精力和体力，还可以减轻心理压力，使人感到轻松愉快。休息不足会导致人体出现一系列躯体和精神反应，如疲乏、困倦、注意力分散，甚至出现紧张、焦虑、急躁、易怒等情绪体验，严重时造成机体免疫力下降，导致身心疾病的出现。尤其在患病期间，休息显得更为重要。一方面，由于疾病本身造成患者生理和心理状态的失衡和能量的消耗，充分的休息有利于组织的修复和器官功能的恢复，帮助缩短病程，促进疾病康复。另一方面，由于住院带来的环境变化和角色变化进一步加重了患者的精神压力和负担，直接或间接地影响了患者的休息和疾病的康复。因此，护士应充分认识休息的作用和意义，为患者创造良好的休息环境，协助其得到充足的、适当的和有效的休息，以达到减轻病痛、促进康复的目的。

（一）休息在患病时的作用

在疾病期间，疾病本身是一种压力，是一种应激，如果又缺乏足够的休息，患者会感到身心疲惫不堪，这种状态会降低治疗与护理的效果。因此，适当的休息至关重要，休息成为治疗的内容之一。

（二）促进患者休息的护理

1. 消除生理不适

患者生理上的不舒适是影响休息的常见原因。因此，减轻或去除不适的来源，是保证患者获得休息的根本性措施，护理人员应根据不同护理计划，采取有效护理措施，使患者没有生活不便的感觉，从而使他们从身心上得到真正的休息。

2. 解除焦虑

患者常由于环境的改变，担忧病情或社会角色的改变而影响休息。护理人员应热情服务，耐心为患者提供解释、鼓励，使患者安心治疗，争取主动配合治疗。此外，应加强心理护理，减轻患者的心理负担。

3. 调节病室环境

安静的环境对休息非常重要，为了满足患者休息的需要，应尽量给患者提供一个安静、舒适的环境，保持室内适当的温度、湿度，空气清新，无噪声。护理人员在工作时还要做好“四轻”，尽量减少环境中不良因素对患者的刺

4. 了解、满足个体需求

不同患者由于年龄、性别、受教育程度与个人爱好、生活习惯的不同，对休息的方式和要求也各不相同。护理人员应仔细观察，区别对待，尽可能满足患者的合理要求，减少对患者的干扰。

三、睡眠

睡眠是人和动物共有的一种周期性的、可逆的静息现象。睡眠是休息的一种重要形式，任何人都需要一定量的睡眠。睡眠和觉醒是维持人类生命活动所必需的生理现象，通过睡眠，可以使人体的精力和体力得到恢复，于睡眠后保持良好的觉醒状态。只有在觉醒状态下，人体才能进行劳动和其他活动。

（一）影响睡眠的因素

1. 年龄因素

通常睡眠时间与年龄成反比，即随着年龄的增长，个体的睡眠时间逐渐减少。

2. 生理因素

睡眠是一种周期性现象，一般发生在昼夜节律的最低期，与人的生物钟保持一致。昼夜节律是指人体根据内在的生物性规律，在 24h 内规律运行的活动，相当于一个人的生物时钟，每天 24h 周期规律运转，形成一个人的日常生活节奏，反映出人体在生理与心理方面的起伏变化，如激素分泌的变化、体温的变化、代谢的变化等，并随个体疾病和情绪的不同而改变。如果人的睡眠不能与昼夜节律协同一致，长时间频繁夜间工作或航空时差，会造成生物节律失调，产生疲劳与不适。适度的疲劳有助于入睡，但是过度疲劳反而会使入睡困难，通常需要 3~5 天才能恢复。内分泌的变化会影响睡眠，女性在月经期会通过增加睡眠时间来缓解疲劳，补充体力。绝经期女性由于内分泌的变化会引起睡眠紊乱，补充激素可以改善睡眠质量。

3. 病理因素

几乎所有的疾病都会影响原有的睡眠形态。患病的人需要更多的睡眠时间，然而因躯体疾病造成的不适、疼痛、心悸、呼吸困难、瘙痒、恶心、发热、尿频等症状均会影响正常的睡眠。伴有失眠的疾病有高血压、心脏病、哮喘、睡眠呼吸暂停综合征、消化性溃疡、甲状腺功能亢进、关节炎、癌症及过度肥胖等。此外，80%的失眠与精神障碍、精神疾病有关，如神经衰弱、精神分裂症、焦虑症、抑郁症等，同时可伴有中枢交感神经和胆碱能活动平衡紊乱，影响大脑对睡眠的调节功能。

4. 环境因素

环境的改变直接影响人的睡眠状况，大多数人在陌生的环境下难以入睡。医院是为特定人群进行防病治病的场所，其工作性质的昼夜连续性、环境的复杂性和特殊性是影响患者睡眠的重要因素之一。研究发现，在新环境中慢波睡眠和快波睡眠的比例会发生变化，入睡时间延长，快波睡眠减少，觉醒次数增加等。

5. 药物因素

药物影响睡眠过程的作用机制非常复杂，某些神经系统用药、抗高血压药、抗组胺药、平喘药、镇痛药、镇静药、激素等均对睡眠有一定的影响。如应用 β 受体阻滞剂可以出现失眠、睡眠中断及噩梦等不良反应；利尿药的应用会导致夜尿增多而影响睡眠；安眠药能够加速睡眠，但只能在短时间内（1周）增加睡眠量，长期使用会产生白天嗜睡、疲乏、精神错乱等不良反应。长期不适当地使用安眠药，可产生药物依赖或出现戒断反应，加重原有的睡眠障碍。

6. **情绪因素**

任何强烈的情绪变化及不良的心理反应，如焦虑、紧张、喜悦、愤怒、悲哀、恐惧、抑郁等均可能影响正常睡眠。患者由于生病及住院产生的情绪及心理变化，如对疾病的担忧、经济压力、角色转变等，都可能造成睡眠障碍。

7. **食物因素**

一些食物及饮料的摄入也会影响睡眠状况。含有较多L-色氨酸的食物，如肉类、乳制品和豆类能促进入睡，缩短入睡时间，是天然的催眠剂。乙醇可加速入睡时间，少量饮酒能促进放松和睡眠，但大量饮酒会抑制脑干维持睡眠的功能，干扰睡眠结构，使睡眠变浅。浓茶、咖啡及可乐中含有咖啡因，饮用后使人兴奋难以入睡，即使入睡也容易中途醒来，且总睡眠时间缩短，对睡眠不好的人应限制摄入，尤其在睡前4~5h应避免饮用。

8. **个人习惯**

睡前的一些习惯如洗热水澡、喝牛奶、阅读报纸、听音乐等均有助于睡眠。任何影响睡眠的不健康的睡前习惯，如处于饥饿、进食过度、饮水过多等状态都会影响睡眠的质量。另外，睡前任何种类的身心强烈刺激，如看恐怖电影或听恐怖故事、严厉的责备、剧烈的活动、过度的兴奋、悲伤、恐惧等也会影响睡眠。

9. **生活方式**

长期处于紧张忙碌的工作状态，生活无规律，缺乏适当的运动和休息，或者长期处于单调乏味的生活环境中，缺少必要的刺激，都会影响睡眠的质量。

（二）睡眠失调及护理

1. **睡眠失调**

（1）失眠

失眠是睡眠形态紊乱最常见的一种。

机制：因情绪紧张或脑力活动过度使大脑活动一直处于紧张的醒觉状态。

病理心理状态：因失眠担心次日工作，焦虑或疑心自己有病，进而引起紧张，更加重失眠。

（2）睡眠过多

真正原因还不清楚，一般与进食失调和病态肥胖有关，但没有发作性睡眠病那么严重。多数是有过多的睡意，但睡意并不是不可抵抗。当睡眠发生时，持续时间也较发作性睡眠病者长，通常有数小时，其特点是难以唤醒。研究睡眠过多病患者的脑电图，显示其睡眠比例和正常睡眠周期相一致。唯一明显的差异是大部分睡眠过多症患者的总睡眠时间过长。治疗睡眠过多症的方法是直接限制患者的睡眠时间，有时需用药物控制。

（3）睡眠性呼吸暂停

可分两种类型：①中枢性呼吸暂停、中枢神经系统功能不良，发生在异相睡眠过程中。因脑干神经元过度极化而影响呼吸中枢，使横膈运动停止，患者出现呼吸暂停。②阻塞性呼吸暂停：如严重、频繁打鼾，过度睡眠而使上呼吸道的肌肉松弛，造成上呼吸道萎陷所致。

两种形态的睡眠性呼吸暂停都会并发动脉血氧饱和度下降、低氧血症、高血压、肺动脉高压等。呼吸暂停次数越多，患者越危险。

（4）其他

①梦游症：发生在正相睡眠第3、第4期，多见于男孩，与遗传、性格与神经功能失调有关。患者下床后呈朦胧状态，可走动，甚至完成一些复杂的动作，然后继续上床入睡，早晨醒后对梦游过程不能回忆。②遗尿：多发生于正相睡眠第4期，儿童多见。可能与大脑发育不全有关。睡前饮水过多而未排空膀胱、过度兴奋都可诱发遗尿。

2. **睡眠的护理**

（1）睡眠的评估

为了协助患者睡眠，护士应该首先评估患者的睡眠状况，并通过访谈向患者了解、收集以下与睡眠习惯有关的资料：①每晚习惯睡几小时。②通常每天什么时间就寝，早晨几点起床。③是否需要午睡，需要多长时间。④多长时间才能入睡。⑤睡着后容易惊醒吗。⑥夜间起来小便吗。⑦早晨醒来时觉得休息得好吗。⑧睡前是否有特殊习惯，如吃些点心或喝热饮料、洗澡或沐浴、阅读或看电视、背部按摩或其他放松技巧。⑨睡时要用几个枕头。⑩是否需灯光，要多亮。⑪是否有睡眠障碍，如失眠、梦游、说梦话等。⑫睡前是否需要服用安眠药品。

（2）制定促进睡眠的护理措施

护士了解患者有关睡眠情况的主要目的是为了能提供有针对性的护理措施，将睡眠障碍降到最低限度。可以从以下6个方面采取措施。①创设良好的休息环境：根据患者习惯和护理计划，创设一个清洁、通风与温度适宜、光线幽暗适于睡眠的环境。②采取有效措施消除影响睡眠的因素：对任何观察到、了解到的可能造成睡眠障碍的生理上的情况，都应尽可能加以控制和去除。如给予舒适的体位、合理的止痛、保暖、按摩、擦浴等护理活动都有助于入睡。对不同睡眠失调患者护理应有侧重点，发作性睡眠或梦游症的患者应注意防护，避免意外损伤；对遗尿患者，睡前应限制饮水，嘱排空膀胱及勿过度兴奋等。③减少个体的压力：压力会使患者产生焦虑和恐惧心理，护理人员可通过仔细地观察，找出患者失眠的心理因素，通过有效沟通，如尽可能倾听患者诉说其害怕及挫折感，有助于患者情绪稳定、精神松弛。指导患者正确对待失眠，调整心态，建立对治疗的信心。④指导患者养成良好的生活和睡眠习惯：告诉患者睡前不要太饱或太饿，不喝浓茶、咖啡，能活动者鼓励白天多活动，病情严重者可欣赏音乐、阅读书籍，使患者白天保持醒觉。睡前让患者散散步，看看消遣性画册、读物以保持心情平静，还可教会患者一些自我放松、催眠的方法。⑤护理工作应避免扰乱患者睡眠：护理人员在工作时要安排好实施措施的时间，以保护患者既往的睡眠习惯。在查房时走路、说话要轻，电光源不可直对患者。应尽量减轻开、关门及治疗车发出的声音。⑥必要时应用安眠药：对心理障碍引起的睡眠困难，可用安慰剂。用安眠药时须防止患者产生依赖性和抗药性，可与其他方法合用，用药期间应注意病情变化和精心护理，适时改变剂量及药物种类，使患者渐渐脱离药物。

第四节　生命体征与监测技术

一、体温监测

人体具有一定的温度，这就是体温。根据生理功能上的体温分布区域，又可分为体核温度和体表温度。体核温度指人体内部——胸腔、腹腔、脏器和脑的温度，因受到神经、内分泌系统的精细调节，通常比较稳定。体表温度指人身体表面——皮肤、皮下组织和肌肉的温度，因受环境温度等的影响，通常不太稳定，会在一定范围发生变化。一般所说的体温是指身体深部的平均温度。正常情况下，人的体温保持在相对恒定的状态，当机体受到致热原的作用或体温中枢的功能发生障碍时，体温可发生变化失去平衡。由于动态平衡的体温是身体进行新陈代谢和正常生命活动的必要条件，因此，体温被视为观察生命活动的重要体征之一。

（一）体温的监护

1. 正常体温及其变动范围

临床上正常体温通常以口腔、腋窝、直肠的正常温度为标准。人体的正常温度比较恒定，但在身体不同部位测得温度略有不同，以上 3 个部位进行体温测量，其温度差一般不超过 1℃。其正常值：口腔温度舌下为 36.3~37.2℃；腋窝温度为 36~37℃；直肠温度为 36.5~37.7℃。

体温并不是固定不变的，体温可随性别、年龄、昼夜、运动和情绪的变化等各种因素而出现生理性变动，但在这些条件下，体温的改变往往在正常范围内或呈一过性改变。其变动范围应不超过 1℃。

2. 异常体温

体温高于或低于正常为异常体温。

(1) 发热

机体在致热原的作用下，体温调节中枢的调定点上移而引起调节性体温升高，当体温上升超过正常值 0.5℃或一昼夜体温波动在 1℃以上时，称为发热。

发热的原因甚多，根据致热原的性质和来源不同，可以分为感染性发热和非感染性发热两类。感染性发热较多见，主要由病原体引起；非感染性发热由病原体以外的各种物质引起，目前越来越受到人们的重视。

①临床分度

以口腔温度为例，按照发热的高低将发热分为 4 度。

低热：37.5~37.9℃。

中等热：38.0~38.9℃。

高热：39.0~40.9℃。

超高热：41℃以上。

人体最高的耐受热为 41.4℃，高达 43℃则很少存活。直肠温度持续升高超过 41℃，可引起永久性的脑损伤；高热持续在 42℃以上 2~4 小时常导致休克及严重并发症。

②临床过程

发热的过程常依疾病在体内的发展情况而定，一般分为 3 个阶段。

体温上升期：其特点为产热大于散热。患者主要表现为畏寒、皮肤苍白、无汗，甚至寒战。

高热持续期：其特点为产热和散热在较高水平上趋于平衡，体温维持在较高状态。患者主要表现为颜面潮红、皮肤灼热、口唇干燥、呼吸和脉搏加快。

退热期：其特点为散热增加而产热趋于正常，此时体温恢复正常的调节水平。

患者主要表现为大量出汗和皮肤温度降低。

③发热形态

根据体温变动的特点，可将发热分为以下几种热型。

稽留热：体温在39℃以上，持续数日或数周，24h体温波动范围不超过1℃。常见于伤寒、肺炎球菌性肺炎等。

间歇热：体温骤然升高，可达39℃或以上，伴有畏寒与寒战，持续数小时，然后体温恢复正常，并伴有大汗淋漓，经数小时或隔日、隔数日间歇后，体温又突然上升。

弛张热：体温高低不一，一天内体温波动较大，在2℃或2℃以上，但在波动中体温始终未降至正常。见于肝脓肿、脓毒血症、败血症等严重感染。

不规则热：发热无一定规律，持续时间也不定。见于流行性感冒、风湿热、支气管肺炎、癌性发热、亚急性细菌性心内膜炎等。

回归热：体温急剧上升至39℃或以上，持续数日后退热至正常，间歇数日，高热又再出现，如此反复。见于回归热、淋巴瘤等。

波状热：体温逐渐上升，达高峰后又逐渐下降至正常，经一段间歇后，体温又逐渐上升，如此反复发作，使体温曲线构成一波浪热型曲线。见于布鲁氏菌病、恶性淋巴肉瘤等。

消耗热：体温波动幅度大，一日波动在3~4℃，多见于严重肺结核、败血症等。

④高热患者的观察与护理

测温：高热患者每4h测量体温1次，特别情况可随时测量。待体温恢复正常后连测3次，再改正常测温。同时要密切观察患者的面色、脉搏、呼吸和血压变化，如有异常，应分析原因并与医生联系，采取相应的降温措施。

降温：如发热超过39℃，应首先采取物理降温措施，在头部及大血管走向处敷冷袋、温水擦浴等，如效果不佳时，可遵医嘱采用药物降温。降温时应观察降温效果，采取降温措施半小时后即应观察降温效果。

饮食：高热患者体内消耗热量增加，同时食欲减退，摄入减少。故应给予营养价值高而易消化的高热量、高蛋白质、高维生素的流质或半流质饮食，宜少量多餐。禁食油腻、荤腥、辛辣食物。

足够的水分供给：高热时代谢增加，应劝告患者多饮水以补充体内水分，同时还需要予以静脉输液，并补充电解质，以达到补充机体所需要的水分并促进排出致病生物及其毒素的目的。成人每日至少给3 000 mL水分。

口腔护理：注意患者口腔清洁，每日用复方硼酸溶液或温淡盐水漱口 3~4 次。高热昏迷的患者，每日应进行口腔护理 2~3 次，口唇干燥时涂以液状石蜡，有疱疹时可涂以甲紫。

皮肤护理：高热患者在退热过程中往往大量出汗，从汗腺排泄的代谢产物刺激皮肤易发生瘙痒；出汗多时浸湿衣衫，应每日早晚进行皮肤护理，及时更换衣服，保持衣被清洁干燥，要注意使腋下、会阴部等汗腺分布多的部位保持清洁。对干燥或汗液浸渍处，多用温水擦洗，但必须避免着凉，随时用干的大毛巾盖好，严防肺炎。冷敷用冰袋时不要直接接触患者皮肤，以免引起不适感，要用毛巾或布套包裹，并随时保持清洁干燥。卧床不起时臀部长期受压，易发生压疮，应定时翻身，更换体位以防止压疮。

密切观察病情变化：①严密观察体温、脉搏、呼吸、血压、神志变化，以了解病情及观察治疗反应。在物理降温或药物降温过程中，应持续测温或每 5min 测温 1 次，昏迷者应测肛温。体温的突然下降伴有大量出汗，可导致虚脱或休克，此种情况在老年、体弱患者中尤应注意。②观察与高热同时存在的其他症状，如是否伴有寒战、大汗、咳嗽、呕吐、腹泻、出疹或出血等，以协助医生明确诊断。③观察末梢循环情况，高热而四肢末梢厥冷、发绀者，往往提示病情更为严重。经治疗后体温下降和四肢末梢转暖、发绀减轻或消失，则提示治疗有效。

心理护理。①体温上升期：解除患者顾虑，耐心解答其提出的各种问题，积极寻找发热的原因；尽量满足患者的需要，尤应注意保暖；经常探视患者，多做解释工作，以便了解疾病进展及给予患者精神安慰。②高热持续期：理解患者的心情，安慰和鼓励患者，分散其对疾病的注意力，尽量解除高热带来的身心不适感；及时给予患者物理降温，保证水分的摄入；合理满足患者的要求。③退热期：注意患者的清洁卫生，满足其舒适心理；补充营养，尽快使机体康复；如病情允许，鼓励患者户外活动，呼吸新鲜空气，使之有更多的机会接触大自然。

健康教育。①饮食指导：告知患者发热是一种消耗性疾病，饮食中注意高热量、高蛋白质、高维生素的摄取是必要的。鼓励患者多食一些营养丰富、易消化、自己喜爱的流质或半流质饮食，保证每日总热量不低于 12 500 KJ；同时注意水分和盐分补充，保证每日入水量在 3 000 mL 左右，防止脱水，促进毒素和代谢产物的排出。②正确测量体温：体温测量的正确性对于判断疾病的转归有一定的意义。应教会患者正确测量体温的方法，应告知成人口腔温度和腋下温度测量的方法、时间及测量中的注意事项；应向婴幼儿家属说明婴幼儿肛温测量的方法、时间及注意事项。③发热的自我护理：介绍发热的症状、体征；说明发热时休息的重要意义，指导正确休息的方法；说明保持口腔卫生的重要性，指导正确的口腔护理方法；说明保持皮肤完整的重要性，指导家属做温水擦浴和局部冰敷；说明良好环境对疾病恢复的意义，介绍创造良好环境的方法；加强饮食指导，按发热各期的特点为患者提供有关饮食的参考意见。④发热的用药指导：介绍发热常用药物的作用特点及正确用药的方法；说明药物的反应及不良反应；解释合理用药的重要性；介绍更好的治疗方法。⑤自我保健教育：指导患者建立有规律的生活；介绍适宜的体育锻炼和户外活动的方法，增加机体的耐寒和抗病能力；指导适应环境气温的方法；介绍与发热相关的常见病的基本知识；告诫患者重视病因治疗。

（2）体温过低

原因如下。①散热过多：长时间暴露在低温环境中，使机体散热过多、过快；在寒冷环境中大量饮酒，使血管过度扩张热量散失。②产热减少：重度营养不良、极度衰竭，使机体产热减少。③体温调节中枢受损：中枢神经系统功能不良，如颅脑外伤、脊髓受损；药物中毒，如麻醉药、镇静药；重症疾病，如败血症、大出血等。

临床分度如下。以口温为例。①轻度：32.1～35.0℃。②中度：30.0～32.0℃。③重度：30.0℃瞳孔散大，对光反射消失。④致死温度：23.0～25.0℃。

临床过程为皮肤苍白、口唇耳垂呈紫色、轻度颤抖、心跳呼吸减慢、血压降低、尿量减少、意识障碍，甚至昏迷。

护理如下。①收集资料：了解患者的一般情况，评估产生体温过低的原因。②去除病因，给予保暖措施：提供合适的环境温度，以24℃左右为宜；新生儿置温箱中。给予毛毯、棉被、热水袋、电热毯等。给予温热饮料，摩擦身体表面可以增加皮肤内的热量。③密切观察病情：监测生命体征的变化，至少每小时一次，直到体温恢复至正常且稳定。如是治疗性体温过低，要防止冻伤。④心理护理：多与患者接触，及时发现其情绪的变化，做好心理护理，同时加强健康教育。

（二）体温的测量

1. 目的

通过观察体温的变化，了解患者的一般情况以及疾病的发生、发展规律，协助医生作出正确诊断，为预防、治疗、护理提供依据。

2. 评估

①患者的一般情况，如年龄、性别、文化程度、意识、疾病类型、抗生素的使用等，判断适宜采用何种测体温的方法。②30min 内患者有无进食、活动、坐浴、冷热敷、情绪波动等影响体温的生理因素存在。

3. 计划

目标/评价标准有：①患者能叙述测量体温的目的。②患者能配合测量体温。③患者能说出体温的正常范围及影响体温的生理因素。

4. **实施**

（1）体温计的种类

水银体温计：此种体温计是由装有汞的真空毛细玻璃管制成。玻璃壁上标有刻度，管的一端为贮汞槽，当贮汞槽受热后，汞膨胀沿毛细玻璃管上升，其上升的高度与受热程度成正比，在毛细玻璃管和贮汞槽之间有一凹陷，防止汞柱遇冷时下降，故可通过玻璃管的刻度值推测体温。

电子体温计：此种体温计由电子感温器及显示器等部件组成，采用电子感温探头来测量体温，测得的温度可直接由数字显示器显示。为适应不同需要，有笔式、奶嘴式等。使用时，将探头插入塑胶护套中置于测量部位，当体温计发出蜂鸣声，再持续 3 秒后，即可读取所显示的体温值，塑胶护套为一次性使用，用毕可丢弃。

化学点式体温计：此种体温计为一特殊的纸板条，其上有一定范围的体温坐标点，每个点上都有相对应的化学感温试剂。当体温计受热后，化学点的颜色由白色变为绿色或蓝色，最后的色点，即为测得的体温值。这种体温计为一次性用物，适用于测量口腔温度，放在口内测量 1min，即可测得体温。

红外体温计：红外测温的原理是用红外透镜组成光学系统，将被测目标辐射的红外线汇集在高灵敏的红外探测器上，再对探测器输出的电信号放大、处理、校准成被测目标的温度值。红外体温计具有非接触、快速测温、减少传染概率的优点，但受体表下血液循环及周围环境导热状况的影响极大。因耳道深部的温度接近人体深部温度且受影响因素少，故耳道红外测温仪较体表测温仪准确率高。

（2）测量体温的方法

①腋下测温法：为患者解开胸前衣纽，擦干腋下汗液，将体温计放于腋窝深处，紧贴皮肤，嘱患者屈臂过胸，10min 后取出，查看度数，记录。②口腔测温法：将口表水银端放于患者舌下，嘱患者闭口，勿用牙咬。3min 后取出，擦净，查看度数，记录。③直肠测温法：患者取屈膝侧卧位，肛表水银端涂以润滑剂，然后将肛表徐徐插入肛门 3～4 cm，3min 后取出擦净，用卫生纸为患者擦净肛门，盖好被，安置患者躺卧舒适，查看度数，记录。④注意事项：a. 测温前后，应检查体温计的数目，检查有无破损，水银柱是否甩至 35℃以下，甩体温计时，切勿触及他物。b. 测量体温部位周围，注意是否有冷、热源，如冰袋、热水袋等。患者是否吃过生冷、热食物，是否灌肠、坐浴、冷热敷等，如有上述情况须隔半小时后方可再测。c. 凡精神异常、昏迷、小儿、口鼻手术、呼吸困难等患者不可测口温。测温时应守护在旁。d. 凡腹泻、直肠或肛门手术等患者不可测肛温。极度消

瘦患者不宜测腋温。e. 体温与病情不符时，须在监护下重测，必要时可同时作肛温和口温对照，予以复查。f. 测口温时，如体温计汞槽头被咬破，误服汞，应立即吐出口腔内的汞及玻璃碎片，用水清理残留的汞及玻璃碎片；万一误吞汞，首先要刺激咽喉部催吐；然后立即口服牛奶、蛋清，可延缓汞的吸收，同时可使汞尽快从体内排出。还可用导泻的方法，促使汞排出。g. 测量完毕，将体温计甩至35℃以下，消毒备用。

（3）体温曲线的绘制

①将所测体温绘于体温单上，符号为：口温“●”，腋温“⊕”，肛温“⊙”。用蓝笔画于体温单相应格内，相邻两次温度用蓝笔相连。②物理降温半小时后所测体温，画在降温前温度的同一纵格内，用红圈表示，以红虚线和降温前的温度相连。③如体温和脉搏在体温单的同一点上，则先画上体温符号，再用红笔在其外画一圆圈。

（4）体温计的消毒

为防止交叉感染，对测量体温后的体温计，应采用化学消毒灭菌法中的浸泡消毒法。

①水银体温计消毒法：将使用后的体温计放入盛有消毒液的容器中浸泡，5分钟后取出，清水冲洗，用离心机将体温计的水银柱甩至35℃以下，再放入另一消毒容器中浸泡30分钟，取出后用冷开水冲洗，擦干后放入清洁容器中备用。消毒液每日更换一次，容器、离心机每周消毒一次。②电子体温计消毒法：仅消毒电子感温探头部分，消毒方法应根据制作材料的性质选用不同的消毒方法，如浸泡、熏蒸等。

（5）体温计的检查

在使用新体温计前或定期消毒体温计后，应对体温计进行检查，保证其准确性。

方法：将全部体温计的水银柱甩至35℃以下；于同一时间放入已测好的40℃以下的水中，3分钟后取出检查；若误差在0.2℃以上、玻璃管有裂痕、水银柱自行下降，则不能使用；合格体温计用纱布擦干，放入清洁容器内备用。

二、脉搏监测

动脉上可摸到搏动，称为动脉脉搏，简称脉搏。

（一）正常脉搏及其生理性变化

1. 脉率

脉率即每分钟脉搏搏动的次数。在正常情况下，脉率和心率是一致的，脉率是心率的反映。健康成人在安静时脉率为60~100次/分，它可随年龄、性别、劳动和情绪等因素而变动。一般女性比男性快，幼儿比成人快，老年人较慢，运动和情绪激动时可暂时增快，休息和睡眠时较慢。

2. 脉律

脉律即脉搏的节律。这是反映心搏的规律，也一定程度反映了心脏的功能。正常脉搏节律跳动规则均匀，间隔时间相等。但在正常小儿、青年和一部分成年人，可见窦性心律不齐。其表现为吸气时脉搏增快，呼气时脉搏减慢。

3. 脉搏的强弱

脉搏的强弱或大小取决于动脉充盈度和周围血管的阻力，即与心搏量和脉压大小有关。

4. 动脉壁的情况

在正常情况下，动脉管壁光滑、柔软并富有弹性。

（二）异常脉搏

1. 速脉（数脉）

成人脉率每分钟在 100 次以上称为心动过速。临床多见于发热、甲状腺功能亢进等患者。

2. 缓脉（迟脉）

成人脉率每分钟在 60 次以下称为心动过缓。临床多见于颅内压增高、房室传导阻滞的患者。

3. 间歇脉

常由期前收缩所致，在一系列正常均匀的脉搏中，出现一次提前的搏动，其后出现一补偿性间歇，称间歇脉，并可有规律的间歇，形成二联律和三联律。中医学对速而不规则的间歇脉称为促脉，缓而不规则的间歇脉称为结脉，有规律的间歇脉称为代脉。

4. 脉搏短绌

其特点是心律完全不规则，心率快慢不一，心音强弱不等，脉搏完全不规则，强弱不等，心率快于脉率，故临床上心房纤颤患者，须同时测量心率和脉率。

5. 丝状脉（细脉）

脉搏如丝，快而细微，多见于心脏功能衰竭、休克的患者。

6. 洪脉

动脉充盈度和脉压较高，脉搏强大有力，多见于高热、高血压、甲状腺功能亢进等患者。

7. 弦脉

脉搏紧张有条索感，如按琴弦。

（三）异常脉搏的护理

1. 休息与活动

指导患者增加卧床休息以减少心肌耗氧量。

2. 给氧

根据病情实施氧疗。

3. 准备好急救物品

备齐抗心律失常的药物，除颤器处于完好状态。

4. 密切观察病情

指导患者按时服药，观察用药的不良反应；如有起搏器，应做好相应的护理。

5. 健康教育

教育患者要情绪稳定，戒烟限酒，饮食清淡易消化，勿用力排便，自我观察药物的不良反应，简单的急救技巧等。

（四）脉搏的测量

1. 目的

通过观察脉搏的变化，可间接了解心脏的情况，观察疾病的发生、发展规律，为诊断、治疗、护理提供依据。

2. 评估

①患者的一般情况，如年龄、性别以及目前病情和治疗情况。②患者 30min 内有无剧烈活动、情绪波动等影响脉搏的生理因素存在。③患者有无偏瘫、功能障碍。

3. 计划

（1）目标和评价标准

①患者能叙述测量脉搏的目的。②患者能配合测量脉搏。③患者能说出脉搏的正常范围及其生理变化。

（2）用物准备

治疗盘内备有秒针的表、笔、记录本、听诊器（必要时）。

4. 实施

①诊脉前使患者处于安静状态，手臂放在舒适的位置。②用示指、中指、环指的指端按在桡动脉处，压力大小适中，以清楚触到脉搏为度，计数 1 分钟脉率。③脉搏异常及心脏病患者需复验，以求准确。④注意事项：a. 不可用拇指测量，因检查者拇指小动脉搏动易与患者的脉搏相混淆。b. 脉搏细弱者，测量困难时，可改测心率代替触脉。若与病情不符应重测。c. 如患者有脉搏短细时，应由两人测量，一人数脉搏，一人听心率，同时数 1min，以分数式记录：心率/脉率/分。d. 7 岁以下患者可免数脉搏。

三、呼吸监测

（一）正常呼吸及生理变化

1. 正常呼吸

正常成人在安静状态下呼吸次数为 16~20 次/分，节律规则，频率与深浅度均匀平稳，呼吸与脉率之比为 1∶5~1∶4。

2. 生理变化

呼吸频率和深浅度可随年龄、性别、活动、情绪、意志等因素而改变。一般幼儿比成人快，老人稍慢，同龄女性比男性稍快，活动和情绪激动时增快，休息和睡眠时较慢，意识也能控制呼吸频率与深度。

（二）异常呼吸

1. 速率的改变

由于发热、缺氧等原因可使呼吸增至每分钟 40 次；某些药物中毒、颅内压增高等，可使呼吸减慢至每分钟 10 次以下。

2. 呼吸困难

由呼吸的速率、深浅度和节律的改变而造成。分为呼气性呼吸困难（见于支气管哮喘、肺气肿等）、吸气性呼吸困难（见于异物、白喉、肿瘤所造成的呼吸道狭窄）、混合性呼吸困难（吸气、呼气均费力，见于肺炎、肺不张、胸膜炎等）。

3. 潮式呼吸

潮式呼吸又称陈—施氏呼吸。是一种周期性呼吸异常，由于高度缺氧、呼吸中枢的兴奋性降低，使呼吸中枢受抑制，呼吸变浅变慢，以至呼吸停止。由于呼吸停止，血液中氧分压进一步下降，二氧化碳分压逐步升高，达到一定程度后，缺氧对颈动脉体与主动脉体的化学感受器刺激作用加强，二氧化碳分压的升高，则刺激延髓的二氧化碳敏感区；两者的共同作用，反射性的刺激呼吸中枢，开始了呼吸，使呼吸加深加快；达到高峰后，由于呼吸的进行，血氧分压升高，二氧化碳分压又降低，减少了对呼吸中枢的刺激作用，呼吸又逐渐减弱以至暂停，从而形成了周期性的变化称潮式呼吸。

4. 间断呼吸

又称毕奥呼吸。表现为呼吸和呼吸暂停现象交替出现。其特点是有规律的呼吸几次后，突然停止呼吸，间断一个短时间后，随即又开始呼吸。如此反复交替。间断呼吸产生的机制同潮式呼吸，为呼吸中枢兴奋性显著降低的表现，但比潮式呼吸更为严重，多在呼吸停止前出现，常见于颅内病变或呼吸中枢衰竭的患者。

5. 深度呼吸

又称库斯莫（Kussmaul）呼吸。是一种深而规则的大呼吸，多见于代谢性酸中毒，如糖尿病酮症酸中毒。

6. 浮浅性呼吸

这是一种浅表性不规则的呼吸，有时呈叹息样，见于濒死的患者。

7. 蝉鸣样呼吸

即吸气时有一种高音调的音响，多由于声带附近阻塞，使空气进入发生困难所致。多见于喉头水肿痉挛、喉头异物时。

8. 鼾声呼吸

由于气管或大气管内有较多的分泌物潴积，使呼气时发出粗糙的鼾声。多见于深昏迷者。

（三）异常呼吸的护理

1. 评估患者目前的健康状况

如有无咳嗽、咳痰、咯血、发绀、呼吸困难及胸痛等主要症状。

2. 适当的休息与活动

如果病情需要卧床休息，护士应向患者解释其重要性，同时要创造一个良好的休息环境；如病情好转允许增加活动量，要注意患者对增加的活动量的耐受程度，以能耐受、不疲劳为度。

3. 保持一定的营养与水分

选择易于咀嚼和吞咽的食物，注意患者对水分的需要，记录24h出入量。指导患者进餐不宜过饱，避免食入产气食物，以免膈肌上抬，影响呼吸。

4. 吸氧

保持呼吸道通畅。

5. 心理社会支持

护士应发展和保持与患者之间的治疗性联系，多与患者沟通交流，同时重视患者对群体关系的需求。

6. 健康教育

戒烟限酒，养成规律的生活习惯；教会患者噘嘴呼吸、腹式呼吸等呼吸训练的方法。

（四）呼吸的测量

1. 目的

测量患者每分钟的呼吸次数，观察、评估患者的呼吸状况。

2. 评估

①患者的一般情况，如年龄、性别、意识，目前病情和治疗情况。②患者30min内有无剧烈活动、情绪波动。

2. 计划

(1) 目标和评价标准

①患者能说出测呼吸的目的。②患者能配合测量呼吸。

(2) 用物准备

治疗盘内备秒表、笔、记录本、棉签（必要时）。

4. 实施

(1) 测量方法

在患者安静情况下测量，注意观察患者胸部和腹部的起伏，一呼一吸为1次。

(2) 计数方法

成人和7岁以上儿童数30s后乘2，如呼吸不规则数1min。

(3) 注意事项

观察患者呼吸的节律、频率及深浅度，危重患者呼吸微弱不易观察时，可用少许棉花置于患者鼻孔前，观察棉花吹动情况，记录1min呼吸次数。

（4）呼吸曲线的绘制

用蓝“○”表示，相邻的呼吸用蓝线相连。

第五节 铺床技术

一、备用床和暂空床

（一）备用床

1. 目的

保持室内整洁美观，准备接收新患者。

2. 用物

床、床垫、床褥、大单、被套、棉被或毛毯、枕芯、枕套、床刷及布袋（消毒液浸泡后）、污物袋。

3. 操作方法

（1）三单法

①操作者洗手，戴口罩，按使用顺序备齐用物放至床尾垫上。移开床旁桌、床旁椅，将用物放于椅上。②翻转床垫，铺上床褥。③铺床基单，正面向上，中缝对齐床的中线，分别散开。两头包过床垫，折成方角，多余部分塞入垫下，同法铺好对侧。④按上法将贴身单反铺于床上，上端反折 10 cm 与床头齐，铺好床尾；铺毛毯，上端距床头 15 cm，床尾铺成直角；铺罩单正面向上，对准中线，上端与床头齐，床尾折呈 45°斜角垂于床边。转至对侧，整理床头，以同法逐层铺好床尾。⑤套好枕套，开口背门，双手拖至床头。⑥将床旁桌、凳移回原处。

（2）被套法

①依三单法操作顺序①~④铺好底单。②将被套正面向外，被套中线与床的中线对齐，平铺于床上。开口端在床尾，被套上层翻开向上约 1/3，将棉被或毛毯竖折三折，再按扇形横折三折呈“S”形。将折好的棉被或毛毯放入被套开口处，底边与被套开口边缘对齐，在被套内拉棉被上边至被套封口处，再将竖折的棉被向两边打开，对好两上角，边缘与被套相吻合铺平，将系带系好。然后将套好被套的被子铺成被筒，被头距床头 15 cm，两边向内折叠与床沿平齐，床尾拉平塞于床垫下。转至对侧，以同法折叠另一侧盖被，并

整理床尾。③与三单法⑤、⑥相同。

（二）暂空床

1. 目的

保持病室的整洁美观，供新入院的患者或暂离床活动的患者使用。

2. 用物

同备用床，必要时备橡胶中单、中单、水杯、痰杯、脸盆等。

3. 操作方法

①同备用床。②若病情需要铺橡胶中单及中单时，可在一侧大单铺好后，将橡皮中单及中单的中线对齐床中线，上缘距床头 45～50 cm，将多余部分塞于床垫下，转至对侧铺好大单，再将橡皮中单及中单拉紧塞于床垫下。③被单法或被套法的盖被铺法同备用床。铺好后将盖被四折于床尾，将床旁桌、椅放回原处。

二、麻醉床

（一）目的

①铺麻醉床，便于接受和护理手术后患者。②使患者安全、舒适，同时预防并发症。③防止被褥被玷污，并便于更换。

（二）用物

同备用床，另加橡胶中单和中单各 2 条、别针 2 个、弯盘、纱布数块、血压计、听诊器、护理记录单、笔，根据手术情况备麻醉护理盘或急救车上备麻醉护理用品。

麻醉护理盘用物：无菌巾内置张口器、压舌板、舌钳、牙垫、通气导管、治疗碗、镊子、输氧导管、吸痰导管、纱布数块。无菌巾外放血压计、听诊器、护理记录单及笔、治疗巾、弯盘、胶布、棉签、小剪刀、电筒等。

必要时备输液架、吸痰器、氧气筒、胃肠减压器，天冷时备热水袋及布套各 2 只、绒布毯。

（三）操作方法

①用备用床铺好一侧床基单，铺一橡胶单及中单上端距床头 45～50cm。床侧多余部分塞于床垫下；根据病情及手术部位需要，再铺另一橡胶中单，中单上端与床头齐，一并塞

于床垫下。转至对侧，以同法铺好床基单、橡胶中单及中单。②三单式或被套式盖被上端铺法与暂空床同，下端向上反折与床尾齐，并折叠整齐。转至对侧，整理床头、床尾，下垂部分向上反折，同床沿齐，并折叠整齐，扇形三折于对侧床边。③套上枕套，系好系带将枕横立于床头。可保护患者头部。④寒冷时，床上可增加毛毯及热水袋。⑤桌凳归原处，置麻醉盘于床旁桌上。

（四）注意事项

①铺麻醉床时，必须更换各类清洁被服。②床头一块橡胶中单，中单可根据病情和手术部位需要铺于床头或床尾。若下肢手术者将单铺于床尾，头胸部手术者铺于床头。全麻手术者为防止呕吐物沾污床单则铺于床头，而一般手术者可只铺床中部中单即可。③患者的盖被根据医院条件增减。冬季必要时可置热水袋 2 个加布套，分别放于床中部及床尾的盖被内。④输液架、胃肠减压器等物放于妥善处。

三、卧有患者床

（一）扫床法

1. 目的

①使床铺平整无皱褶，患者睡卧舒适，病室整洁美观。②协助患者变换卧位，预防压疮及坠积性肺炎。

2. 用物

护理车上放浸有消毒液的半湿扫床巾的盆，扫床巾每床 1 块。

3. 操作方法

①备齐用物推护理车至患者床旁，向患者做好解释，取得合作。②移开床旁桌椅，半卧位患者，病情许可时，暂将床头、床尾支架放平，利于操作。若床垫已下滑，须上移与床头齐。③松开床尾盖被，帮助患者翻身侧卧背向护士，枕头随患者翻身移向对侧。松开近侧各层被单，取扫床巾分别扫净中单、橡胶中单后搭在患者身上。然后自床头至床尾扫净大单上碎屑，注意枕下及患者身下部分各层应彻底扫净，最后将各单逐层拉平铺好。④帮助患者翻身侧卧于扫净一侧，枕头也随之移向近侧。转至对侧，依上法逐层扫净拉平铺好。⑤帮助患者平卧，整理盖被，将棉胎与被套拉平，掖成被筒，为患者盖好。⑥取出枕头，揉松，放于患者头下，支起床上支架。⑦床旁桌椅移回原处，整理床单位，使病室整洁美观，向患者致谢意。⑧清理用物，归回原处。

（二）更换床单法

1. 目的

使床铺平整、舒适，预防压疮，保持病室整齐美观。

2. 用物

护理车上放大单3条（被套法时备大单被套各1条）、中单、枕套、床刷及套、护理篮（内放50%乙醇溶液、滑石粉等）。

3. 操作方法

①备齐用物放于护理车上，推车至床尾正中处或便于取物处，如为大房间应备屏风遮挡，按需要给予便盆，半卧位者应放下床上支架。酌情关好门窗。②洗手、戴口罩，移床头柜距床20 cm，移椅至适宜处，做好解释以便配合。③松开床尾盖被，移枕至对侧，助患者侧卧或平卧于床对侧背向护士，观察受压处的皮肤，必要时给予预防压疮的护理。④从上至下松开近侧被单。⑤卷中单掖于患者身下。⑥扫净橡胶单，搭于患者身上。⑦将大单卷塞于患者身下，从上至下扫净床垫上渣屑，将床刷放于对侧床尾垫下。⑧将清洁大单中缝和床中线对齐，一半卷起塞于患者身下，近侧半幅大单，自床头、床尾、中间先后展平。⑨先铺床头，右手托起床垫，左手伸过中线拉紧，将大单塞入床头垫下，铺好床角。⑩依法铺好床尾、床角。⑪依法拉紧大单中间部分，手掌心向上呈扇形将大单塞入床垫下。⑫放平橡胶单，取清洁中单对好中线，铺于橡胶单上，下半幅中单卷起塞入患者身下，下垂橡胶单及中单一起拉平塞入床垫下。⑬移枕至近侧，助患者平卧和侧卧于铺好一侧。⑭转至对侧，依法松开各层床单。⑮将污中单卷好放于床尾适当处。⑯依法扫净橡胶单搭于患者身上。⑰将污大单卷至床尾，折入1/3后做成污衣袋。将污中单放入污衣袋内。⑱依法扫净床垫，床刷放于右侧床尾垫下。⑲依法铺好床尾、床角。⑳依法铺好中部大单。㉑放下橡胶单，依法扫净，多余部分拉紧塞入床垫下。㉒拉出中单，多余部分拉紧平塞入床垫下。移枕助患者平卧，拉好衣服使之躺卧舒适。㉓更换被套。㉔更换枕套。㉕如患者需取半卧位，则支起靠背架。㉖放牙刷于病床右侧床尾垫下，还原床头柜及椅。㉗开窗通风换气，询问患者有何需要酌情协助，拆除污衣袋放在护理车下层，送污物室。㉘更换床单时，动作要轻稳敏捷，每个动作不可重复，勿过多暴露患者，以免其受凉，同时要注意观察患者皮肤，必要时进行皮肤护理。

第二章　五官科护理

第一节　眼科护理

一、病毒性结膜炎

（一）护理评估

患者有病毒性结膜炎接触史，自觉异物感、疼痛、畏光、流泪。可有耳前淋巴结肿大伴压痛，儿童可有头痛、发热、咽痛等上呼吸道感染症状。检查发现眼睑水肿，结膜显著充血，分泌物呈水样，角膜染色可见点状上皮脱落。流行性出血性结膜炎常见球结膜有点、片状出血。

（二）治疗要点

眼部滴用抗病毒药和对症处理。

（三）主要护理诊断和问题

1. 疼痛：眼痛

与病毒侵犯角膜有关。

2. 知识缺乏

缺乏传染性结膜炎的防治知识。

（四）护理目标

①疼痛减轻。②患者获取结膜炎相关的预防与护理知识。

（五）护理措施

1. 药物护理

抗病毒眼液如0.5%利巴韦林（病毒唑）、1%碘甘（疱疹净）、3%戊环鸟苷等，每小时1次滴眼。合并角膜炎、混合感染者，可配合使用抗生素眼药水。角膜基质浸润者可酌情使用糖皮质激素，如0.02%氟美瞳。

2. 对症护理

眼部分泌物较多者，选用生理盐水进行结膜囊冲洗；眼局部可行冷敷以减轻充血和疼痛。

3. 健康指导

指导患者及家属实行接触性隔离，防止交叉感染。（具体见急性细菌性结膜炎患者的护理）

二、沙眼

沙眼是由沙眼衣原体引起的一种慢性传染性结膜角膜炎，因其在睑结膜表面形成粗糙不平的外观，形似沙粒，故名沙眼。

（一）护理评估

急性期症状主要有异物感、畏光、流泪、少量黏性分泌物。慢性期症状不明显，若有角膜并发症，可出现不同程度视力障碍。

急性期主要体征有眼睑红肿，上穹隆部和上睑结膜血管模糊、充血、乳头增生（结膜上皮增生）、滤泡形成（结膜上皮下淋巴细胞浸润、聚集）。慢性期角膜缘滤泡发生瘢痕化改变称为Herbet小凹，出现沙眼特有体征：角膜血管翳（角巩膜血管缘扩张并伸入角膜）和睑结膜瘢痕形成。

我国于20世纪70年代末期制定的沙眼分期方法：Ⅰ期（进行活动期）：上睑结膜乳头与滤泡并存，上穹隆结膜血管模糊不清，有角膜血管翳。Ⅱ期（退行期）：除少许活动期病变外，有瘢痕形成。瓜期（完全瘢痕期）：活动性病变完全消失，代之以瘢痕，此期无传染性。

沙眼的后遗症与并发症有倒睫、睑内翻、上睑下垂、睑球粘连、慢性泪囊炎、结膜角膜干燥症和角膜混浊。

（二）治疗要点

①以局部滴用抗生素眼药为主，常用药物有0.1%利福平滴眼液、0.3%氧氟沙星滴眼液，每日4~6次，夜间使用红霉素、四环素眼药膏，疗程至少6周。②重症沙眼结合全身应用抗生素治疗，可口服阿奇霉素、多西环素（强力霉素）、红霉素和螺旋霉素等。③严重并发症、后遗症可选择手术治疗，及时手术矫正倒睫、睑内翻，预防沙眼致盲。

（三）主要护理诊断和问题

1. 舒适改变：异物感、刺痒感、畏光、流泪

与结膜炎症有关。

2. 潜在并发症

倒睫、睑内翻、上睑下垂、睑球粘连、慢性泪囊炎、实质性结膜干燥症、角膜混浊。

（四）护理目标

①异物感、刺痒感、畏光、流泪等症状减轻或消失。②无倒睫、睑内翻、上睑下垂等并发症或及时得到治疗。

（五）护理措施

1. 局部用药

常用0.1%利福平、0.1%酞丁安或0.5%新霉素眼液等滴眼，4次/日，晚上用红霉素眼膏涂眼，疗程至少10周。

2. 全身用药

急性沙眼或重症沙眼，可口服盐酸多西环素、阿奇霉素、螺旋霉素、红霉素等，要注意药物副作用。

3. 机械疗法

乳头、滤泡较多者可协助医生进行乳头摩擦术或滤泡压榨术。

4. 后遗症及并发症治疗

如电解倒睫术、睑内翻矫正术、角膜移植术等参照眼部手术护理常规，并向患者解释手术过程、方法及注意事项，消除患者紧张心理，积极配合治疗。

三、角结膜干燥症

角结膜干燥症又称干眼症，是指泪液分泌数量下降或质量改变而导致泪膜功能异常者。

（一）护理评估

1. 症状与体征评估

了解有无结膜炎病史或角膜接触镜佩戴史，最常见患者自觉干涩感、异物感，其他还有烧灼感、痒感、畏光、视物模糊、容易眼疲劳等。

2. 检查评估

（1）泪液分泌试验

10~15 mm 为正常，低于 10 mm 为低分泌，低于 5 mm 为干眼。

（2）泪膜破裂时间

小于 10 s 为泪膜不稳定。

（3）角膜荧光素染色、角结膜虎红染色

可观察角膜上皮缺损和判断泪河的高度，观察干燥失活的上皮细胞。

（4）泪液溶菌酶含量测定

如溶菌区<21. 5 mm^2，或含量<1 200μg/mL，则提示干眼症。

（5）泪液的渗透压测定

有一定特异性，如大于 312mOms/L，可诊断干眼症。

（二）治疗要点

对症治疗，如眼部滴用人工泪液、泪小点封闭治疗等。

（三）主要护理诊断和问题

舒适改变：干涩感、异物感，与角结膜缺乏润滑液有关。

（四）护理目标

干涩感、异物感减轻或消失。

（五）护理措施

1. **健康教育**

干眼症虽为眼科常见病之一，但仍有不少人对其的防治毫无常识，此种情况不仅发生于文化程度较低的人群中及老年人，即使一些文化程度较高的人也缺乏这方面的知识。如操作电脑者或部分人眼部不适时不看专科，而是自行购药，自行治疗导致误诊误治致使延误治疗症状加重已屡见不鲜。因此，加强干眼症防治知识的宣传普及工作，采取公共卫生的防治途径，进行卫生讲座，利用门诊宣传栏、健康指导手册、报刊、杂志、广播等媒体进行科普健康教育，以提高患者的自我保健及防治知识。让患者了解眼部不适时应及时到院检查，并须在医生指导下用药，且干眼症的控制与缓解在于预防为主，早诊断、早治疗，方能确保疗效。

2. **心理护理**

由于干眼症导致的不适会给患者生活及学习带来不便和影响，从而会给患者心理造成一定压力而成为思想负担。同时大部分干眼症均在门诊诊治，因此，护士可根据患者的年龄、性别、文化程度及接受能力有的放矢地讲解干眼症的相关知识，使其了解治疗的目的及方法，指导患者正确用药，以缓解不适症状，同时给予情感支持，以消除患者的疑虑，减轻患者的思想负担，积极配合治疗，定期复查。

3. **饮食指导**

干眼症患者饮食宜清淡，富含维生素 A、蛋白质的食物如牛奶、鸡蛋、胡萝卜、韭菜、菠菜、西红柿、豆制品及干果仁类等。注意补充水分，多食新鲜蔬菜水果，有助于营养眼睛，改善视觉功能。勿食辛辣刺激性强的食物如油炸油煎食品的及油腻食物。禁烟酒、浓茶、咖啡。

4. **生活起居**

养成良好的生活习惯及规律的作息时间，保证充足的睡眠，不熬夜。指导患者科学安排工作，提倡健康合理的生活方式，做到劳逸结合。积极参加体育锻炼及户外活动。如散步、慢跑、登山等，对缓解精神压力和紧张情绪，减轻干眼症有积极的作用。若在室内游泳池游泳者应戴护目镜，以防含氯消毒液对眼部的刺激，而加重症状。

5. **药物治疗**

绝经期妇女性激素紊乱干眼症严重者可在医生指导下用激素替代疗法治疗。对一些无法治愈的干眼症，需指导患者选择适合自己使用的不含防腐剂的人工泪液，以缓解症状，增加舒适度。

6. 病因治疗

干眼症主要由泪液生成多少、泪液质量、排泄多少三种因素所致，因此，明确诊断，去除病因对改善干眼症状尤为重要。如某些干眼症由药物、眼部感染和戴角膜接触镜所引起，一旦消除原因后，症状即可减轻和消失。对于睑缘炎者使用抗炎药如环孢霉素可减轻泪腺、睑板腺管及结膜的炎症，从而使泪液分泌正常。并定期热敷及行睑板腺按摩，以及清洗睑缘有助于睑缘的睑板腺管开口通畅，促进泪液的脂质分泌，覆盖眼表稳定泪膜。

7. 用眼卫生

佩戴角膜接触镜者夜间睡觉时要取出，因睡觉时泪液分泌减少，致角膜镜片干燥，可破坏角膜泪膜结构，加重干眼症状。对长期操作电脑或行近距离用眼工作者如文秘人员，其工作时间不宜过长，最好每隔 60 min 休息 10~15 min，远眺 5 m 以外的景物或观赏绿色植物，以缓解眼疲劳。同时为减轻干眼症状，操作电脑时双眼与显示器的高度应平视或轻度向下注视荧光屏，距离 40~60 cm 为宜。屈光不正者须佩戴合适的矫正眼镜。戴淡黄色镜片保护眼睛，有助于增加舒适度。适时局部滴无防腐剂的人工泪液或经常闭眼休息片刻，可缓解干眼症状。冬季气候干冷时或风沙大时，外出可戴护目镜，以保护眼睛以免眼部水分蒸发过快，致眼部干涩不适，加重干眼症状。

8. 环境干预

室内舒适温度为 18~21℃，相对湿度为 60%。因空调环境或使用暖气的空气比较干燥，为增加空气的湿度可在室内放置大叶绿色植物，可使用加湿器，以保护空气的湿润，定期开窗通风，保持空气新鲜，可降低对眼表的损害，维持眼表的水分。对无明显环境因素影响的患者，应积极寻找病因，并采取对因治疗措施，如积极治疗眼部病症，勿盲目用药等，以免加重症状，致使病情恶化，降低视力。

四、睑缘炎

睑缘炎是睑缘皮肤、睫毛毛囊及其腺体的亚急性、慢性炎症。睑缘部位富于腺体组织和脂肪性分泌物，易沾染尘垢和病菌致感染。临床上分三型：鳞屑性、溃疡性、眦部睑缘炎。鳞屑性者为睑缘湿疹皮炎，由腺体分泌过多继发感染引起，溃疡性者是睫毛毛囊和睑缘皮肤受葡萄球菌感染所致。眦部睑缘炎为摩-阿双杆菌所致。此外，也与核黄素缺乏、慢性全身疾病有关。睑缘炎一般病程较长，坚持用药疗效尚好。睑缘炎的发病诱因为理化因素、屈光不正、不良卫生习惯等。

（一）护理评估

了解患者全身的健康状况，如营养、睡眠，有无纹眼线等注意屈光不正和慢性结膜炎病史。临床上将睑缘炎分为鳞屑性睑缘炎、溃疡性睑缘炎和眦部睑缘炎，主要表现为眼睑红、肿、热、痛、痒等症状。

1. 鳞屑性睑缘炎

睑缘、睫毛根部覆盖着头皮屑样的鳞屑，鳞屑脱落后下面露出充血的睑缘，但无溃疡，睫毛脱落后能再生，眼睛干痒、刺痛及烧灼感等。

2. 溃疡性睑缘炎

睑缘皮脂腺分泌较多，睫毛因皮脂腺结痂而凝成束状，睑缘有许多脓痂，清除痂皮后，可见到小脓疱和出血性小溃疡，睫毛易脱落而不易再生，严重者可形成睫毛秃。有时睑缘溃疡结疤收缩而出现倒睫，睫毛刺激角膜，常因角膜溃疡而影响视力。

3. 眦部睑缘炎

主要发生于外眦部，外眦部睑缘和外眦部有痒及刺激症状，局部皮肤充血、肿胀，并有浸渍糜烂，邻近结膜常伴有慢性炎症。

（二）治疗要点

局部保持清洁，去除诱因，使用抗生素眼水和眼药膏。眦部睑缘炎可选用0.25%～0.5%硫酸锌滴眼液，并适当服用维生素

（三）主要护理诊断和问题

1. 舒适改变：眼部干痒、刺痛

与睑缘炎症病变有关。

2. 潜在并发症

角膜溃疡、慢性结膜炎、泪小点外翻。

（四）护理目标

①患者不适症状得到缓解。②及时控制炎症，预防并发症发生。

（五）护理措施

①首先应去除病因，增强营养，增加抵抗力，纠正用不洁手揉眼的不良习惯。如有屈光不正，应佩戴眼镜矫正。②观察患者眼部分泌物情况，指导患者清洁睑缘方法可用生理盐水棉签清洁，拭去鳞屑或脓痂脓液。③指导眼部用药方法先清洁睑缘，再涂拭抗生素药

膏，可用涂有抗生素药膏的棉签在睑缘按摩，增强药效。炎症消退后，应持续治疗至少2周，以免复发。④外出佩戴眼镜，避免烟尘风沙刺激。⑤注意饮食调理，避免辛辣食物。

五、睑腺炎

睑腺炎是眼睑腺体的急性化脓性炎症，俗称为麦粒肿。按其感染的腺体不同，分为外睑腺炎和内睑腺炎。睫毛毛囊或其附属的皮脂腺、汗腺感染称为外睑腺炎睑板腺感染称为内睑腺炎。

（一）护理评估

患侧眼睑可出现红、肿、热、痛等急性炎症表现，常伴同侧耳前淋巴结肿大。外睑腺炎的炎症反应集中于睫毛根部的睑缘处，红肿范围较弥散，脓点常溃破于皮肤面。内睑腺炎的炎症浸润常局限于睑板腺内，有硬结，疼痛和压痛程度均较外睑腺炎剧烈，病程较长，脓点常溃破于睑结膜面。

（二）治疗要点

早期局部热敷，用抗生素眼药水或眼药膏；脓肿形成后切开引流。

（三）主要护理诊断和问题

1. **疼痛：眼痛**

与睑腺炎症有关。

2. **知识缺乏**

缺乏睑腺炎的相关知识。

（四）护理目标

①疼痛减轻。②患者获取睑腺炎相关的预防与护理知识。

（五）护理措施

心理护理。加强心理护理，详细讲解手术方法及手术过程，解除患者的恐惧和不安心理，有利于患者对手术的配合。

当脓肿未形成时，不要挤压排脓，以免导致感染扩散，引起眼睑蜂窝组织炎、海绵窦脓毒血栓或败血症而危及生命脓肿形成后，不要等到自行破溃，切开排脓，可以减轻患者疼痛，并可缩短疗程。

健康指导：①向患者讲解疾病的病因、临床表现、治疗原则、自我护理、预防及预后等知识，使患者在充分理解的基础上，积极配合治疗护理工作。②告知患者勿用手揉眼，洗浴用物专用，并经常用开水洗烫、晾晒。③注意休息，远离不洁环境或戴防护镜保护，女性化妆时要避开睑缘处。④睑腺炎有复发可能。除自身睑板腺分泌旺盛以外，还与卫生、饮食、情绪、休息有关，注意少吃辛辣、油腻食物，保持心情舒畅，避免熬夜。⑤告知患者睑腺炎脓肿切开前、后切忌挤压，以免引起感染扩散至海绵窦，引起颅内感染，危及生命。⑥告知患者手术部位再次出现红、肿、痛症状时，应及时就诊。

第二节　口腔护理

口腔颌面部是由口腔和颜面中及下 1/3 组成。具有嗅、呼吸、摄食、咀嚼、吞咽、语言、表情等重要功能，组成口腔的器官有牙齿、颌骨、唇、颊、腭、舌、口底、涎腺等。

一、急性化脓性腮腺炎

急性化脓性腮腺炎多因慢性腮腺炎急性发作或邻近组织急性炎症的扩散引起。

（一）护理要点

①做好患者的心理护理，关心体贴患者，鼓励患者树立战胜疾病的信心。②高热患者鼓励患者多饮水，并给物理降温或药物降温。③鼓励患者多饮用酸性饮料或维生素 C 片，亦可口服 1%毛果芸香碱 3~5 滴（2~3 mg），以增加唾液分泌。

（二）护理措施

①做好患者的心理护理，鼓励患者树立战胜疾病的信心和决心。②对症护理，对高热者给予物理降温，对有局部有明显的凹陷性水肿，局部有跳痛并有局限性压痛点者可行切开引流。③保持口腔清洁，每日餐后可用漱口液漱口。④局部护理，炎症早期可用热敷、理疗、外敷如金黄散，服用酸性食物及饮料或口含维生素 C 片等，可增加唾液分泌。

（三）用药及注意事项

口服酸性饮料或维生素 C 片或口服 1%毛果芸香碱 3~5 滴（2~3 mg），每日 2~3 次，可增加唾液分泌，温热的硼酸、碳酸氢钠溶液等消毒漱口剂也有助于炎症的控制。

应用抗生素时应从腮腺导管口取脓性分泌物做细菌培养及药敏实验，选用最敏感的抗生素。

（四）健康指导

平时多饮水，对接受腹部大手术疾患严重全身性疾病的患者，应加强护理，保持体液平衡，加强营养及抗感染能力，养成良好的卫生习惯，食后漱口、刷牙。

二、多形性腺瘤

多形性腺瘤又名腮腺混合瘤，其生物特性不同于一般良性肿瘤。包膜常不完整，在包膜中有瘤细胞，甚至包膜以外的腺体组织也可有瘤细胞存在，如果用剜除术或手术中肿瘤破裂，极易造成种植性复发，部分可产生恶变。

（一）护理要点

治疗方式以手术为主，因此做好手术前后护理尤其重要。

①做好患者的心理护理，该种疾病极易造成种植复发，因此患者往往对治疗该病无信心。②术前应注意保持口腔清洁，每日三餐后用漱口液漱口，以免造成感染。③术后让患者取平卧位或半卧位，头偏向一侧，应用抗生素。④保持呼吸道通畅，及时清除口腔内分泌物，注意观察舌及口底水肿情况。⑤每日漱口 2~3 次，给予漱口水含漱。

（二）护理措施

①关心体贴患者，耐心解释该病手术的重要性，鼓励患者树立战胜疾病的信心。②术前用漱口液漱口，每日 3~4 次，做好各项检查，利于手术的顺利进行。③保持呼吸道通畅，口腔有分泌物及时清除，告之患者不易咽下以免引起恶心等。④每日三餐后应用漱口液漱口，对不方便漱口者，应做口腔护理每日 2 次。⑤术后 3~5 天限制患者讲话，以减少口腔运动。

（三）用药及注意事项

用漱口液时应注意漱口液的浓度和时间，并告之患者切勿咽下，以免引起其他不适及意外。

（四）健康指导

注意口腔卫生，养成良好的卫生习惯，每日三餐后漱口，每日早晚刷牙。加强体育锻炼，增强抗病能力。如发现不适，立即就医。

三、颌面部血管瘤

（一）护理要点

血管瘤的治疗可根据瘤体的类型、位置及患者年龄来决定是进行手术、放疗、激光还是注射硬化剂。一般采用综合治疗。

①做好患者的心理护理，关心体贴患者，因为血管瘤的预后可能与患者的容貌有一定的关系，往往有些患者对治疗效果没有信心。②做好各种检查，为手术及其他治疗做准备。③治疗后预防局部感染，以免留下瘢痕，影响容貌美观。

（二）护理措施

①关心患者，告之手术及其他治疗的必要性，以及治疗的效果肯定、预后情况，鼓励患者树立战胜疾病的信心。②常规准备，术前做好输血、备皮的准备；如手术切除面积过大时应准备好供皮区。③术后应注意观察出血情况植皮区的血运情况。④术后给予高热量、易消化的饮食，并全身应用抗生素，预防感染。

（三）用药及注意事项

①应用硬化剂是应注意把握好瘤体的位置，注射在瘤体根部，以免损伤正常组织。②应用抗生素时应正确遵守抗生素的使用原则。

（四）健康指导

定期复诊，对影响美容者可行 2 期手术。

四、牙髓炎

牙髓炎是细菌进入牙髓引起牙髓的炎症反应。

（一）护理要点

①止痛：首先应解除疼痛的折磨，方法有药物止痛、开髓减压止痛、针刺止痛等。②牙髓治疗、常用的方法有活髓保存、活髓切断、干髓术等方法。③如无保留价值可行拔除患牙手术。③如无保留价值可行拔除患牙手术。

（二）护理措施

①治疗护理：开髓减压，根管充填时要帮助患者取舒适坐位或仰卧位，使用干髓术用

的失活剂、开髓剂、充填材料等，一定要交代注意事项。②指导用药：遵医嘱给予止痛剂、消炎药物，并注意用后的不良反应。③口腔卫生：保持口腔清洁、每餐后应漱口、早晚刷牙等。

（三）用药及注意事项

①活髓保存术时，用氧化锌丁香油糊剂暂封，观察3~4周无症状，方可做永久充填。②活髓切断术时，用氧化锌丁香油糊剂暂封时，压力不宜过大、观察3~4周无症状再作永久充填。③干髓剂有一定的毒性，使用后必须按时复诊，以免引起不良效果。

（四）健康指导

（1）注意口腔卫生、漱口：每餐后漱口，治疗性含漱，一般用0.05%~0.1%氯已定溶液或0.1%~0.2%氯化锌溶液含漱。②剔牙：对于牙间隙的食物残渣，可用尼龙线、丝线、涤纶线作为牙线材料，每日剔牙2次，每餐后剔牙最佳。③向患者讲述牙病的治疗方法及保护好牙齿的重要性，做到护齿从我做起、从儿童做起。

五、牙周病

牙周病是发生在牙齿支持组织如牙龈、牙周膜、牙骨质、牙槽骨的进行性破坏、萎缩吸收等慢性进行性疾病。

（一）护理要点

①牙齿洁治术，因为极易出血，洁治术后用3%双氧水漱口、清洗等，牙龈沟处涂碘甘油。②牙齿洁治后，告知患者正确刷牙的方法，保持口腔卫生。③拔除确实不能保留的牙齿。④消除口腔内创伤，固定松动牙齿。

（二）护理措施

①指导用药：遵医嘱使用消炎药及漱口剂，并观察药物的不良反应。②口腔护理每日用1%~3%过氧化氢溶液和生理盐水清拭口腔2~3次，并嘱患者漱口，保持口腔清洁。③做好患者的心理护理：一般患者因牙齿松动，可引起思想焦虑，应关心体贴患者，鼓励患者树立战胜疾病的信心和决心。

（三）用药及注意事项

①对龈下结石等刮治法，因为患者牙龈易出血，让患者漱口、冲洗牙周袋、刮治毕冲

洗牙周袋，避免有异物存留，涂碘甘油、外敷塞治剂，防止出血及感染，24~48 h 去除。②拔牙时应遵守拔牙适应证，观察出血情况，拔牙后 20 min 不宜漱口，2 h 后可进温凉饮食，嘱患者勿用舌舔吮伤口。

（四）健康指导

①注意口腔卫生，养成餐后漱口，早晚刷牙的习惯。②卫生饮食，不偏食，多食新鲜蔬菜等，适当限制糖的摄入。③保护牙齿，不要咬过硬的食物如山核桃、杏核等。

六、复发性口腔溃疡

口腔黏膜反复出现散在、孤立、圆形或椭圆形小溃疡，有剧烈自的自发性痛，病程有自限性，7~10 天自然愈合。

（一）护理要点

①局部处理：消炎止痛、溃疡表面涂保护剂、避免刺激；局部烧灼，用 10%硝酸银涂溃疡面；亦可用 3%双氧水棉球轻拭溃疡面后，贴敷药膜。②全身治疗：给予维生素 B_1、维生素 B_{12}等应用，也可适当应用清热去燥类中药。③做好患者的心理护理：长期发病，并且影响进食与语言，患者往往有思想压力，因此，疏导患者的思想，让患者有一个良好的心理状态和规律的生活，有利于疾病的康复。

（二）护理措施

①休息与饮食：患者适当休息，并给予补充营养，禁食刺激性强的食品，疼痛剧烈时可用 0.5%~1%普鲁卡因液含漱。②局部用药：局部涂撒药物时，应避免引起恶心并注意观察药物的不良反应。③口腔护理：可用漱口液含漱，或用 3%双氧水棉签擦拭后，再涂黏膜保护剂。④做好患者心理疏导：鼓励患者树立战胜疾病的信心，愉快的心情，接受治疗。

（三）用药及注意事项

用 10%硝酸银溶液烧灼溃疡面时，用药时应注意隔离唾液，拭干创面，药物只烧灼溃疡面，勿损伤健康组织，一般只在溃疡期使用。

（四）健康指导

①注意口腔卫生：注意进食后漱口，每日早、晚刷牙，去除机械或化学因素的刺激。

②合理饮食：多食富含维生素的新鲜蔬菜和水果，并加强体育锻炼。③改善睡眠：注意休息，去除精神紧张，保证足够的睡眠。④其他：告知患者及家属防治黏膜病的常识。

七、舌癌

（一）护理要点

舌癌的治疗包括原发灶和转移灶化疗、手术、放疗等方法。

舌癌术前护理：做好患者的心理护理、关心体贴患者、鼓励患者树立战胜疾病的信心和勇气。口腔清洁护理以免引起术后感染。准备好输血、备皮等，需要邻近组织皮瓣转移或游离组织瓣整复者，做好供皮处的清洁处理。

舌癌术后护理：严密观察生命体征的变化，保持呼吸道通畅，及时清除口腔分泌物。注意观察刀口有无渗血及面部血运情况。饮食与休息，给予高热量高营养的饮食，以增强抗病能力。做好口腔护理，保持口腔清洁，防止伤口感染。

（二）护理措施

术前护理：心理护理应针对患者对疾病和手术的恐惧心理，耐心做好患者的心理护理，鼓励患者，使其消除恐惧感，以最佳的心理状态接受手术治疗。保持口腔清洁，做好口腔护理，术前做好牙周清洁，及时治疗口腔和鼻腔炎症，需要做皮瓣转移者，可用肥皂及热水清洁供皮区。然后用75%乙醇消毒后包扎备用。

术后护理：密切观察呼吸情况，保持呼吸道通畅，术后患者易引起舌后坠，发生呼吸道阻塞，应及时消除口腔分泌物，防止呕吐物或血液吸入气管引起呼吸障碍或窒息。观察刀口溢血情况，保持负压引流管通畅，并严密观察引流量及性质。饮食方面以高热量、高营养的饮食，如混合奶、荤素饮食等经鼻饲管喂同时静脉补液，以维持和增强机体的抗病能力。注意保持清洁卫生，每日1~2次行口腔护理，以减轻口臭，防止伤口感染。

（三）用药及注意事项

用漱口液漱口时，注意用药的量及浓度，术后用1%~1.5%过氧化氢液消除口内分泌物及血痂。再用生理盐水冲净。

（四）健康指导

积极锻炼身体，增强机体的抗病能力。对于口腔溃疡等口腔疾病积极治疗，保持口腔清洁卫生。

第三节　耳科护理

一、耳郭外伤

耳郭外伤是指各种外力因素造成的耳郭损伤。常见的耳郭外伤有挫伤、撕裂伤、冻伤和烧伤等。临床以前两者为多见，可单独发生，亦可伴发头面部损伤。

（一）健康史

①询问患者外伤史，了解受伤的时间、场所、致伤物和外力大小，以及是否采取应急处理措施等。②了解患者耳部既往状况。③评估患者有无合并头面部损伤等。

（二）身体状况

根据受伤原因和外力大小，不同时期的症状也有所不同。早期多为血肿、出血和耳郭断裂，受损处易感染；后期多为耳郭缺损、畸形。

挫伤轻者，表现为皮肤擦伤或红肿；重者，皮下或软骨膜下出现紫红色血肿，面积与外力大小有关。

撕裂伤轻者，耳郭仅有较小裂口和少量出血；重者，可有耳郭缺损、部分或全部离断，大出血多为颞浅动脉或耳后动脉受损。

（三）心理-社会状况

评估患者年龄、性别、受教育程度、性格特点、职业及家庭经济状况等，了解其对耳外伤危害性认知程度。患者可因担心预后不良、局部畸形导致外观形象改变而产生焦虑、悲观情绪。通过与患者沟通交流，了解其心理状态。

（四）治疗要点

①及早进行伤口清创、止血、缝合，尽量保留组织避免形成畸形。②小的血肿应在严格无菌操作下抽出积血，局部加压包扎；血肿较大时，应予手术切开，清除积血和血凝块，局部可用碘仿纱条填塞或缝合后加压包扎。③应用抗生素预防和控制感染。④必要时注射破伤风抗毒素。

（五）常见护理诊断/护理问题

1. **急性疼痛**

与耳郭机械性损伤有关。

2. **有感染的危险**

与耳郭完整性受损、污染有关。

3. **焦虑**

与局部症状较重、担心疾病预后有关。

4. **自我形象紊乱**

与耳郭完整性受损、耳郭畸形有关。

（六）护理措施

①告知患者疼痛的原因和可能持续的时间，同时积极协助医生处理伤口，减轻疼痛。②观察耳郭的温度和颜色，注意生命体征变化，发现异常及时通知医生。③遵医嘱应用抗生素，观察用药后反应。④与患者交流，帮助患者减轻心理压力。⑤健康指导：讲解疾病相关知识，指导患者注意保护外耳，避免外力碰撞；冬季注意耳部保暖，防止耳郭冻伤。

二、鼓膜外伤

鼓膜外伤是指鼓膜遭受直接或间接外力冲击所致的损伤。临床以左耳较为多见，主要为掌击所致。

（一）健康史

①询问患者外伤史，了解患者受伤原因、经过以及有无突发耳聋、听力减退等情况。②了解患者有无用硬物挖耳等不良习惯。

（二）身体状况

①单纯鼓膜外伤，表现为突发耳痛、听力减退伴耳鸣、耳闷，外耳道少量出血。②如内耳受损，还可出现眩晕、恶心及混合性聋。③合并额骨骨折时，则有耳出血、脑脊液耳漏表现。

（三）辅助检查

1. 耳镜检查

可见外耳道少量血迹，鼓膜多呈不规则裂隙状穿孔，边缘有少量血迹或血痂；颞骨骨折伴脑脊液耳漏时，出血量较多并有清水样液流出。

2. 听力检查

为传导性耳聋或混合性耳聋。

（四）心理-社会状况

评估患者年龄、性别、受教育程度、性格特点、职业及家庭经济状况等，了解其对本病的认知程度。患者可因耳鸣、听力减退而产生焦虑情绪。通过与患者沟通交流，了解其心理状态。

（五）治疗要点

①取出外耳道异物、耵聍等，用酒精擦拭外耳道及耳郭，并在外耳道口留置消毒棉球，防止脏物进入耳内。②必要时应用抗生素控制和预防感染。③大多数外伤性穿孔3~4周内可自行愈合，较大且经久不愈的穿孔可行鼓膜修补术。

（六）常见护理诊断/护理问题

1. 急性疼痛

与外力冲击、鼓膜外伤有关。

2. 感知障碍

与听力减退有关。

3. 有感染的危险

与鼓膜外伤有关。

4. 焦虑

与听力减退有关。

5. 知识缺乏

缺乏预防鼓膜外伤的相关知识。

（七）护理措施

①观察并询问患者不良主诉，病情变化及时通知医生。②协助医生擦净患侧外耳道，堵塞外耳道的棉球污染时及时更换。伴有脑脊液耳漏者，禁止堵塞外耳道。③遵医嘱应用抗生素，观察用药后反应。④行鼓膜修补术者，术后注意观察耳道有无出血及感染征象，如有异常，及时通知医生。⑤健康指导：a. 告知患者外伤后 3 周内外耳道不可进水或滴药，勿用力擤鼻、打喷嚏等，避免继发中耳感染影响鼓膜愈合。b. 养成良好的卫生习惯，不可用发夹、木签等硬物挖耳，取耵聍时应选择恰当的用具，手法要小心适度，避免伤及鼓膜。c. 遇到爆破情况或进行跳水、潜水时，注意保护双耳。d. 预防上呼吸道感染，避免来自鼻咽部的感染。

三、外耳道异物

外耳道异物是指体积小的物体或虫类等进入外耳道。通常分为植物性异物、动物性异物和非生物性异物三种。

（一）健康史

①询问患者年龄，是否有将异物塞入耳内以及异物的种类。②询问患者休息环境是否有土栽植物，有无挖耳习惯或耳外伤史，有无剧烈耳痛、噪声等。③评估患者耳道有无肿胀、畸形等。

（二）身体状况

①小的无刺激性的异物通常无明显症状，体积较大者可有耳闷胀感、耳痛和反射性咳嗽等症状。②豆类异物遇水膨胀后可加剧外耳道疼痛，患儿多表现为用手不停抓挠患耳，哭闹不止。活虫类异物可致耳内奇痒难忍，有明显的轰鸣声。坚硬锐利的异物可损伤鼓膜，疼痛明显。

（三）辅助检查

耳镜检查可见明显异物。如外耳道肿胀或异物细小并有异物史者，检查时应小心仔细。

（四）心理–社会状况

评估患者的年龄、生活环境等，了解患者有无挖耳习惯及对本病的认知程度。有时患者可因知识缺乏而产生恐惧心理。通过与患者沟通交流，了解其理状态。

（五）治疗要点

根据异物的种类、大小和形状，选择合适的器械和正确的方法取出。①植物性及非生物性异物，可用耳钩或耳镊取出。对已泡胀的豆类异物，先用95%酒精滴入，使其脱水缩小后再行取出。对较硬的或圆球形异物，如小石子、玻璃球等，可沿外耳道与异物之间的缝隙轻轻将耳钩伸入异物内侧，边松动边向外拨动取出异物，如异物较为锐利，取出的过程中应注意使其尖部避开外耳道皮肤。对较软的异物，可将耳钩直接刺入其中轻轻拉出。②动物性及昆虫性异物，先用植物油或酒精等滴入耳内，待其死后，再用镊子取出或用冲洗法冲出。

如异物嵌入外耳道皮下或骨质中，可考虑在麻醉状态下手术取出。对躁动不合作、异物较难取出的小儿，需在全麻下进行。

外耳道感染者，可先行抗炎治疗，炎症控制后再取出异物：或将异物取出后积极治疗外耳道炎。

（六）常见护理诊断/护理问题

1. 急性疼痛

与外耳道异物刺激或感染有关。

2. 有鼓膜损伤的危险

与异物性质或操作不当有关。

3. 知识缺乏

缺乏相关外耳道异物的预防和处理知识。

（七）护理措施

①观察患者症状，遵医嘱应用抗生素，预防和控制外耳道感染。②配合医生取出外耳道异物。③健康指导：a. 教育儿童不要将小玩物塞入耳内，成人应改掉用棉签棒、火柴棍等物挖耳的习惯，以防异物残留耳内。b. 卧室内消灭蟑螂、尽量不要放置土栽植物等，野外露宿时要加强防护，防止昆虫进入耳内。c. 告知患者一旦异物入耳，应及时就医，切勿盲目自行取异物，以免将异物推入甚至损伤鼓膜。

四、耳郭假性囊肿

耳郭假性囊肿是指耳郭外侧面有囊肿样隆起，内含浆液性渗出液。多发于一侧耳郭，以男性居多，好发年龄在30~40岁。

（一）健康史

询问并了解患者睡眠用枕的硬度和睡眠时的习惯卧姿，有无挤压耳郭的情况发生，以及患者是否有经常触摸耳郭的习惯等。

（二）身体状况

耳郭外侧面有局限性隆起，刺激后可增大。小囊肿无明显症状，大的囊肿可有胀感或痒感，触之有波动感，无压痛。

（三）辅助检查

局部穿刺可见淡黄色液体，细菌培养为阴性。

（四）心理-社会状况

评估患者的年龄、生活习惯等，了解患者对本病的认知程度。患者可因疾病相关知识缺乏而产生不良情绪。通过与患者沟通交流，了解其心理状态。

（五）治疗要点

①起病初期或为小囊肿，可用冷敷、超短波、紫外线照射等理疗方法，以促进渗液吸收并控制继续渗出。②无菌状态下行局部穿刺抽液，给予加压包扎；也可在抽液后囊腔内注入平阳霉素、2%碘酊、肾上腺皮质激素、氟尿嘧啶等药物，再加压包扎，以防止液体再生，促进囊壁粘连愈合。③久治不愈者可行手术治疗，切除部分囊壁，清除积液后加压包扎。

（六）常见护理诊断/护理问题

1. 舒适改变

与耳郭软骨间积液有关。

2. 知识缺乏

缺乏耳郭假性囊肿的预防和护理知识。

（七）护理措施

①观察病情，询问患者有无不适感。②协助医生在严格无菌状态下行局部穿刺抽液，

并给予加压包扎。③对行物理疗法的患者，应认真执行操作规程，并告知患者治疗目的和相关注意事项。手术治疗的患者，按耳部手术前、后常规护理。④健康指导：平时应注意避免对耳郭的机械性刺激，如枕头不宜过硬，勿经常触摸或挤压耳郭等，防止造成局部微循环障碍；告知患者保持耳郭囊肿部位清洁，勿乱敷药物，以免继发感染引起化脓性软骨膜炎而导致耳郭畸形。

五、分泌性中耳炎

分泌性中耳炎是以传导性聋及鼓室积液为主要特征的中耳非化脓性炎性疾病。多发于冬春季，是成人和儿童常见的听力下降原因之一。本病可分为急性和慢性两种，急性分泌性中耳炎病程延续6~8周未愈者，可称为慢性分泌性中耳炎。慢性分泌性中耳炎也可缓慢起病或由急性分泌性中耳炎反复发作，迁延转化而来。

（一）健康史

评估患者发病前有无上呼吸道感染史，是否过度劳累，有无腺样体肥大、鼻炎、鼻窦炎等病史。

（二）身体状况

1. 听力减退

听力下降伴自听增强。头偏向健侧或前倾位时，因积液离开蜗窗，听力可暂时改善。积液黏稠时，听力可不因头位变动而改变。

2. 耳痛

急性者可有隐隐耳痛，慢性者耳痛不明显。

3. 耳鸣

多为低调间歇性，如“嗡嗡”声，当头部运动或打呵欠、擤鼻鼓气时，耳内可出现气过水声。

4. 耳闷

耳内闭塞或闷胀感，按压耳屏后可暂时减轻。

（三）辅助检查

1. 耳镜检查

急性者鼓膜松弛部或全鼓膜充血，内陷，表现为光锥缩短、变形或消失等。鼓室积液时鼓膜失去正常光泽，呈琥珀色或淡黄色。慢性者可呈灰蓝或乳白色，鼓膜紧张部有扩张的微血管等。若液体未充满鼓室，可透过鼓膜见到液平面。

2. 听力检查

纯音听阈测试及音叉试验示传导性聋。声导抗图对诊断有重要价值，平坦型（B 型）为分泌性中耳炎的典型曲线，负压型（C 型）咽鼓管功能不良，部分有鼓室积液。

3. CT 扫描

可见中耳系统气腔有不同程度密度增高。小儿可作头部 X 线侧位片，了解腺样体是否增生。

（四）心理–社会状况

因耳鸣、听力减退、耳闷胀感等导致患者产生焦虑心理，慢性者因病程长、易反复而表现为烦躁不安和失望。护士应多关心患者，并讲解疾病相关知识，以满足其对疾病的认知。

（五）常见护理诊断/护理问题

1. 感知改变：听力下降

与中耳积液有关。

2. 舒适改变

与鼓室积液引起耳鸣、耳痛、耳闷塞感有关。

3. 知识缺乏

缺乏分泌性中耳炎的预防及手术后的自我护理知识。

（六）护理措施

①遵医嘱用药。正确使用滴鼻液，选用合适的抗生素控制感染，标准桃金娘油等药物有利于纤毛的排除功能，糖皮质激素类药物可减轻炎性渗出。②配合医生行鼓膜穿刺抽液，若积液黏稠可根据病情行鼓膜切开或鼓室置管术。③需手术治疗者配合医生做好手术前准备及术后护理。术后防感冒，防止术耳进水，以免引起中耳感染。④健康指导：a. 指导患者正确滴鼻、擤鼻，鼓膜置管未脱落者禁忌游泳。b. 生活有规律，注意劳逸结合，忌烟、酒、辛辣刺激性食物。c. 加强锻炼，增强机体抵抗力，防止感冒。d. 本病儿童易被忽视，家长及老师应提高对本病的认识。10 岁以下儿童应定期进行筛选性声导抗检测。

e. 积极治疗鼻、咽部疾病，成人慢性分泌性中耳炎应注意排除鼻咽癌，尽早行鼻咽镜检查和鼻咽部活检。

六、急性化脓性中耳炎

急性化脓性中耳炎是中耳黏膜的急性化脓性炎症。病变主要位于鼓室。好发于儿童、冬春季多见，常继发于上呼吸道感染。

（一）健康史

评估患者是否有上呼吸道感染、传染病等病史，近期是否进行过鼓膜穿刺、鼓膜置管、咽鼓管吹张等治疗，擤鼻方法、哺乳姿势是否正确。

（二）身体状况

①耳痛多数患者鼓膜穿孔前疼痛剧烈，表现为搏动性跳痛或刺痛，可向同侧头部或牙齿放射。鼓膜穿孔流脓后症状减轻。少数患者可无明显耳痛症状。②听力减退、耳鸣及耳流脓初期患者常感明显耳闷、低调耳鸣和听力减退。当鼓膜穿孔后，影响鼓膜及听骨链活动的脓液流出，初为脓血样，后为脓性分泌物。此时，耳聋反而减轻。③全身症状可有畏寒、发热、食欲缺乏。小儿全身症状较重，常伴呕吐、腹泻等症状。一旦鼓膜穿孔，全身症状明显减轻，体温恢复正常。

（三）心理-社会状况

因剧烈耳痛、听力下降及发热等致患者烦躁不安，小儿常哭闹不止。护士应多关心患者，并讲解疾病相关知识，以增强其对疾病的认知。

（四）常见护理诊断/护理问题

1. **急性疼痛**

与中耳急性化脓性炎症有关。

2. **体温过高**

与炎症引起全身反应有关。

3. **潜在并发症**

急性乳突炎、耳源性脑脓肿等。

4. 知识缺乏

缺乏急性化脓性中耳炎的治疗和防护知识。

（五）护理措施

①遵医嘱及早应用足量抗生素，正确使用滴鼻液、滴耳液，滴耳禁止使用粉剂，以免与脓液结块，影响引流。②观察体温变化，高热者应卧床休息，多饮水，摄入营养丰富、易消化饮食，保持大便通畅。③观察耳道分泌物的量、性质、气味等。如出现恶心、呕吐、剧烈头痛等症状，应及时通知医生，警惕耳源性颅内并发症的发生。④需行鼓膜修补术者配合医生做好术前准备及术后护理。⑤健康指导：a. 指导患者正确滴鼻、滴耳、擤鼻。宣传正确的哺乳姿势，哺乳时应将婴儿抱起，使头部竖直，人工喂养所用奶嘴的大小要合适。b. 行鼓膜修补术者避免用力擤鼻、咳嗽等，以免修补穿孔鼓膜的筋膜脱落，导致手术失败。c. 生活有规律，注意劳逸结合，忌烟、酒、辛辣刺激性食物。d. 加强锻炼，增强机体抵抗力，防止感冒。e. 及时彻底治疗急性化脓性中耳炎，防止迁延为慢性化脓性中耳炎。

第四节　鼻科护理

一、急性鼻炎

急性鼻炎是由病毒感染引起的鼻黏膜的急性炎性疾病，又称为“感冒”“伤风”。症状包括鼻塞、流涕、发热等，病程通常在 7～10 天。200 种以上的病毒和急性鼻炎相关。四季均可发病，冬季更为多见。急性鼻炎是人类最常见的疾病，全球各国均有发病。成人通常平均每年感染 2～5 次，儿童每年可发病 6～10 次（学龄儿童平均高达每年 12 次）。而由于免疫系统的退化，老年人每年的发病率有所上升。

（一）健康史

评估患者发病前的健康状况，近期是否与类似患者接触，是否有引起本病的局部或全身性因素。

（二）身体状况

1. 局部症状

初期表现为鼻内干燥、灼热感或痒感和喷嚏，继而出现鼻塞、水样鼻涕、嗅觉减退和闭塞性鼻音。继发细菌感染后，鼻涕变为黏液性、黏脓性或脓性。

2. 全身症状

因个体而异，轻重不一，也可进行性加重。多数表现为全身不适、倦怠、头痛和发热（37~38℃）等。小儿全身症状较成人重，多有高热（39℃以上），甚至惊厥，常伴有消化道症状，如呕吐、腹泻等。若无并发症，上述症状逐渐减轻乃至消失，病程约7~10天。

3. 并发症

感染向前蔓延可引起鼻前庭炎；经鼻窦开口向鼻窦内蔓延，可引起急性化脓性鼻窦炎；经咽鼓管向中耳扩散，可引起急性中耳炎；经鼻咽部向下扩散，可致急性咽炎、喉炎、气管炎及支气管炎，小儿、老人及抵抗力低下者，还可并发肺炎。

（三）辅助检查

1. 鼻腔检查

可见鼻黏膜充血、肿胀，下鼻甲充血、肿大，总鼻道或鼻底有较多分泌物。

2. 实验室检查

合并细菌感染者可出现白细胞升高。

（四）心理-社会状况

患者因鼻塞引起头痛不适，表现出烦躁不安。护士应在配合医生治疗的同时，多关心患者，并注意评估患者的心理状态，以了解其对疾病的认知和期望。

（五）常见护理诊断/护理问题

1. 舒适受损：鼻塞、流涕、张口呼吸

与鼻黏膜肿胀引起通气障碍有关。

2. 体温过高

与急性炎症引起的全身反应有关。

3. **潜在并发症**

鼻窦炎、中耳炎、肺炎等。

4. **知识缺乏**

缺乏疾病相关的自我保健和预防传播的知识。

（六）护理措施

①根据医嘱使用减充血剂、抗病毒药物及抗生素等。②发热患者注意观察体温变化，及时更换衣服及被服，指导患者卧床休息，多饮水，进营养丰富易消化饮食。必要时根据医嘱使用解热镇痛药。③注意观察局部及全身症状，若出现脓性鼻涕增多、耳痛、耳闷、高热不退等表现，应及时报告医生，警惕并发症的发生。④健康指导：a. 指导患者正确滴鼻、擤鼻（左、右侧鼻腔分次擤鼻）。b. 生活有规律，注意劳逸结合，忌辛辣刺激性食物。c. 加强锻炼，增强体质。冬季增加户外活动，以增强对寒冷的适应能力。d. 疾病流行期间，避免到人员密集的场所，注意开窗通风。患病期间，外出戴口罩，勤洗手，避免传播他人。

二、慢性鼻炎

慢性鼻炎是鼻黏膜及黏膜下层的慢性炎症。其主要特点是炎症持续三个月以上或反复发作，迁延不愈，间歇期亦不能恢复正常，且无明确的致病微生物，伴有不同程度的鼻塞，分泌物增多，鼻黏膜肿胀或增厚等障碍。根据慢性鼻炎的病理和功能紊乱的程度，可分为慢性单纯性鼻炎和慢性肥厚性鼻炎，前者是以鼻黏膜肿胀、分泌物增多为特征的鼻黏膜慢性炎症，后者是以黏膜、黏膜下层甚至骨质的局限性或弥漫性增生肥厚为特点的鼻腔慢性炎症。

（一）健康史

评估患者有无烟酒嗜好，是否存在导致本病的全身、局部因素，评估患者的职业及其工作、生活环境。

（二）身体状况

1. **症状**

慢性单纯性鼻炎鼻塞表现为间歇性或交替性，一般为黏液涕，继发感染时可有脓涕，可有头痛、头昏、咽干、咽痛等症状。慢性肥厚性鼻炎鼻塞表现为持续性，无交替，鼻涕不多，黏液性或黏脓性，不易擤出，常有闭塞性鼻音、耳鸣和耳闭塞感以及头昏、头痛、咽干、咽痛等症状。少数患者可有嗅觉减退。

2. 体征

慢性单纯性鼻炎：鼻腔黏膜充血，下鼻甲肿胀，表面光滑、柔软、富有弹性，对减充血剂敏感。

慢性肥厚性鼻炎：下鼻甲黏膜肥厚，鼻甲骨肥大，黏膜表面不平，呈结节状或桑葚样，对减充血剂不敏感。

（三）心理–社会状况

因长期慢性疾病困扰，且鼻塞、流涕影响正常的工作、学习、生活及社交，患者易产生焦虑心理。护士应多关心患者，并注意评估患者的心理状态，以了解其对疾病的认知和期望。

（四）常见护理诊断/护理问题

1. 舒适受损：鼻塞、头昏、头痛

与鼻黏膜充血、肿胀、肥厚及分泌物增多有关。

2. 潜在并发症

鼻窦炎、中耳炎等。

3. 知识缺乏

缺乏慢性鼻炎的防治知识。

（五）护理措施

1. 遵医嘱

鼻内使用糖皮质激素、减充血剂等。

2. 需手术治疗者

①手术前护理："鼻科患者手术前常规护理"。②手术后护理："鼻科患者手术后常规护理"。

3. 健康指导

①正确滴鼻，遵医嘱合理选择、使用滴鼻剂，防止药物性鼻炎。②生活有规律，注意劳逸结合，忌烟、酒、辛辣刺激性食物。③加强锻炼，增强机体抵抗力，防止感冒。④急性鼻炎需彻底治愈，及时治疗全身和局部病因。

三、变应性鼻炎

过敏性鼻炎即变应性鼻炎，是指特应性个体接触变应原后，主要由 IgE 介导的介质（主要是组胺）释放，并有多种免疫活性细胞和细胞因子等参与的鼻黏膜非感染性炎性疾病。其发生的必要条件有 3 个：特异性抗原即引起机体免疫反应的物质；特应性个体即所谓个体差异、过敏体质；特异性抗原与特应型个体二者相遇。变应性鼻炎是一个全球性健康问题，可导致许多疾病和劳动力丧失。

（一）健康史

患者常有接触某种变应原的病史，部分患者可为特应性体质，评估患者是否长期处于空气污染较重的环境中。

（二）身体状况

以鼻痒、阵发性喷嚏、大量水样鼻涕和鼻塞为主要症状，部分患者有嗅觉减退，季节性鼻炎可伴有眼痒和结膜充血。

并发症主要有变应性鼻窦炎、支气管哮喘和分泌性中耳炎等。变应性鼻炎与支气管哮喘两者常同时存在，前者先于后者发生是哮喘的一个危险因素，因此提出了“同一个气道，同一种疾病”的概念。

（三）辅助检查

1. 鼻镜检查

常年性者鼻黏膜为苍白、充血或浅蓝色。季节性者在花粉播散期鼻黏膜明显水中。这些变化以下鼻甲表现最为明显。

2. 查找致敏变应原

疑为常年性变态反应性鼻炎的患者可做特异性皮肤试验，鼻黏膜激发试验和体外特异性 IgE 检测。疑为花粉症者应以花粉浸液做特异性皮肤试验。

（四）心理-社会状况

因鼻痒、鼻塞、阵发性喷嚏和大量清水样鼻涕，影响正常的工作、学习、生活及社交，而产生焦虑心理。护士应多关心患者，并注意评估患者的心理状态。以了解其对疾病的认知和期望。

（五）常见护理诊断/护理问题

①舒适改变：鼻痒、鼻塞、喷嚏和大量清水样鼻涕与变态反应有关。②潜在并发症：变应性鼻窦炎、支气管哮喘和分泌性中耳炎等。③知识缺乏：缺乏变应性鼻炎的自我护理及预防知识。

（六）护理措施

①遵医嘱使用抗过敏药物，注意观察药物的疗效和副作用。第一代抗组胺药，如扑尔敏有中枢抑制作用，因此从事精密机械操作和司乘人员应慎用。②行特异性免疫治疗者，发放跟踪治疗卡，详细记载治疗间隔时间，告知患者必须连续、长期进行治疗，才能显效。③健康指导："花粉症"者避免接触致敏物，常年性变应性鼻炎者积极查找致敏变应原并避免接触；指导患者正确滴鼻、喷鼻及擤鼻涕；特异性免疫治疗疗程较长，指导患者应坚持配合治疗；生活有规律，注意劳逸结合，忌烟、酒、辛辣刺激性食物；加强锻炼，增强机体抵抗力；若在空气污染较严重的环境中工作，应注意改善工作环境或调整工种。

四、鼻息肉

鼻息肉是鼻腔和鼻窦黏膜的常见慢性疾病，以极度水肿的鼻黏膜在中鼻道形成单发或多发息肉为临床特征。各年龄均有发病，男女比例约为2：1。近年来，许多学者提出鼻息肉病的概念，但临床上鼻息肉和鼻息肉病尚无明确的区分标准。

（一）健康史

评估患者有无慢性鼻炎、鼻窦炎病史，有无支气管哮喘病史，有无家族遗传史。

（二）身体状况

1. 症状

①鼻塞：多为双侧发病，单侧者较少，常表现为双侧鼻塞并逐渐加重为持续性，重者说话呈闭塞性鼻音，睡眠时打鼾；②鼻溢液：鼻腔流黏液样或脓性涕，间或为清涕，可伴喷嚏；③嗅觉功能障碍：多有嗅觉减退或丧失；④耳部症状：鼻息肉或分泌物阻塞咽鼓管口，可引起耳鸣和听力减退；⑤继发鼻窦症状：可继发鼻窦炎，患者出现鼻背、额部及面颊部胀痛不适。

2. 体征

鼻内镜检查可见鼻腔内有一个（单发型）或多个（多发型）表面光滑、灰白色、淡黄或淡红色的如荔枝肉状半透明肿物，触之柔软，不痛，不易出血。巨大或复发鼻息肉可致鼻背变宽，形成“蛙鼻”。鼻腔内可见到稀薄浆液性或黏稠、脓性分泌物。

（三）辅助检查

1. 鼻内镜检查

可探明鼻息肉。

2. 影像学检查（X 线摄片、CT 或 MR1 扫描）

有助于明确诊断，了解病变范围。

（四）心理-社会状况

因鼻塞、鼻息肉反复发作，影响正常的工作、学习、生活，患者易产生焦虑心理。护士应多关心患者，并注意评估患者的心理状态，以了解其对疾病的认知和期望。

（五）常见护理诊断/护理问题

1. 舒适改变：鼻塞、张口呼吸

与鼻息肉及鼻腔填塞有关。

2. 潜在并发症

术后出血、脑积液鼻漏等。

3. 知识缺乏

缺乏鼻息肉手术后的自我护理知识。

（六）护理措施

①遵医嘱使用糖皮质激素，并向患者讲解其作用与副作用。②健康指导；指导患者正确使用喷鼻剂喷鼻；生活有规律，注意劳逸结合，忌烟、酒、辛辣刺激性食物；加强锻炼，增强机体抵抗力，防止感冒；术后定期随访，并遵医嘱接受综合治疗，以防鼻息肉复发。

五、鼻中隔偏曲

鼻中隔偏曲是指鼻中隔偏向一侧或双侧、或局部有突起，并引起鼻腔功能障碍，如鼻塞、鼻出血和头痛等。鼻中隔偏曲大多属先天性发育异常，后天继发者较少。

(一) 健康史

评估患者有无鼻外伤史，儿童时期有无腺样体肥大病史，评估患者是否有鼻塞、头痛、鼻出血等症状。

(二) 身体状况

1. 鼻塞

为主要症状，可表现为双侧或单侧鼻塞，取决于偏曲的类型和是否存在下鼻甲代偿性肥大。

2. 鼻出血

常发生在偏曲之凸面、骨棘或骨嵴的顶尖部。

3. 头痛

偏曲之凸面挤压同侧鼻甲时，可引起同侧头痛。

4. 邻近器官症状

可继发鼻窦炎和上呼吸道感染。

(三) 辅助检查

1. 鼻内镜检查

可探明偏曲。

2. 影像学检查（X 线摄片、CT 或 MRI 扫描）

有助于明确诊断，了解病变范围。

(四) 心理-社会状况

因鼻塞、头痛等，加之严重者影响鼻的外形，患者易产生焦虑心理。护士应多关心患者，并注意评估患者的心理状态，以了解其对疾病的认知和期望。

(五) 常见护理诊断/护理问题

1. 舒适改变：鼻塞、头痛

与鼻中隔偏曲及鼻腔填塞有关。

2. **潜在并发症**

术后出血。

3. **知识缺乏**

缺乏鼻中隔偏曲的治疗与保健知识。

（六）护理措施

①遵医嘱使用减充血剂。②健康指导；指导患者正确使用滴鼻剂滴鼻；术后注意保护鼻部勿受外力碰撞，以防出血或影响手术效果；短期内避免剧烈运动；生活有规律，注意劳逸结合，忌烟、酒、辛辣刺激性食物。

第五节　咽科护理

一、急性咽炎

急性咽炎为咽部黏膜与黏膜下组织的急性炎症，咽部的淋巴组织亦常常被累及。炎症可以波及整个咽部，或者仅仅局限于鼻咽、口咽或者喉咽的一部分。此病可以为原发性，也可以继发于急性鼻窦炎或者急性扁桃体炎之后。

（一）健康史

了解患者发病前有无受凉、劳累以及感冒、发热等情况，有无物理化学因素的长期刺激，是否有与上呼吸道感染者接触史，有无咽部邻近组织器官的病灶及其他慢性疾病病史。

（二）身体状况

1. **症状**

起病较急，初起时咽部干燥、灼热、粗糙感，继有咽痛，吞咽时加重，可放射至耳部。全身症状一般较轻。但因年龄、免疫力以及病毒、细菌毒力不同而症状不一，严重者可有发热、头痛、食欲不振和四肢酸痛等。自然病程一般为1周左右。

2. **体征**

口咽及鼻咽黏膜呈急性弥漫性充血、肿胀，咽后壁淋巴滤泡及咽侧索红肿。细菌感染者，咽后壁淋巴滤泡中央表面可见黄白色点状渗出物，悬雍垂及软腭水肿。颌下淋巴结肿大并有压痛。喉咽部也可急性充血，严重时可见会厌水肿。

（三）心理-社会状况

患者可能对该病危害性认识不足，未及时就医或治疗不彻底。因此，要注意：评估患者对疾病的认知程度以及职业和生活环境

（四）常见护理诊断/护理问题

1. 急性疼痛

与咽部急性炎症有关。

2. 体温过高

与咽部急性炎症有关。

3. 潜在并发症

扁桃体周围脓肿、急性会厌炎、风湿热、急性肾炎等。

4. 知识缺乏

缺乏预防疾病传播的知识和自我保健知识。

（五）护理措施

①感染较重、全身症状较明显者，应卧床休息，多饮水，进清淡流质或半流质饮食，并注意补充维生素。②保持口腔清洁，遵医嘱给予含漱剂漱口、超声雾化吸入以及口含片含服，以利局部清洁消炎。③遵医嘱给予抗病毒药、抗生素、解热镇痛类药物等，观察药物疗效及可能出现的副作用。④观察患者体温的变化以及局部疼痛、红肿，情况，注意有无关节疼痛、水肿、蛋白尿等症状出现。体温升高时可给予物理降温。⑤观察患者呼吸状况，必要时吸氧。对合并会厌炎伴呼吸困难者，应做好：气管切开术的准备，以免发生窒息。⑥健康指导：指导患者正确的含漱方法，即含漱时头后仰、张口发“啊”音，使含漱液能清洁咽后壁，但注意不要将药液吞入；告知患者抗生素疗程要足够，不宜过早停药，以免发生并发症；鼓励患者积极锻炼身体，增强体质。注意生活规律，尽量少喝酒，不抽烟，避免辛辣刺激性食物，保持大便通畅；保持空气新鲜与流通，中央空调环境中，应适时开窗，呼吸新鲜空气。避免咽部受刺激，远离有害环境；嘱患者发病期间，注意适当隔离，戴口罩，勤洗手，防止传播他人。

二、慢性咽炎

慢性咽炎为咽黏膜、黏膜下及淋巴组织的慢性炎症。弥漫性咽部炎症常为上呼吸道慢性炎症的一部分；局限性咽部炎症则多为咽淋巴组织炎症。本病在临床中常见，病程长，症状容易反复发作。

（一）健康史

询问患者发病前是否有反复急性咽炎发作、鼻病、牙病、上呼吸道及全身慢性疾病等。了解患者职业状况、生活工作环境及有无烟酒嗜好。

（二）身体状况

1. **症状**

咽部异物感、痒感、灼热感、干燥感或微痛感。晨起时出现频繁咳嗽伴恶心，可无痰或仅有颗粒状藕粉样物咳出。用嗓过度、受凉或疲劳时加重。一般无明显全身症状。

2. **体征**

慢性单纯性咽炎患者咽黏膜弥漫性充血，血管扩张，呈暗红色，咽后壁有散在的淋巴滤泡，常有少量黏稠分泌物附着在黏膜表面。

慢性肥厚性咽炎患者口咽黏膜充血肥厚，咽后壁淋巴滤泡显著增生，多个散在突起或融合成块，双侧咽侧索亦充血肥厚。

（三）心理–社会状况

患者因咽部不适、异物感久治不愈而焦虑烦躁，甚至产生恐癌心理，常表现为失眠、多疑、求医心切并到处诊治。护士应评估患者的心理状况，对疾病的认知程度，是否长期接触烟酒及饮食习惯、生活或工作环境、职业等情况。

（四）治疗要点

1. **病因治疗**

戒烟戒酒，改善工作和生活环境，积极治疗急性咽炎、扁桃体炎、牙周炎、呼吸道慢性炎症及其他全身性疾病。

2. **中医中药**

慢性咽炎是脏腑阴虚，虚火上扰，治宜滋阴清热，可用增液汤加减，亦可使用中成药含片及中药饮片等。

3. **局部治疗**

单纯性咽炎：常用复方硼砂溶液、呋喃西林溶液等漱口液含漱，或含服薄荷喉片、银黄含片等。

肥厚性咽炎：除上述治疗外，还可用10%的硝酸银涂擦咽黏膜以收敛消炎。也可用激光、冷冻或电凝固法治疗，但治疗范围不宜过广过深。

（五）常见护理诊断/护理问题

1. **焦虑**

与长期咽部不适、迁延不愈有关。

2. **舒适受损**

咽干、咽痒与咽部慢性炎症有关。

3. **知识缺乏**

缺乏慢性咽炎防治常识。

（六）护理措施

①心理护理。耐心向患者介绍疾病的发生、发展以及转归过程，使其树立信心，坚持治疗，减轻烦躁、焦虑心理，促进疾病康复。②嘱患者进食清淡富含营养的饮食，多饮水，注意休息。③坚持局部用药，漱口液的使用方法同“急性咽炎”。④健康指导：积极治疗全身及邻近组织的慢性疾病，戒烟酒，少食辛辣、油煎等刺激性食物；改善生活和工作环境，保持室内空气清新，避免接触有害气体；坚持户外活动，以增强体质，提高抗病能力，防止急性咽炎反复发作。

三、急性扁桃体炎

急性（腭）扁桃体炎是腭扁桃体的一种非特异性急性炎症，常伴有轻重程度不等的咽黏膜及咽淋巴环的急性炎症。多见于10~30岁的青少年，且往往是在慢性扁桃体炎基础上反复急性发作。50岁以上，3~4岁以下的患者较少见。春秋两季气温变化时最多见。值得注意的是，急性扁桃体炎有时为某些疾病尤其是某些传染病的前驱症状，如白喉、麻疹及猩红热等，应注意及早发现。

（一）健康史

了解患者的工作和生活环境及既往病史。询问患者发病前是否有上呼吸道感染史，是否有受凉、潮湿、劳累及过度烟酒等诱发因素存在。评估患者咽痛的程度、时间及是否有高热、头痛等全身症状。

（二）身体状况

3种类型扁桃体炎的表现相似，急性卡他性扁桃体炎的局部及全身症状相对较轻。

1. 局部症状

剧烈咽痛，常放射到耳部，伴吞咽困难、说话声音减弱。葡萄球菌感染者，扁桃体肿大较明显，幼儿可引起呼吸困难。

2. 全身症状

多见于急性化脓性扁桃体炎，表现为高热、畏寒、头痛乏力、食欲下降、关节酸痛、全身不适、便秘等。小儿可因高热而引起抽搐、呕吐及昏睡。

3. 体征

患者呈急性病容，咽部黏膜弥漫性充血，以扁桃体及两腭弓最为严重。腭扁桃体肿大，在其表面可见黄白色脓点或在隐窝处有黄白色或灰白色点状豆渣样渗出物，有时连成一片似假膜，容易拭去。双侧下颌角淋巴结常肿大、压痛。

4. 并发症炎症

常直接波及邻近组织，导致扁桃体周围脓肿、急性中耳炎、急性鼻炎及鼻窦炎、急性喉炎、急性淋巴结炎、咽旁脓肿等局部并发症；亦可引起急性风湿病、急性关节炎、急性骨髓炎、心肌炎及急性肾炎等全身各系统疾病。

（三）辅助检查

1. 实验室检查

示白细胞总数和中性粒细胞增多。

2. 细菌培养和药敏试验

有助于查明病原微生物和选用抗生素。

（四）心理-社会状况

急性扁桃体炎起病急骤，症状明显，容易引起重视，大部分能得到及时治疗。护士应注意评估患者的年龄、职业、文化层次，对疾病认知程度，以及工作和居住环境。

（五）常见护理诊断/护理问题

1. **急性疼痛**

与扁桃体急性炎症有关。

2. **体温升高**

与扁桃体急性炎症有关。

3. **潜在并发症**

扁桃体周围脓肿、败血症、风湿热、急性肾炎等。

4. **知识缺乏**

缺乏疾病相关知识。

（六）护理措施

①卧床休息，保持室内空气流通，温湿度适宜。②嘱患者尽量少说话，进食前后漱口，指导其选用口含片含服，以消炎止痛，建议患者采取听音乐等方式尽量分散注意力以缓解疼痛。③遵医嘱全身使用抗生素，必要时使用解热镇痛药。④进温度适宜软食或流质饮食，多饮水，加强营养并保持大便通畅。⑤观察患者体温变化、局部红肿及疼痛程度。体温过高者给予物理降温，如乙醇擦浴及温水擦浴，必要时遵医嘱给予药物降温。⑥观察患者有无一侧咽痛加剧、语言含糊、张口受限、一侧软腭及腭舌弓红肿膨隆、悬雍垂偏向对侧等扁桃体周围脓肿表现，同时还应仔细观察患者尿液，发现异常及时联系医生给予处理。⑦健康指导：该病可通过飞沫或直接接触传染，发病期间患者应适当隔离；养成良好生活习惯，睡眠充足，劳逸结合，根据气候变化及时增减衣物，防止受凉及劳累过度。注意口腔卫生，经常漱口；饮食宜清淡富于营养，戒除烟酒，少食辛辣刺激性食物；加强身体锻炼，提高机体抵抗力；对频繁发作，即每年有 5 次或以上的急性发作或连续 3 年平均每年有 3 次或以上发作的急性扁桃体炎或有并发症者，建议在急性炎症消退 2~3 周后行扁桃体摘除手术。

四、慢性扁桃体炎

慢性扁桃体炎多由急性扁桃体炎反复发作转为慢性。患急性传染病（如猩红热、麻疹、流感、白喉等）后可引起慢性扁桃体炎，鼻腔有鼻窦感染也可伴发本病。病原菌以链球菌及葡萄球菌等最常见。临床表现为经常咽部不适，异物感，发干、痒，刺激性咳嗽，口臭等症状。

（一）健康史

评估患者发病前有无急性扁桃体炎、上呼吸道炎症反复发作史以及风湿热、急性肾炎等全身性疾病。

（二）身体状况

1. 症状

多有急性扁桃体炎反复发作史或扁桃体周围脓肿病史，发作时咽痛明显，间隙期症状轻微，表现为咽干、发痒、异物感、刺激性咳嗽等。当扁桃体隐窝内潴留干酪样腐败物或有大量厌氧菌感染时可出现口臭。小儿扁桃体过度肥大时可出现睡眠打鼾、呼吸不畅、吞咽或言语共鸣障碍等。当隐窝内脓栓被咽下，或隐窝内细菌、毒素等被吸收，可导致消化不良、头痛、乏力、低热等全身反应。

2. 体征

扁桃体和腭舌弓呈暗红色慢性充血，扁桃体表面瘢痕收缩，凹凸不平，隐窝口常有碎屑或脓性物质，挤压腭舌弓时，隐窝口可见黄白色干酪样点状物溢出。成人扁桃体多已缩小，表面可见瘢痕，常与周围组织粘连。儿童、青年扁桃体多肥大。下颌角淋巴结常肿大。

（三）辅助检查

血沉、抗链球菌溶血素 O、血清黏蛋白、心电图检查等有助于并发症的诊断。

（四）心理-社会状况

慢性扁桃体炎平时无明显症状，患者多不予重视。疾病反复发作，有并发症发生或准备手术时，患者往往表现出紧张或恐惧等心理状况。因此，护士应评估患者及家属对疾病的认知程度及情绪状况。了解患者的年龄、饮食习惯，生活和工作环境，有无理化因素的长期刺激等。

（五）常见护理诊断/护理问题

1. 急性疼痛

与慢性扁桃体炎急性发作或手术引起的机械损伤有关。

2. 焦虑

与慢性扁桃体炎反复发作或担心并发症或手术等有关。

3. 知识缺乏

缺乏有关的治疗和自我保健知识。

4. 潜在并发症

创面出血、风湿热、急性肾炎等。

（六）护理措施

指导患者按医嘱正确用药，并注意观察药物的疗效及副作用。

密切观察有无发热、关节酸痛、尿液变化等，警惕风湿热、急性肾炎等并发症的发生。

1. 手术前护理

①向患者解释手术目的及注意事项，以减轻患者紧张心理，争取配合。主动关心患者，听取患者主诉，为患者创建舒适的休息环境，减轻患者焦虑。②协助医生进行术前检查，注意有无手术禁忌证如急性炎症，造血系统疾病及凝血机制障碍，严重的全身性疾病，妇女处于月经期和月经前期、妊娠期及患者家属中存在免疫球蛋白缺乏或自身免疫性疾病等，这些情况均不宜手术。③保持口腔清洁，术前3天开始给予漱口液含漱，每天4~6次。如有病灶感染，术前遵医嘱应用抗生素治疗3天。④术日晨禁食，并遵医嘱术前给药。

2. 手术后护理

①防止出血：嘱患者卧床休息，全麻未苏醒者取侧俯卧位，头偏向一侧。全麻清醒后及局麻者取半卧位；手术当日尽量少说话，避免咳嗽，轻轻吐出口腔分泌物，不要咽下；密切观察生命体征、神志、面色及口中分泌物的色、质、量，注意全麻未苏醒者有无频繁吞咽动作，如有活动性出血应立即报告医生并协助止血；勿食辛辣、生硬和过热食物，漱口时冲洗力度不可过大，以免损伤创面引起出血。②减轻疼痛：解释创面疼痛为术后正常现象，指导患者听音乐、看电视等分散注意力以减轻疼痛，也可行颈部冰敷、针刺或穴位按摩，必要时遵医嘱给予镇痛剂或协助医生作下颌角封闭以止痛。③预防感染：术后次日开始漱口，注意保持口腔清洁。向患者解释术后次日创面会形成一层具有保护作用的白膜，勿用力擦拭，以免出血和感染。遵医嘱应用抗生素。④鼓励进食：如无出血，局麻患者术后2 h、全麻患者清醒后3 h可进冷流质饮食，次日改为半流质饮食，3日后可进软食，2周内忌吃硬食及粗糙食物，患者因创面疼痛常进食较少，应加强宣教，鼓励进食。

3. **健康指导**

注意休息和适当锻炼，劳逸结合，生活规律，增强体质和抗病能力。进食前后漱口，以保持口腔清洁。扁桃体切除术后1个月内避免进食硬、粗糙及刺激性强食物，并告知患者如有白膜从口中脱出属正常现象，不必惊慌。

第六节　喉科护理

一、急性会厌炎

（一）健康史

评估患者有无上呼吸道感染，有无邻近器官感染如咽炎、扁桃体炎等，有无过度疲劳、吸入有害气体、外伤、误吸异物、接触变应原等。评估发病的时间，起病的缓急，有无呼吸困难、声嘶等。

（二）身体状况

1. **全身症状**

起病急骤，常伴畏寒、乏力、发热等全身中毒症状，体温多在37.5～39.5℃，少数可达40℃以上，发热程度与致病菌种有关，如为混合感染，体温通常较高。急性变态反应性会厌炎患者体温可正常。

2. **局部症状**

咽喉疼痛，吞咽困难，严重时唾液也难以咽下，导致张口流涎、拒食。会厌肿胀可引起不同程度的吸气性呼吸困难，伴有高调吸气性哮鸣，可引起窒息。一般无声嘶。急性会厌炎引起的呼吸困难可突然加重，因此，应告知患者不可轻视。

3. **体征**

患者呈急性面容，严重者伴喉阻塞体征。

（三）辅助检查

对急性咽喉痛，吞咽时疼痛加重的患者，间接喉镜下发现会厌充血水肿，严重时呈球形，即可诊断为急性会厌炎。必要时可行影像学检查，CT扫描和MRI可显示会厌等声门上结构肿胀，喉咽腔阴影缩小。

（四）心理-社会状况

患者起病急，咽喉部疼痛剧烈，严重者口水也无法下咽，甚至呼吸困难，因此患者和家属就诊可能会焦急、恐惧，护士应注意评估患者和家属的心理和情绪状况。对于无呼吸困难的患者，往往容易掉以轻心，误认为只是普通的咽喉炎，不必住院治疗，对此护士要注意评估患者对疾病的认识程度、文化层次等，使其对疾病能够有正确的理解和认识，防止意外发生。

（五）常见护理诊断/护理问题

1. 有窒息的危险

与会厌高度肿胀阻塞呼吸道有关。

2. 急性疼痛

与会厌炎症引起充血肿胀有关。

3. 体温过高

与会厌感染引起炎症反应有关。

4. 知识缺乏

缺乏本病相关的预防保健和治疗配合知识。

（六）护理措施

1. 预防窒息

按医嘱及时给予足量的抗生素和激素类药物，观察用药疗效。密切观察患者的呼吸形态，及时发现呼吸困难、吸气性软组织凹陷、喉喘鸣等喉阻塞症状，立即向医生汇报。必要时吸氧、监测血氧饱和度。床旁备置气管切开包，严重呼吸困难患者做好气管切开术前准备。向患者讲解本病的特点及危害，使其理解并配合治疗护理措施，不随意离开病房。气管切开者按气管切开术后护理。

2. 减轻疼痛

向患者解释疼痛的原因及疾病过程，鼓励患者树立信心。静卧休息，进清淡无刺激、流质或半流质饮食，以减轻对会厌的刺激。注意做好口腔护理，进食后用漱口液漱口。保持大便通畅。不发音或少发音、轻咳嗽，多休息。

3. 注意观察

患者体温变化，随时调节室内温度和湿度，保持空气流通，必要时采用物理降温或根据医嘱使用药物降温。

4. 健康教育

向患者讲解本病的特点及预防措施，由变态反应所致者应避免与变应原接触。生活有规律，不过度疲劳，戒烟酒，积极治疗邻近器官感染，如出现咽喉剧痛、吞咽困难、呼吸困难等症状时应立即就近求医就诊。

二、急性喉炎

急性喉炎是指喉黏膜及声带的急性非特异性炎症，病程通常在 1 个月以内，为呼吸道常见的急性感染性疾病之一，占耳鼻咽喉科疾病的 1%~2%。急性喉炎一般是指发生于成人的急性喉炎。常继发于急性鼻炎及急性咽炎。男性发病率高于女性。多发于冬春季节。小儿急性喉炎有其特殊性，严重影响呼吸，病情较严重和病情变化较快。

（一）健康史

评估患儿的营养发育状况，有无变应性体质，评估发热、咳嗽、咳痰、呼吸困难的发生和持续时间，有无明显诱因如受凉、急性上呼吸道感染史、上呼吸道慢性病等。

（二）身体状况

起病较急，多有发热、声嘶、咳嗽等。早期以喉痉挛为主，声嘶多不严重，表现为阵发性“空”“空”声咳嗽或犬吠样咳嗽，可有黏稠痰液咳出，多次发作后出现连续性喉梗阻症状，如吸气性喉喘鸣、哮吼样咳嗽。也可突然发病，患儿夜间骤然出现重度声嘶、频繁咳嗽，咳声钝。重者，出现吸气时胸骨上窝、锁骨上窝、肋间隙及上腹部软组织明显凹陷，面色发绀或苍白，鼻翼扇动，有不同程度的烦躁不安。如不及时治疗，则出现脉细速，大汗淋漓，呼吸无力，甚至呼吸循环衰竭，昏迷，抽搐，导致死亡。

（三）辅助检查

喉镜检查可见喉黏膜充血肿胀，尤以声门下区为重，使声门下区变窄。黏膜表面有时附有黏稠性分泌物。因小儿不合作，通常不做喉镜检查。

（四）心理-社会状况

患儿起病急，病情凶险，家属多处于紧张和恐惧不安中。患儿就诊时因环境陌生，也存在明显的恐惧心理。也有部分家长误认为孩子只是普通感冒，对疾病的严重性缺乏了解。应注意评估患儿的心理状况及患儿家属对疾病的认知程度、文化层次、经济状况、家庭支持系统等，以便提供针对性的护理措施。

（五）治疗要点

解除喉阻塞，一旦确诊，应及早使用有效、足量的抗生素控制感染，配合较大剂量的糖皮质激素，常用泼尼松口服，地塞米松肌注或静脉滴注。

给氧、解痉和化痰治疗，保持呼吸道通畅。重度喉阻塞或经药物治疗后喉阻塞症状未缓解者，应及时行气管切开。

加强支持疗法，注意患儿的营养与电解质平衡，保护心肺功能，避免发生急性心功能不全。

（六）常见护理诊断/护理问题

1. 有窒息的危险

与喉阻塞或喉痉挛有关。

2. 体温过高

与喉部黏膜感染引起炎症反应有关。

3. 潜在并发症

低氧血症。

4. 知识缺乏

家属缺乏识别小儿喉炎症状特点及预防知识。

（七）护理措施

①备齐抢救用品，严密观察病情，床旁备好氧气、吸痰器，必要时备气管插管物品、气管切开包、心电监护仪、雾化吸入器等。密切观察患儿的面色、唇色、肤色、意识状态、呼吸频率与节律，当患儿出现缺氧加重、鼻翼扇动、口唇发绀或苍白、指趾端发绀、血氧饱和度下降、出汗、心动过速、烦躁不安、甚至抽搐时，应立即报告医生，迅速实施气管切开及其他解除喉梗阻的紧急措施。②给予物理降温或遵医嘱给予退热药，用药后观察患儿体温变化、出汗情况，多喂水，防止脱水。③尽量使患儿安静休息，减少哭闹，以免加重缺氧。体贴关心患儿，护理时动作轻柔，态度和蔼，以消除其恐惧心理。④告知家属此病的危险性及预防措施，冬季应保持居室通风，不去人多拥挤处，患儿感冒后不能随

意喂服镇咳、镇静药物，因有些药物会引起排痰困难，加重呼吸道阻塞。患儿出现犬吠样咳嗽、呼吸困难时，及时就医，以免延误病情。

三、声带小结和声带息肉

声带小结和声带息肉均为喉部慢性非特异性炎症性疾病，是引起声音嘶哑的两种常见疾病。声带小结又称歌者小结，发生于儿童者又称喊叫小结，典型的声带小结为双侧声带前、中 1/3 交界处对称性小结样突起。声带息肉好发于声带游离缘前、中段，为半透明、白色或淡红色表面光滑的肿物，单侧多见，也可双侧同时发生。

（一）健康史

评估患者声音嘶哑的严重程度、发生和持续的时间，有无明显诱因如用声不当或长期吸烟史，有无上呼吸道感染史。

（二）身体状况

主要表现为声音嘶哑。声带小结早期症状轻，仅表现为发声疲倦和间歇性声嘶，后逐渐加重，表现为持续性声嘶。声带息肉患者因息肉大小、形态和部位不同，其音质和声音嘶哑程度也不同，轻者为间歇性声嘶，发高音困难，音色粗糙，重者严重沙哑。巨大息肉位于两侧声带之间者，可完全失声，并可引起喘鸣和呼吸困难。

（三）辅助检查

间接喉镜检查最为常用。见双侧声带前中 1/3 交界处有对称性结节状隆起，多为声带小结。见一侧声带前、中段有半透明、白色或粉红色的肿物，表面光滑，多为声带息肉。息肉可带蒂，带蒂的息肉可随呼吸气流上下移动。

（四）心理-社会状况

患者因持续声嘶影响工作或形象而就诊，但对本病发生的原因、如何保护声带、促进声带康复缺乏了解。应注意评估患者的文化层次、职业、生活习惯等，以便提供针对性的护理措施。

（五）治疗要点

早期声带小结可通过噤声，使声带充分休息，小结可自行消失。进行一段时间（约 3 个月）的发声训练，改变错误的发音习惯，也可成功治疗声带小结。儿童声带小结可在青春期自然消失。对不可逆又较大，且声嘶症状明显的小结可考虑在全麻下经支撑喉镜行喉显微手术切除。

声带息肉的主要治疗方法是手术。手术方法包括在表麻下经纤维喉镜或电子喉镜下切除或在全麻下经支撑喉镜行喉显微手术切除。术后应根据病情轻重情况声带休息2~4周。

（六）常见护理诊断/护理问题

1. 知识缺乏

缺乏有关手术的配合知识和自我保健知识和信息。

2. 窒息的可能

与手术后声带过度充血肿胀有关。

（七）术前护理

①向患者解释手术的目的、基本过程、术中可能出现的不适以及如何与医生配合。②全麻患者按全麻术前护理常规。

（八）术后护理

1. 病情观察

观察患者呼吸情况，如有不适及时与医生联系。嘱患者轻轻将口中分泌物吐出，观察其性状。术后避免剧烈咳嗽。

2. 饮食护理

表麻患者术后2 h可进温、凉流质或软食3天。

3. 促进声带创面愈合

术后休声2~4周，使声带充分休息，减轻声带充血；水肿。

（九）健康指导

①告诉患者注意保护嗓音，注意正确的发音方法，避免长时间用嗓或高声喊叫，防止术后复发。②戒烟酒，忌辛辣刺激性食物。③预防上呼吸道感染，感冒期间尽量少说话，使声带休息，同时积极治疗。

通过治疗和护理计划的实施，评价患者是否能够达到：①配合手术顺利完成，呼吸平稳，伤口愈合；②掌握保护声带的知识。

第三章　急诊科护理

第一节　脑疝

脑疝是由于颅内压不断增高，其自动调节机制失代偿，脑组织从压力较高区向低压区移位，部分脑组织通过颅内生理空间或裂隙疝出，压迫脑干和相邻的重要血管和神经，出现特有的临床征象，是颅内压增高的危象，也是引起患者死亡的主要原因。脑疝是脑移位进一步发展的后果，一经形成便会直接威胁中脑或延髓，损害生命中枢，常于短期内引起死亡。

一、专科护理

（一）护理要点

降低颅内压，严密观察病情变化，及时发现脑疝发生，给予急救护理。

（二）主要护理问题

①脑组织灌注量异常：与颅内压增高、脑疝有关。②清理呼吸道无效：与脑疝发生意识障碍有关。③躯体移动障碍：与脑疝有关。④潜在并发症：意识障碍、呼吸、心脏骤停。

（三）护理措施

1. 一般护理

病室温湿度适宜，定期开窗通风，光线柔和，减少人员探视。患者取头高位，床头抬高 15°~30°，做好基础护理。急救药品、物品及器械完好备用。

2. 对症护理

（1）脑组织灌注量异常的护理

①给予低流量持续吸氧。②药物治疗颅内压增高，防止颅内压反跳现象发生。③维持血压的稳定性，从而保证颅内血液的灌注。

（2）清理呼吸道无效的护理

①及时清理呼吸道分泌物，保持呼吸道通畅。②舌根后坠者应抬起下颌或放置口咽通气道，以免阻碍呼吸。③翻身后保证患者体位舒适，处于功能位，防止颈部扭曲。④昏迷患者必要时行气管插管或气管切开，防止二氧化碳蓄积而加重颅内压增高，必要时使用呼吸机辅助呼吸。

（3）躯体移动障碍的护理

①给予每 1~2 h 翻身 1 次，避免拖、拉、推等动作。②每日行四肢关节被动活动并给予肌肉按摩，防止肢体挛缩。③保持肢体处于功能位，防止足下垂。

（4）潜在并发症的护理

①密切观察脑疝的前驱症状，及早发现颅内压增高，及时对症处理。②加强气管插管、气管切开患者的护理，进行湿化气道，避免呼吸道分泌物黏稠不易排出。③对呼吸骤停者，在迅速降颅压的基础上按脑复苏技术进行抢救，给予呼吸支持、循环支持和药物支持。

二、健康指导

（一）疾病知识指导

1. 概念

当颅腔内某一分腔有占位性病变时，该分腔的压力高于邻近分腔，由于颅压的持续增高迫使一部分脑组织向压力最小的方向移位，并被挤进一些狭窄的裂隙，造成该处脑组织、血管及神经受压，产生相应的临床症状和体征，称为脑疝。根据移位的脑组织及其通过的硬脑膜间隙和孔道，可将脑疝分为：小脑幕切迹疝，是位于幕上的脑组织（颞叶的海马回、沟回）通过小脑幕切迹被挤向幕下，又称颞叶沟回疝；枕骨大孔疝是位于幕下的小脑扁桃体及延髓经枕骨大孔被挤向椎管内，又称为小脑扁桃体疝；一侧大脑半球的扣带回经镰下孔被挤入对侧分腔可产生大脑镰下疝，又称扣带回疝。

2. 主要的临床症状

（1）小脑幕切迹疝

①颅内压增高的症状：表现为剧烈头痛及频繁呕吐，并有烦躁不安。②意识改变；表现为意识模糊、浅昏迷以至深昏迷，对外界的刺激反应迟钝或消失。③瞳孔改变：双侧瞳孔不等大。初起时患侧瞳孔略缩小，对光反射稍迟钝，逐渐患侧瞳孔出现散大，略不规则，直接及间接对光反射消失，但对侧瞳孔仍可正常。这是由于患侧动眼神经受到压迫牵

拉所致。另外，患侧还可有眼睑下垂、眼球外斜等。如脑疝继续发展，则出现双侧瞳孔散大，对光反射消失。④运动障碍：多发生于瞳孔散大侧的对侧，表现为肢体的自主活动减少或消失。如果脑疝继续发展，症状可波及双侧，引起四肢肌力减退或间歇性出现头颈后仰、四肢挺直、躯背过伸、角弓反张等去大脑强直症状，是脑干严重受损的特征性表现。⑤生命体征的紊乱：表现为血压、脉搏、呼吸、体温的改变。严重时血压忽高忽低，呼吸忽快忽慢，出现面色潮红、大汗淋漓，或者面色苍白等症状。体温可高达41℃以上，也可低至35℃以下而不升，甚至呼吸、心跳相继停止而死亡。

（2）枕骨大孔疝

表现为颅内压增高、剧烈头痛、频繁呕吐、颈项强直或强迫头位等。生命体征紊乱出现较早，意识障碍、瞳孔改变出现较晚。因脑干缺氧，瞳孔可忽大忽小。由于位于延髓的呼吸中枢严重受损，呼吸功能衰竭的表现更为突出，患者早期即可突发呼吸骤停而死亡。

（3）大脑镰下疝

引起患侧大脑半球内侧面受压部的脑组织软化坏死，可出现对侧下肢轻瘫，排尿障碍等症状。

3. 脑疝的诊断

脑疝的最大危害是干扰或损害脑干功能，通过脑干受累临床表现进行诊断。由于病程短促，常常无法进行头部CT检查。

4. 脑疝的处理原则

①关键在于及时发现和处理：对于需要手术治疗的病例，应尽快进行手术治疗。患者出现典型脑疝症状时，应立即选用快速降低颅内压的方法进行紧急处理。②可通过脑脊液分流术、侧脑室外引流术等降低颅内压、治疗脑疝。

（二）饮食指导

①保证热量、蛋白质、维生素、碳水化合物、氨基酸等摄入。②注意水、电解质平衡。③保持大便通畅，必要时可使用开塞露通便、服用缓泻剂或给予灌肠。

（三）用药指导

①遵医嘱按时、准确使用脱水利尿药物，甘露醇应快速静脉滴注，同时要预防静脉炎的发生。②补充钾、镁离子等限制输液滴速药物时，要告知患者家属注意事项，合理安排选择穿刺血管。③根据病情变化调整抗生素前，详细询问药物过敏史。

（四）日常生活指导

①意识昏迷、植物生存状态患者应每日定时翻身、叩背，保持皮肤完整性。加强观察与护理，防止压疮、泌尿系感染、肺部感染，暴露性角膜炎及废用综合征等并发症发生。②肢体保持功能位，给予康复训练。

三、循证护理

脑疝是颅内高压的严重并发症。对 126 例外伤性颅内血肿致脑疝患者的研究结果显示，当患者 GCS 评分从 8 分逐渐下降时，应加大脱水治疗力度，改善患者的颅内高压状态，为手术赢得时间。对于重度妊娠高血压综合征的患者，护理人员应重视观察意识、瞳孔的变化，尤其重视对应用镇静剂的患者的夜间观察，以便预防或及早发现脑疝的发生。

第二节　急腹症

一、疾病介绍

急腹症（acute abdomen）是以急性腹痛为突出表现，需要早期诊断和紧急处理的急性腹部疾患的总称，包括内、外、妇、儿、神经、精神等多学科或各系统的疾病。外科急腹症具有起病急、变化多、进展快、病因复杂的特点，因此，及时、准确地对急腹症做出诊断和救护是非常重要的，一旦延误诊断，抢救不及时，就会给患者带来严重的危害，甚至危及生命。

（一）定义

急腹症是指腹腔内、盆腔和腹膜后组织和脏器发生了急剧的病理变化，从而产生以腹部的症状和体征为主，严重时伴有全身反应的腹部疾患的总称。

（二）病因

1. 功能紊乱

是指神经-体液调节失常而出现的脏器功能紊乱，临床表现为急性腹痛，但往往查不到形态学的改变。

2. 炎症病变

炎症是机体对于损伤的一种以防御保护为主的生物学反应，常有较明显的局部症状，全身则出现发热、白细胞计数增加以及随之而来的各系统功能变化。常见病包括：急性阑尾炎、急性腹膜炎、急性胆囊炎、输卵管炎、盆腔炎等。

3. 梗阻性疾病

梗阻是指空腔脏器及管道系统的通过障碍。急腹症中，以梗阻为主要病理变化的疾病如肠梗阻、胆管梗阻、尿路梗阻等。

4. 穿孔病变

穿孔是指空腔脏器穿破。常见的有急性胃十二指肠溃疡穿孔，肠穿孔、异物妊娠和卵巢破裂等。

5. 出血性疾病

腹内各脏器破裂出血。其机制主要是血管破裂，或毛细血管损伤而发生的渗血等。

（三）发病机制

腹痛的主要发病机制包括腹内空腔脏器阻塞、腹膜刺激、血管功能不全、黏膜溃疡、胃肠蠕动改变、包膜牵张、代谢异常、神经损伤、腹壁损伤或腹外脏器病变等。按病理生理机制主要分为 3 大类：内脏性腹痛、躯体性腹痛、牵涉痛，前两者是腹痛的基本原因。

1. 内脏性腹痛

大多由于空腔脏器或实质性脏器的包膜受牵张所致，其神经冲动由内脏传入纤维传入大脑中枢，产生痛感。内脏传入纤维为很细的无髓神经细胞纤维，传导速度慢，定位不准确，多为钝痛，伴反射性恶心、呕吐等特点。早期轻重不一，轻者可仅表现为含糊的不适感，重者可表现为剧痛或绞痛，可为持续性疼痛，也可为阵发性或间断性疼痛。如受累脏器与运动有关，疼痛多为间断性或阵发性、绞痛或痉挛性疼痛。为大多数内科疾病所致的急性腹痛的发病机制。

2. 躯体性腹痛

是由壁层腹膜受到缺血、炎症或伸缩刺激产生的痛感。由脊髓传入纤维传导疼痛刺激至同一脊神经节段，与体表分布区相一致。因此，躯体性腹痛多可定位疼痛刺激的部位，疼痛剧烈，主要是锐痛、刀割样痛、持续性疼痛，咳嗽或活动可能会引起疼痛加重，疼痛持续时间较长。躯体性原因引起的腹痛体检时可出现压痛或触痛、反跳痛、肌紧张。阑尾炎的典型表现涉及内脏和躯体痛，早期表现为脐周痛（内脏性疼痛），但当炎症扩展至腹膜（躯体性疼痛）时，疼痛可准确定位在右下腹部。

3. 牵涉痛

又称放射痛或感应痛，是由于有些内脏传入纤维和躯体传入纤维共同使用同一神经元，使 2 个似乎不相干的部位同时感觉有疼痛。如胆管疾病（如胆囊炎）引起右肩背部牵涉痛；膈肌刺激（如脾破裂）产生肩痛；胸内疾病如急性下壁心肌梗死可伴上腹痛、恶心、呕吐等症状。

（四）临床表现

1. 腹痛

是急腹症的主要临床症状，其临床表现、特点和程度随病因或诱因、发生时间、始发部位、性质、转归而不同。

炎性腹痛：起病慢，腹痛由轻逐渐加重，以后呈持续性疼痛，有固定的压痛点，有的伴有全身症状，如体温升高，白细胞计数升高。主要是炎性物质渗出，刺激腹膜引起。此类多见于急性阑尾炎、急性胆囊炎和急性胆管炎、急性胰腺炎等疾病。

穿孔性腹痛：起病急，腹痛突然加重，呈持续性疼痛。同时伴有压痛、反跳痛、腹肌紧张等腹膜刺激征，肠鸣音减弱。全身症状有体温升高，脉搏增快，白细胞升高。临床上以急性阑尾炎、胃十二直肠穿孔最重，肠穿孔中毒症状较重，而疼痛较轻，更要重视。

腹腔内出血：常见于外伤性肝、脾及宫外孕破裂等病。特点是病情急而重，危及生命，以失血性休克为主，表现为头晕、烦躁、面色苍白、脉搏细速，血压下降甚至血细胞检查示急性贫血。若腹穿抽出不凝血，则为实质性脏器破裂出血，应该立即准备急诊手术。

急性梗阻：呈阵发性腹痛，间歇期仍有隐痛，伴有频繁呕吐。腹部检查主诉明显，但体征不明显。早期体温、血常规一般无变化。胆管梗阻伴有黄疸、发热，尿路梗阻伴有血尿，肠梗阻肛门停止排便、排气。

缺血性腹痛：内脏急性缺血可产生剧烈腹痛，一般为持续性绞痛，阵发性加剧，有明显的腹膜刺激征，有时还可以扪及腹部包块。缺血性腹痛的原因主要有 2 类。①血管栓塞，如肠系膜动脉急性栓塞；②内脏急性扭转造成缺血，多见于肠扭转、肠套叠、卵巢囊肿蒂扭转等。

2. 伴随症状

恶心、呕吐：早期为反射性，是内脏神经受刺激所致。如阑尾炎早期，胃、十二指肠溃疡穿孔等。由于胃肠道通过障碍导致呕吐，称为逆流性呕吐，一般表现较晚、较重，如晚期肠梗阻。也有因毒素吸收，刺激中枢所致，晚期出现呕吐。呕吐物的性质对诊断有重要参考价值。

大便情况：询问患者有无排气及大便，大便性状及颜色。如腹痛发作后停止排气、排便，多为机械性肠梗阻。反之，若出现腹泻或里急后重，可能是肠炎或痢疾。柏油样便常为上消化道出血，小儿果酱样便应考虑肠套叠。

其他：绞痛伴有尿频、尿急、尿痛或血尿，多考虑泌尿系统感染或结石；腹痛伴有胸闷、咳嗽、血痰或伴有心律失常，应考虑胸膜、肺部炎症或心绞痛等；伴寒战、高热，可见于急性化脓性胆管炎症、腹腔脏器脓肿、大叶性肺炎、化脓性心包炎等；伴黄疸，可见于急性肝、胆管疾病，胰腺疾病，急性溶血等；伴休克，常见于急性腹腔内出血、急性梗阻性化脓性胆管炎症、绞窄性肠梗阻、消化性溃疡急性穿孔、急性胰腺炎、急性心肌梗死等；伴肛门坠胀感、阴道不规则流血、停经等见于妇科急腹症。

二、护理评估及观察要点

（一）护理评估

1. 病史

年龄与性别：儿童腹痛，常见的病因是蛔虫症、肠系膜淋巴结炎与肠套叠等。青壮年则多见溃疡病、肠胃炎、胰腺炎。中老年则多胆囊炎、胆结石，此外还需注意胃肠道疾病、肝癌与心肌梗死的可能性。肾绞痛较多见于男性，而卵巢囊肿扭转、黄体囊肿破裂则是妇女急腹症的常见病因，如系育龄期妇女，则宫外孕应予以考虑。

既往史：有些急腹症与过去疾病密切相关。如胃、十二指肠溃疡穿孔史，腹部手术、外伤史，胆管疾病，泌尿道结石，阑尾炎，女性患者月经史、生育史等。

腹痛；询问过往有无腹痛的经历，此次腹痛有无前驱或伴随症状，如发热、呕吐等，起病的缓急、症状出现的先后；腹痛的最明显的部位有无转移和放射；腹痛的性质为持续性、阵发性或者持续疼痛伴有阵发性加重；疼痛的程度；诱发和缓解因素。

起病急剧而一般情况迅速恶化者，多见于实质性脏器破裂、空腔脏器穿孔或急性梗阻、急性出血坏死性胰腺炎、卵巢囊肿蒂扭转、宫外孕破裂等；开始腹痛较轻而后逐渐加剧者多为炎症病变，如阑尾炎、胆囊炎等。

2. 身体评估

全身状况：有无痛苦表情，生命体征是否平稳。

腹部检查：触诊时从不痛部位逐渐检查至疼痛部位，手法要轻柔（冬季手要温暖）以免引起腹肌紧张，而影响判断，同时了解腹部有无压痛、反跳痛、肌紧张及有无移动性浊音，肠鸣音等，观察患者面色，精神和意识的变化。

（二）观察要点

①生命体征的变化：定时测量体温、脉搏、呼吸、血压，观察神志变化。注意有无脱水、电解质失衡及休克表现。②消化道功能状态：如饮食、呕吐、腹泻、排气、排便，以及腹痛的部位、性质和范围的变化。③腹部体征的变化：如腹胀、肠蠕动、压痛、反跳痛、肌紧张、肝浊音界以及移动性浊音等。④重要脏器：如心、肝、肺、肾、脑等功能的变化。⑤加强病情的动态观察，注意新的症状和体征。⑥保持输液管道及各导管的通畅，准确记录出入量。

第三节　休克

休克（shock）即由于各种严重创伤、失血、感染等导致神经体液因子失调，心输出量及有效循环血容量不足，微循环灌注量明显下降，因而无法维持重要生命脏器的灌流，以致缺血、缺氧、代谢紊乱等引起一系列病理、生理变化的综合征。休克的原因很多，有效循环血容量锐减是其共同特点。

一、休克分类

休克可因病因不同分为以下 6 种。①低血容量休克：包括失血、失液、烧伤、过敏、毒素、炎性渗出等。②创伤性休克：创伤后除血液丢失外，组织损伤大量液体的渗出，毒素的分解释放、吸收，以及神经疼痛因素等，都可导致休克。③感染性休克：多见于严重感染，体内毒素产物吸收所致等。④心源性休克：见于急性心肌梗死，严重心肌炎，心律失常等。⑤过敏性休克：为药物或免疫血清等过敏而引起。⑥神经源性休克：见于外伤，骨折和脊髓麻醉过深等。

二、休克病理机制

各种原因引起的休克虽各有特点，但最终导致的生理功能障碍大致相同，有效循环血容量不足是重要因素，心输出量下降是直接过程，血管床的容积扩大，微循环淤血，器官功能障碍是最终结果。

（一）休克早期又称缺血性缺氧期

此期实际上是机体的代偿期，微循环受休克动因的刺激，使儿茶酚胺、血管紧张素、加压素、TXA 等体液因子大量释放，导致末梢小动脉、微循环、毛细血管前括约肌、微静脉持续痉挛，使毛细血管前阻力增加，大量真毛细血管关闭，故循环中灌流量急剧减少。上述变化使血液重新分布，以保证心脏等重要脏器的血供，故具有代偿意义。随着病情的发展，某些血管中的微循环动静脉吻合支开放，使部分微循环血液直接进入微静脉（直接通路）以增加回心血量。此期患者表现为精神紧张，烦躁不安，皮肤苍白、多汗，呼吸急促，心率增速，血压正常或偏高，如立即采取有效措施容易恢复，若被忽视，则病情很快恶化。

（二）休克期又称淤血期或失代偿期

此期系小血管持续收缩，组织明显缺氧，经无氧代谢后大量乳酸堆积，毛细血管前括约肌开放，大量血液进入毛细血管网，造成微循环淤血，血管通透性增强，大量血浆外渗，此外，白细胞在微血管上黏附，微血栓形成，使回心血量明显减少，故血压下降，组织细胞缺氧及血管受损加重。除儿茶酚胺、血管升压素等体液因素外，白三烯（LTS）纤维连接素（Fn）、肿瘤坏死因子（TNF）、白介素（TL）、氧自由基等体液因子均造成细胞损害，也为各种原因休克的共同规律，被称为“最后共同通路”。临床表现为表情淡漠，皮肤黏膜发绀，中心静脉压降低，少尿或无尿，及一些脏器功能障碍的症状。

（三）休克晚期又称 DIC 期

此期指在毛细血管淤血的基础上细胞缺氧更重，血管内皮损伤后胶原暴露，血小板聚集，促发内凝及外凝系统，在微血管形成广泛的微血栓，细胞经持久缺氧后胞膜损伤，溶酶体释放，细胞坏死自溶，并因凝血因子的消耗而播散出血，同时，因胰腺、肝、肠缺血后分别产生心肌抑制因子（MDF）、血管抑制物质（VDM）及肠因子等物质，最终导致重要脏器发生严重损伤，功能衰竭，此为休克的不可逆阶段。

三、主要临床表现

（一）意识和表情

休克早期，脑组织血供尚好，缺氧不严重，神经细胞反应呈兴奋状态，患者常表现为烦躁不安。随着病情的发展，脑细胞缺氧加重，患者的表情淡漠，意识模糊，晚期则昏迷。

（二）皮肤和肢端温度

早期因血管收缩口唇苍白，四肢较冷、潮湿。后期因缺氧或淤血口唇发绀，颈静脉萎缩，甲床充盈变慢。

（三）血压

是反映心输出压力和外周血管的阻力，不能代表组织的灌流情况。在休克早期，由于外周血管阻力增加，可能有短暂的血压升高现象，此时舒张压升高更为明显，心输出量低，收缩压相对减低，因而脉压减小，这是休克早期较为恒定的血压变化，只有代偿不全时，才出现血压下降。

（四）脉搏

由于血压低，血容量不足，心搏代偿增快，以维持组织灌流，但由于每次心搏出量都较少，这样更加重心肌缺氧，心肌收缩乏力，所以在临床常常是脉搏细弱。

（五）呼吸

多由缺氧和代谢性酸中毒引起呼吸浅而快，晚期由于呼吸中枢受抑制，呼吸深而慢甚至不规则。

（六）尿量

早期是肾前性，尿量减少反映血容量不足，肾血灌注不足，后期有肾实质性损害，不但少尿，重者可发生无尿。

以上为各类休克共同的症状和体征，临床上战创伤休克突出的表现有“5P”。即皮肤苍白，冷汗，虚脱，脉搏细弱，呼吸困难。

四、治疗

由于休克可危及生命，应紧急采取有效的综合抢救措施以改善血管的组织灌流，防止生命攸关的器官发生不可逆的损害，其治疗原则必须采取综合疗法，尽早去除病因，及时、合理、正确地选用抗休克药物，以尽快恢复有效循环血量，改善组织灌流，恢复细胞功能。

（一）紧急处理和急救

对心跳、呼吸停止者立即行心肺复苏术。对严重的战创伤者采取边救治边检查边诊断或先救治后诊断的方式进行抗休克治疗。同时采取：①尽快建立2条以上静脉通道补液和血管活性药。②吸氧，必要时气管内插管和人工呼吸。③监测脉搏、血压、呼吸、中心静脉压、心电图等生命体征及测量指标。④对开放性外伤立即行包扎、止血和固定。⑤镇痛，肌注或静注吗啡5~10mg，但严重颅脑外伤，呼吸困难，急腹症患者在诊断未明时禁用。⑥尽快止血：一般表浅血管或四肢血管出血，可能采用压迫止血或止血带方法进行暂时止血，待休克纠正后再行根本性止血；如遇内脏破裂出血，可在快速扩容的同时积极进行手术止血。⑦采血标本送检，查血型及配血。⑧留置导尿管监测肾功能。⑨全身检查，以查明伤情，必要时进行胸、腹腔穿刺和做床旁B超，X线摄片等辅助检查明确诊断，在血压尚未稳定前严禁搬运患者。⑩对多发伤原则上按胸、腹、头、四肢顺序进行处置。⑪确定手术适应证，做必要术前准备，进行救命性急诊手术，如气管切开，开胸心脏按压，胸腔闭式引流，剖腹止血手术等。⑫适当的体位，取休克位即头和腿部各抬高30°，以增加回心血量及减轻呼吸时的负担，要注意保暖。⑬向患者或陪伴者询问病史和受伤史做好抢救记录。

（二）液体复苏

1. 复苏原则

休克液体复苏分为3个阶段，根据各阶段的病理、生理特点采取不同的复苏原则与方案。

（1）第一阶段为活动性出血期

从受伤到手术止血约8h，此期的重要病理生理特点是急性失血（失液）。治疗原则主张用平衡盐液和浓缩红细胞复苏，比例为2.5∶1，不主张用高渗盐液，全血及过多的胶体溶液复苏，不主张用高渗溶液是因为高渗溶液增加有效循环血容量升高血压是以组织间液、细胞内液降低为代价的，这对组织细胞代谢是不利的，不主张早期用全血及过多的胶体是为了防止一些小分子蛋白质在第二期进入组织间，引起过多的血管外液体扣押，同时对后期恢复不利，如患者大量出血，血色素很低，可增加浓缩红细胞的输注量。

（2）第二阶段为强制性血管外液体扣押期

历时1~3d。此期的重要病理生理特点是全身毛细血管通透性增加，大量血管内液体进入组织间，出现全身水肿，体重增加。此期的治疗原则是在心肺功能耐受情况下积极复苏，维持机体足够的有效循环血量。同样此期也不主张输注过多的胶体溶液，特别是清蛋白。此期关键是补充有效循环血量。

(3) 第三阶段为血管再充盈期

此期集体功能逐渐恢复，大量组织间液回流入血管内。此期的治疗原则是减慢输液速度，减少输液量。同时在心肺功能监护下可使用利尿剂。

2. 复苏液体选择

一个理想的战创伤复苏液体应满足以下几个要素：①能快速恢复血浆容量，改善循环灌注和氧供。②有携氧功能。③无明显不良反应，如免疫反应等。④易储存、运输，且价格便宜。

(1) 晶体液

最常用的是乳酸钠林格液，钠和碳酸氢根的浓度与细胞外液几乎相同，平衡盐溶液和生理盐水等也均为常用。

扩容需考虑3个量，即失血量、扩张血管内的容积和丢失的功能细胞外液，后者必须靠晶体纠正，休克时宜先输入适量的晶体液以降低血液黏稠度，改善微循环。但由于晶体液的缺陷在于它不能较长时间停留在血管内以维持稳定的血容量，输入过多反可导致组织水肿，故应在补充适量晶体液后应补充适量的胶体液如清蛋白、血浆等。

(2) 胶体液

常用的有706代血浆，中分子右旋糖酐，全血，血浆，清蛋白等，以全血为最好。全血有携氧能力，对失血性休克改善贫血和组织缺氧特别重要。补充血量以维持人体血细胞比容0.30左右为理想，但胶体液在血管内只维持数小时，同时用量过大可使组织间液过量丢失，且可发生出血倾向，常因血管通透性增加而引起组织水肿。故胶体输入量一般为1 500~2 000mL，中度和重度休克应输一部分全血。右旋糖酐40也有扩容，维持血浆渗透压，减少红细胞凝聚及防治DIC的作用。但它可干扰血型配合和凝血机制，对肾脏有损害，且可引起变态反应，故不宜大量应用，每天500~1 000mL即可。晶体液体和胶体液他们有各自的优势，也有自己的不足。

3. 液体补充量

常为失血量的2~4倍，不能失多少补多少。晶体与胶体比例3:1。中度休克者输全血600~800mL，当血球比积低于0.25或血红蛋白低于60g/L时应补充全血。

4. 补液速度

原则是先快后慢，第一个30min输入平衡液1 500mL，右旋糖酐500mL，如休克缓解可减慢输液速度，如血压不回升，可再快速输注平衡液1 000mL，如仍无反应，可输全血600~800mL，或用7.5%盐水250mL，其余液体在6~8h内输入。在抢救休克患者时，不仅需要选择合适的液体，还需以适当的速度输入，才能取得满意的效果，然而，快速输液的危险性易引起急性左心衰竭和肺水肿，故必须在输液的同时监测心脏功能，常用的方法是监测中心静脉压（CVP）与血压或肺动脉楔压（PAWP）。

（三）对症治疗

1. 改善心功能

由于各类休克均有不同程度的心肌损害，除因急性心肌梗死并发休克者外，当中心静脉压和肺动脉楔压升高时可考虑使用洋地黄强心药，并应注意合理补液，常用药为毛花苷C（西地兰）0.2~0.4mg 加入 25%葡萄糖液 20mL 内，静脉缓慢推注。

2. DIC 的防治

DIC 的治疗原则以积极治疗原发病为前提，改善微循环应尽早使用抗凝剂以阻止 DIC 的发展。常用的药物为肝素。此药物可阻止凝血因子转变为凝血酶，从而清除血小板的凝集作用，DIC 诊断一经确定，即应尽早使用，用量为 0.5~lmg/kg，加入 5%葡萄糖液 250mL 中，静脉滴注每 4~6h 1 次。以便凝血时间延长至正常值的 1 倍（即 20~30min）为准。

3. 氧自由基清除剂

休克时组织缺氧可产生大量氧自由基（OFR），它作用于细胞膜的类脂，使其过氧化而改变细胞膜的功能，并能使中性白细胞凝聚造成微循环的损害。在休克使用的 OFR 清除剂有：超氧化物歧化酶（SOD），过氧化氢酶（CAT），维生素 C 和维生素 E，谷胱甘肽与硒等。

4. 抗休克裤

它能起到“自身输血”作用，自身回输 750~1 000mL 的储血，以满足中枢循环重要脏器的血供。同时还有固定骨折、防震，止痛及止血的作用，一般充气维持在 2.7~5.3kPa（20~40mmHg）即可，是战时现场休克复苏不可缺少的急救设备。

5. 预防感染

休克期间人体对感染的抵抗力降低，同时还可以发生肠道细菌易位，肠道内的细菌通过肠道细菌屏障进入人体循环引起全身感染等。对严重挤压伤或多处伤，并发胸腹部创者应在抢救开始即开始早期大剂量应用抗生素，预防损伤部位感染。

五、监护

（一）一般情况监护

观察患者有无烦躁不安，呼吸浅快、皮肤苍白、出冷汗、口渴、头晕、畏寒等休克的早期表现，加强体温、脉搏、呼吸、血压的监护，尤其要重视脉压的变化。

（二）血流动力学监测

1. 心电监测

心电改变显示心脏的即时状态。在心功能正常的情况下，血容量不足及缺氧均会导致心动过速。

2. 中心静脉压（CVP）监测

严重休克患者应及时进行中心静脉压的监测以了解血流动力学状态。中心静脉压正常值为0.49~1.18kPa（5~12cmH_2O），低于0.49kPa（5cmH_2O）时常提示血容量不足；>1.47kPa（15cmH_2O）则表示心功能不全，静脉血管床收缩或肺静脉循环阻力增加；>1.96kPa（20cmH_2O）时，提示充血性心力衰竭。在战伤休克情况下，应注意中心静脉压和动脉压以及尿量三者的关系，决定血容量补足与否，扩容速度快慢，右心排血功能，是否应该利尿。中心静脉压是休克情况下补液或脱水的重要指标。

3. 肺动脉楔压（PAWP）及心排量（CO）监测

肺动脉楔压有助于了解肺静脉，左心房和左心室舒张末期的压力以此反映肺循环阻力的情况；有效的评价左右心功能。为使用心肌收缩药，血管收缩剂或扩张剂等心血管药物治疗提供依据及判断疗效。肺动脉楔压正常值为0.8~2kPa（6~15mmHg），增高表示肺循环阻力增高。肺水肿时，肺动脉楔压大于3.99kPa（30mmHg）。当肺动脉楔压升高，即使中心静脉压无增高，也应避免输液过多，以防引起肺水肿。

心排量一般用漂浮导管，测出心血排量。休克时心排量通常降低，但在感染性休克有时较正常值增高。

4. 心脏指数监测

心脏指数指每单位体表面积的心输出量可反映休克时周围血管阻力的改变及心脏功能的情况。正常值为3~3.5L/（min·m^2）。休克时，心脏指数代偿性下降，提示周围血管阻力增高。

（三）血气分析监测

严重休克由于大量失血，使伤员处于缺氧及酸中毒状态，如伴有胸部伤，可以导致呼吸功能紊乱。因此，血气分析监测已成为抢救重伤员不可缺少的监测项目。随着休克加重，会出现低氧血症、低碳酸血症、代谢性酸中毒，可以多种情况复合并发出现，故而需多次反复监测血气分析才能达到治疗的目的。

（四）出凝血机制监测

严重休克时，由于大量出血、大量输液、大量输注库存血，常导致出血不止，凝血困难，出现DIC，故应随时监测凝血因子时间，纤维蛋白原及纤维蛋白降解产物等，帮助诊断。

六、预防

①对有可能发生休克的伤病员，应针对病因，采取相应的预防措施。活动性大出血者要确切止血；骨折部位要稳妥固定；软组织损伤应予包扎，防止污染；呼吸道梗阻者需行气管切开；需后送者，应争取发生休克前后送，并选用快速而舒适的运输工具，运送途中注意保暖。②充分做好手术患者的术前准备，包括纠正水与电解质紊乱和低蛋白血症；补足血容量；全面了解内脏功能；选择合适的麻醉方法。③严重感染患者，采用敏感抗生素，静脉滴注，积极清除原发病灶，如引流排脓等。

第四节 急性重症哮喘

一、疾病介绍

（一）定义

急性重症哮喘（acute severe asthma）是指哮喘持续发作，出现急性呼吸困难，用一般支气管舒张剂无效，引起严重缺氧，导致血压下降、意识障碍甚至昏迷、死亡。严重的哮喘发作持续24h以上者称为哮喘持续状态。急性重症哮喘病死率高达1%~3%，近年来有逐年增高趋势。

（二）急性重症哮喘的病因

1. 遗传因素

遗传因素在哮喘的发病中起重要作用，具体机制不明确，可能是通过调控免疫球蛋白E的水平及免疫反应基因发挥作用，二者互相作用、互相影响，导致气道受体处于不稳定状态或呈高反应性，而使相应的人群具有可能潜在性发展为哮喘的过敏性或特应性体质。

2. 外源性变应原

①吸入性变应原：一般为微细颗粒，如衣物纤维、动物皮屑、花粉、油烟，空气中的真菌、细菌和尘螨等，另外还有职业性吸入物如刺激性气体。②摄入性变应原：通常为食物和药物，如海鲜、牛奶、鸡蛋、药物和食物添加剂等。③接触性变应原：外用化妆品、药物等。

（三）发病机制

①进行性加重气道炎症。②气道炎症持续存在且疗效不佳，同时伴有支气管痉挛加重。③在相对轻度炎症状的基础上骤发急性支气管痉挛。④重症哮喘导致气道内广泛黏液性形成。

（四）临床表现

1. 主要表现

①呼吸困难：严重喘憋、呼吸急促、呼气费力、端坐呼吸，出现“三凹”征，甚至胸腹矛盾运动。②精神及意识状态：焦虑恐惧、紧张、烦躁，重者意识模糊。③肺部体征：胸廓饱满呈吸气状态，呼吸幅度减小，两肺满布响亮哮鸣音，有感染时可闻及湿啰音；亦可因体力耗竭或小气道广泛痰栓形成而出现哮鸣音明显减弱或消失，呈“寂静肺”，提示病情危重。④脉搏：脉率常>120 次/分，有奇脉；危重者脉率可变慢，或不规则，奇脉消失。⑤皮肤潮湿多汗，脱水时皮肤弹性减低。危重者可有发绀。

2. 患者主诉

患者出现严重的呼气性呼吸困难，吸气浅，呼气时相延长且费力，强迫端坐呼吸，不能讲话，大汗淋漓，焦虑恐惧，表情痛苦，严重者出现意识障碍，甚至昏迷。

（五）治疗要点

1. 吸氧

低氧血症是导致重症哮喘死亡的主要原因。如果患者年龄在 50 岁以下，给予高浓度面罩吸氧（35%~40%）。给氧的目的是要将动脉血氧分压至少提高到 8kPa，如果可能应维持在 10k~14kPa。入院后首次血气分析至关重要，并应严密随访，以了解低氧血症是否得到纠正，高碳酸血症是否发生，从而相应调整吸氧浓度和治疗方案。

2. 药物治疗

首先要建立静脉通道，遵医嘱用药。

肾上腺皮质激素：皮质激素为最有效的抗炎药。急性重症哮喘诊断一旦成立，应尽早大剂量使用激素，一般选用甲泼尼龙40~125mg（常用60mg），每6h静脉注射1次或泼尼松150~200mg/d，分次口服。

β受体激动剂：沙丁胺醇（舒喘灵）和特布他林（博利康尼）是目前国内外较为广泛使用的。受体激动剂，能迅速解除由哮喘早期反应所致支气管平滑肌痉挛，但对支气管黏膜非特异性炎症无效。在治疗急性重症哮喘时，多主张雾化吸入或者静脉注射。雾化装置以射流雾化器为佳，用氧气作为气源。超声雾化器对于严重缺氧患者可以进一步加重低氧血症，推荐剂量沙丁胺醇或特布他林溶液1mL（5mg）+生理盐水4mL雾化吸入，氧流量8~10L/min，嘱咐患者经口潮气量呼吸，每4~6h重复1次。静脉注射沙丁胺醇1 mg溶于100mL液体内，在30~60min内滴完，每6~8h重复1次。

茶碱：具有舒张支气管平滑肌作用，并具有强心、利尿、扩张冠状动脉作用，此外还可兴奋呼吸中枢和呼吸肌，为常用平喘药物。一般用法为氨茶碱+葡萄糖液稀释后缓慢静脉注射或静脉滴注，首剂量4~6mg/kg，继而以每小时0.6~0.8mg/kg的速度做静脉滴注以维持持续的平喘作用。应注意药液浓度不能过高，注射速度不能过快（静脉注射时间不得少于10min），以免引起严重毒性反应。

抗生素：在哮喘的急性发作期应用抗生素并非必要，但患者如有发热、脓痰，提示有呼吸道细菌继发感染时需应用抗生素，如静脉滴注哌拉西林每次3~4g，1次/2h。或头孢味辛，静脉滴注每次1.5g，1次/8h。或根据痰涂片和细菌培养，药敏试验结果选用。

3. **机械通气**

重症哮喘常因严重的支气管痉挛、黏膜充血水肿及黏液大量分泌，使气道阻力和内压骤增，引起严重的通气不足，导致严重的呼吸性酸中毒和低氧血症，最终可造成机体多器官功能衰竭而死亡。如不能短时间内控制病情进展，病死率极高。患者经过临床药物治疗，症状和肺功能无改善，甚至继续恶化，应及时给予机械通气。其指征主要包括：意识改变、呼吸肌疲劳、$PaCO_2 \geq 6kPa$（45mmHg）等。可先采用经鼻（面）罩无创机械通气，若无效应，及早行气管插管机械通气。

机械通气注意事项：①注意观察、调节、记录呼吸器通气压力的变化，以防止气胸等并发症。②根据PaO_2数值调节呼吸器通气量。③意识清醒者需要全身麻醉，以配合气管插管和呼吸协调。使用呼吸器时可给予适量镇静剂或麻醉药。④注意气道湿化。⑤每隔3~4h充分吸痰一次，吸引时间勿超过15s，以防缺氧。吸痰前后要密切观察病情，严防因积痰大量上涌或脱管等引起窒息。⑥吸痰时注意无菌操作，以减少呼吸道感染。

4. **做好急诊监护**

对危重患者应持续心电监护，定时进行动脉血气检查，需要时胸部摄片。注意观察血压，有无吸停脉及意识状态的改变。酌情测定中心静脉压、肺动脉压及嵌顿压。为了判断气道阻塞程度及治疗效果，酌情进行简便肺功能测定。

感染的预防及处理：感染是哮喘患者发作加重的重要因素。在实际工作中对治疗装置进行严格消毒、灭菌处理，及时更换呼吸管路，倾倒集液瓶内雾化液，吸痰、鼻饲的无菌操作，气囊的空气密闭气道都可以极大避免交叉感染和医院感染。病情允许时应及时翻身，以利痰液流出。

二、护理评估与观察要点

（一）护理评估

①既往史及有无哮喘家族史。②发病的诱因及是否接触致敏原。③咳嗽，痰液的颜色、性质、量和黏稠度。④生命体征、意识状态。⑤各项检查结果，如肺功能测定、痰液检查、动脉血气分析等。⑥药物治疗的效果及不良反应，如各种吸入剂及糖皮质激素的应用。⑦心理状况。

（二）观察要点

1. 现存问题观察

重症哮喘患者多表现为极度呼吸困难，焦虑不安，大汗淋漓，明显发绀，心动过速（心率可达140次/分），甚至出现呼吸障碍而危及患者的生命，因此必须严密观察病情变化，准确监测体温、血压、脉搏、呼吸、意识等生命体征。观察氧疗效果：指（趾）甲、口唇、耳垂颜色变化情况。观察心率、心律变化，注意有无奇脉。在临床工作中，特别要注意以下几点：①患者呼吸频率>35次/分，则是呼吸衰竭的先兆，其呼吸衰竭特征是呼吸频率突然由快变慢，吸呼比延长；②对于病情危重则哮鸣音消失，并不是病情好转的征象，而是一种危象；③如呼吸音很弱或听不到，则说明呼吸道阻塞严重，提示病情十分危重，有可能危及生命。

2. 并发症的观察

（1）肺炎、肺不张或支气管扩张症

哮喘常因感染而诱发，又因气道痉挛、痰液引流不畅使感染迁延不愈，造成恶性循环。除并发支气管炎外，因痰栓也可致肺段不张与肺炎。反复发生肺炎的部位可有支气管扩张。

（2）自发性气胸

一旦发生气胸，往往可导致死亡。当哮喘患者突然发生严重的呼吸困难时，应立即做胸部X线检查，以确定是否并发气胸，如患者主诉胸闷不适，有憋气感，同时发现有呼吸急促、烦躁不安、血氧饱和度下降、冷汗、脉速，伴随胸痛出现，经医生确诊后，立即于患侧第二肋间行胸腔闭式引流，及时处理。观察呼吸的频率、节律、血氧饱和度。

（3）肺气肿、肺源性心脏病

经常发作哮喘持续状态，易出现肺气肿，进而发展成肺源性心脏病。这可能是因为低氧血症累及小血管，使小血管痉挛而造成肺动脉高压，逐渐成为肺源性心脏病。严密观察患者神志、精神、呼吸频率、节律，定期监测血气分析，观察生命体征的变化。

（4）呼吸衰竭

严重哮喘时，由于气道阻塞，发生严重通气障碍，使PaO_2明显降低，$PaCO_2$升高，发生呼吸衰竭。密切观察病情，监测呼吸与心血管系统，包括观察全身情况、呼吸频率、节律、类型、心率、心律、血压以及血气分析结果，观察皮肤颜色、末梢循环、肢体温度等变化。

（5）电解质紊乱与酸碱失衡

哮喘持续状态时，由于通气功能发生明显障碍，可引起高碳酸血症和低氧血症。临床表现为呼吸性酸中毒和缺氧状态，特别是由于黏液栓堵塞气道，严重时可以发生呼吸暂停。经积极抢救又可能由于吸氧过多，换气过度，产生呼吸性碱中毒，血气分析可出现低$PaCO_2$和高PaO_2的情况。一般建议$pH<7.25$以下时可应用5%碳酸氢钠溶液100~150毫升/次静脉滴注。由于进食欠佳及缺氧所造成的胃肠道反应，患者常有呕吐，从而出现低钾、低氯性碱中毒，应予以及时补充，及时抽血查血电解质。

第五节　急性呼吸衰竭

一、定义

急性呼吸衰竭（acute respiratory failure）是各种原因引起的肺通气和（或）换气功能严重障碍，以致不能进行有效的气体交换，导致缺氧伴（或不伴）二氧化碳（CO_2）潴留，从而引起一系列生理功能和代谢紊乱的临床综合征。在海平面大气压下，于静息条件下呼吸室内空气，并排除心内解剖分流和原发于心输出量降低等情况后，动脉血氧分压（PaO_2）<8kPa（60mmHg），或伴有二氧化碳分压（$PaCO_2$）>6.65kPa（50mmHg），即为呼吸衰竭（简称呼衰）。因起病急骤，病变发展迅速，机体未能有很好的代偿，如不采取及时而有效的抢救，会危及患者生命。

二、病因与发病机制

（一）病因

引起呼吸衰竭的病因很多，参与肺通气和肺换气的任何一个环节的严重病变，都可导致呼吸衰竭。

1. 各种导致气道阻塞的疾病

如急性病毒或细菌性感染或烧伤等物理、化学性因素等造成的上气道急性梗阻，异物阻塞也是一项引起急性呼吸衰竭的原因。

2. 肺实质病变

各种类型的肺炎包括细菌、病毒、真菌等引起的肺炎，误吸胃内容物，淹溺或化学毒性物质以及某些药物也可引起严重肺实质性炎症而发生急性呼吸衰竭。

3. 肺水肿

由各种严重心脏病（如心肌梗死、二尖瓣或主动脉瓣疾患等）、心力衰竭引起的心源性水肿。非心源性水肿，有人称之为通透性肺水肿如急性高山病、复张性肺水肿、成人呼吸窘迫综合征（ARDS）。

4. 肺血管疾患

肺血栓栓塞，空气、脂肪栓塞等。

5. 神经肌肉系统疾患

脑血管疾病、脊髓颈段或高位胸段损伤、重症肌无力等。

6. 胸壁与胸膜疾病

胸壁外伤、自发性气胸或创伤性气胸、大量胸腔积液等。

（二）发病机制

当上述各种原因导致肺通气或（和）肺换气功能受损时，即可导致低氧血症和高碳酸血症，从而导致急性呼吸衰竭。

1. 肺通气功能障碍

正常人在静息状态呼吸空气时，总肺泡通气量约为4L/min能维持正常肺泡PaO_2和肺泡$PaCO_2$。有效肺泡通气需要完整的解剖生理链来保证，包括脑桥和延髓呼吸中枢与胸部神经肌肉的有机连接、胸廓和呼吸肌状态、气道通畅和肺泡的完整性。上述任何一环节受损即会导致肺泡通气不足。肺泡通气量减少会引起 PaO_2 下降和 $PaCO_2$ 升高。

2. 肺换气功能障碍

肺的气体交换是指肺泡内气体与肺泡毛细血管血液中气体的交换，主要是氧和二氧化碳的交换。肺气体变换主要取决于通气/血流灌注比（V/Q）与弥散功能。

通气/血流比例失调：正常人在静息状态下，肺通气/血流比例约为0.8。当通气量大于肺血流量时，通气/血流>0.8，此时进入肺泡的气体不能完全充分地与肺泡毛细血管内血液接触，从而得不到充分气体交换，造成无效腔通气，即无效腔样通气。临床上见于肺气肿，肺栓塞等。当肺血流量比肺泡通气量增加时，通气/血流<0.8，此时静脉血流经通气不良的肺泡毛细血管未经充分氧合返回左心，形成了动脉血内掺杂静脉血。临床上见于重症慢性阻塞性肺病、肺不张等。

弥散功能障碍：肺泡和肺毛细血管间气体交换是通过肺泡毛细血管膜进行的，凡能影响肺泡毛细血管膜面积、肺泡毛细血管床容积、弥散膜厚度以及气体与血红蛋白结合的因素，均能影响弥散功能。但是氧和二氧化碳通过肺泡毛细血管膜的弥散能力不同，二氧化碳通过肺泡毛细血管膜的能力是氧的2倍，所以弥散功能障碍主要影响氧的交换而致低氧血症。在临床实践中，弥散功能障碍极少是唯一的病理因素，往往是弥散功能障碍与通气/血流比例失调同时存在。

三、急救配合与护理

（一）急救处理

急性呼吸衰竭作为临床常见危重症，直接危及伤病员的生命，只有采取及时有效的抢救措施，为原发病的治疗争取时间和创造条件，才能降低病死率。急性呼吸衰竭的治疗原则是：首先在保持呼吸道通畅条件下，迅速纠正缺氧、二氧化碳潴留、酸碱失衡和代谢紊乱，防治多器官功能受损；其次是明确病因、治疗原发病及严密监测病情的发展，预防和治疗并发症。

1. 保持呼吸道通畅

保持呼吸道通畅是进行各种呼吸支持治疗的必要条件，是急性呼吸衰竭处理的第一步。在重症急性呼吸衰竭尤其是意识不清的患者，显得尤为重要。

2. 氧疗

缺氧是引起急性呼吸衰竭的直接原因，任何类型的呼吸衰竭都存在低氧血症，故积极纠正缺氧是治疗急性呼衰患者的重要措施，但不同类型的呼吸衰竭其氧疗的指征和给氧的方法不同。原则是Ⅱ型呼吸衰竭应给予低浓度（<35%）持续吸氧；Ⅰ型呼吸衰竭则给予较高浓度（>35%）吸氧。国外氦-氧混合气已较广泛地用于治疗呼吸系统疾病，可增加肺泡有效通气量，降低气道阻力，降低呼吸功耗，增大呼气流速，减少肺过度充气，促进二氧化碳的排出，减轻呼吸衰竭症状，但在国内广泛应用还存在一定的问题。

3. 增加通气量，减少二氧化碳潴留

呼吸兴奋剂：呼吸兴奋剂通过刺激呼吸中枢或外周化学感受器，增加呼吸频率和潮气量，改善通气，但是会同时增加呼吸做功，增加氧耗量和二氧化碳的产生量。所以必须在保持气道通畅的前提下使用，否则会促发和（或）加重呼吸肌疲劳，加重二氧化碳潴留。主要用于以中枢抑制为主所致的呼吸衰竭，不宜用于以换气功能障碍为主所致的呼吸衰竭。常用药物有尼可刹米、洛贝林、多沙普仑等，以尼可刹米最常用，既能改善通气，还有一定的苏醒作用。多沙普仑除直接兴奋中枢外，还可刺激末梢化学感受器，反射性兴奋中枢，作用强，安全范围大。

机械通气：对于呼吸衰竭严重，经上述处理不能有效地改善缺氧和二氧化碳潴留时，需考虑机械通气。

4. 控制感染

控制感染是急性呼吸衰竭治疗的一个重要方面，感染时需合理选用抗生素。抗生素的选择应根据细菌培养结果选用敏感抗生素。但临床上，首先应根据病情，经验性地选用抗生素，以免延误治疗。

5. 纠正酸碱平衡失调

急性呼吸衰竭患者常容易并发代谢性酸中毒，且多为乳酸性酸中毒，缺氧纠正后即可恢复。必要时可给予5%碳酸氢钠纠正酸中毒，但如果并发呼吸性酸中毒时不宜使用，因碳酸氢钠分解后形成二氧化碳，可使二氧化碳进一步增高。呼吸性酸中毒多通过改善通气促进二氧化碳的排出来纠正，在纠正呼吸性酸中毒的同时需给予盐酸精氨酸和氯化钾，以防止代谢性酸中毒的发生。

6. 病因治疗

由于引起急性呼吸衰竭的原因很多，因此在解决其本身造成危害的同时，须采取适当的措施消除病因，此乃治疗急性呼吸衰竭的根本所在。

7. 一般支持治疗

在ICU的患者需进行严密监测，预防和治疗肺动脉高压、肺源性心脏病、肺性脑病、肾功能不全和消化道功能障碍，尤其要注意防治多器官功能障碍综合征（MODS）。

（二）护理

1. 正确的体位

对急性呼吸衰竭的患者立即将头部取侧卧位，颈部后仰，抬起下颌。此种体位可以解除部分患者上气道的梗阻。

2. 保持气道通畅

协助患者咳痰，给予雾化吸入，湿化气道，使痰液稀释易于咳出。以负压吸引清除堵塞于呼吸道内的分泌物，血液或误吸的呕吐物，淹溺时的淡、海水等，通过气管内负压吸引有时可立即解除梗阻，改善通气。

3. 氧疗

急性呼吸衰竭重症，可用面罩法或经气管内插管、气管切开给予高浓度（>50%）吸氧，但不可长期使用严防氧中毒。

4. 建立静脉通道

迅速建立静脉通道，用于药物治疗。

5. 监测和记录液体出入量

根据情控制液体入量，需要时，应予记录出入量或填写护理记录单。注意电解质尤其是血钾的变化。

6. 监测呼吸、脉搏、意识状态等体征的变化

通过物理检查手段对患者临床情况进行仔细检查和连续观察是最简单、最基本和有价值的监测方法，任何先进监护仪往往也无法取代。

7. 监测动脉血气分析值的变化

动脉血气分析是诊断急性呼吸衰竭的关键，对指导机械通气和酸碱失衡的治疗具有重要意义。PaO_2对诊断缺氧和判断缺氧程度有重要价值。$PaCO_2$是判断肺通气功能的重要参数。在开始机械通气 15~30min 后复测血气分析，可了解治疗效果。根据动脉血气分析结果可对通气方式、通气量、吸入氧气浓度和呼气末正压等进行适当调整。病情稳定后可每天测定 1~2 次。

8. 气道口护理

观察呼吸频率、呼吸深度和节律。记录气道分泌物的量、性状及颜色。检查气管造口伤口有无出血、渗出、皮下气肿和腥臭气味。保持伤口敷料清洁、干燥。每日更换或消毒内套管 1~2 次。更换套管或气管内抽吸时均应遵循无菌操作原则。

9. 湿化气道

应对放置人工气道或呼吸机治疗患者的吸入气体进行加温和湿化，避免气管内干燥、纤毛运动障碍、痰痂形成或气道阻塞、感染加剧及肺不张发生。

10. 心理护理

对急性呼吸衰竭的患者不仅要注意躯体功能的改变，也要重视心理情绪的变化。患者常对病情和预后有顾虑、心情忧郁、对治疗丧失信心。护理人员应经常巡视，积极采用语言与非语言的沟通方式，及时满足其需求。并教会患者自我放松等各种缓解焦虑的办法，以缓解呼吸困难，改善通气。

四、常见护理问题和护理措施

（一）气体交换受损

与呼吸道痉挛、换气功能障碍有关。

①环境与休息：提供安静舒适、空气洁净的环境，温度和湿度要适宜。②病情观察：观察患者呼吸状况，判断呼吸困难类型。有条件可监测血氧饱和度、动脉血气变化，及时发现和解决患者异常情况。③心理护理：呼吸困难可引起患者烦躁不安、恐惧，不良情绪反应可进一步加重呼吸困难。因此，医护人员应陪伴患者身边，安慰患者，使其保持情绪稳定，增强安全感。④保持呼吸道通畅。⑤用药护理：遵医嘱应用支气管舒张剂、呼吸兴奋剂等，观察药物疗效和不良反应。⑥氧疗和机械通气的护理：根据呼吸困难类型、严重程度不同，进行合理氧疗或机械通气，以缓解症状。

（二）活动无耐力

与呼吸功能受损导致机体缺氧状态有关。

①休息和活动：合理安排休息和活动量，调整日常生活方式，如病情许可，有计划地增加运动量和改变运动方式，如室内走动、室外活动、散步、快走、慢跑、太极拳、体操等，逐渐提高肺活量和活动耐力。②舒适体位：患者采取身体前倾坐位或半卧位，可使用枕头、背靠架或床边桌等支撑物，以患者自觉舒适为原则。避免紧身衣服或过厚盖被加重胸部压迫感。③呼吸训练：指导患者做缓慢深呼吸、腹式呼吸、缩唇呼吸等，训练呼吸肌，延长呼气时间，使其能完全呼出。

第六节　多器官功能障碍综合征

一、定义

多器官功能障碍综合征（MODS）是指机体遭受严重创伤、休克、感染及外科大手术等机械损伤24h后，2个或2个以上的器官或系统同时或序贯发生功能障碍或衰竭，不能维持自身的生理功能，从而影响全身内环境稳定的临床综合征群。本综合征在概念上强调原发致病因素是急性的，器官功能不全是多发的、进行的、动态的，器官功能障碍是可逆的，可在其发展的任何阶段进行干预治疗，功能可望恢复。

二、病因与发病机制

（一）病因

任何可引起全身炎症反应的疾病均可发生MODS，如严重创伤、心脏骤停复苏后、严重急腹症、脓毒血症、妇科急症等。患者如患有冠心病、肝硬化、慢性肾衰竭、糖尿病、系统性红斑狼疮、营养不良等时，更易发生MODS；输血、输液、用药或呼吸机使用不当也是MODS的诱因。

1. **严重创伤**

严重的创（烧、战）伤是诱发MODS的基本因素之一。严重创伤、大面积烧伤和侵袭性大手术、冻伤、挤压综合征导致的组织损伤常引起急性肺、心、肾、肝、消化道和凝血等脏器、系统功能衰竭。

2. **休克**

各脏器常因血流不足而呈低灌流状态，组织缺血、缺氧、毒性物质蓄积等影响，损害各器官的功能，尤其是创伤大出血和严重感染引起的休克更易发生MODS。

3. **严重感染**

败血症时菌群紊乱、细菌移位及局部感染病灶也是发生MODS的主要因素之一。

4. **大量输血、输液及药物使用不当**

大量输血后微小凝集块可导致肺功能障碍，凝血因子的缺乏能造成出血倾向；输液过多可使左心负荷增加，严重时能引起急性左心功能衰竭、肺水肿；长期、大量使用抗生素能引起肝、肾功能损害、菌群紊乱；大量去甲肾上腺素等血管收缩药可引起血管的强烈收缩，造成组织灌注不良。

5. 心脏、呼吸骤停

造成各脏器缺血、缺氧，而复苏后又可引起“再灌注”损害，这样可发生 MODS。随着 CPR 技术的不断发展，心肺复苏的成功率日渐提高，自主循环恢复后常发生心血管功能和血流动力学的紊乱，表现为低血容量休克、心源性休克和全身炎症反应综合征（SIRS）。复苏后出现的 MODS 及复苏后多器官功能障碍综合征（post-resuscitation MODS，PR-MODS/PRM）在临床上也越发常见。

（二）发病机制

1. 炎症失控假说

炎症反应学说是 MODS 最基本的发病机制。MODS 是由于机体受到创伤和感染刺激而发生的炎症反应过于强烈以至促炎-抗炎失衡，从而损伤自身细胞的结果。MODS 发病过程中除感染或创伤引起的毒素释放和组织损伤外，主要通过内源性介质的释放引起全身炎症反应，目前把这些统称为 SIRS。

2. 缺血-再灌注损伤与自由基学说

缺血再灌注和自由基损伤是 MODS 的重要机制之一。近年来，人们在缺血-再灌注损伤学说中，又引入了内皮细胞与白细胞相互作用引起器官实质细胞损伤的观点，即血管内皮细胞（EC）能通过多种凝血因子和炎症介质，与多形核白细胞（PMN）相互作用，产生黏附连锁反应，导致器官微循环障碍和实质器官损伤。

3. 肠屏障功能损伤及肠道细菌移位

胃肠道是创伤、急腹症及大手术患者等危重患者并发脓毒血症的重要细菌和（或）内毒素来源，是 MODS 中始动器官之一。由于禁食、制酸剂、抗生素等的不合理应用，肠道菌群失调，肠道屏障功能破坏，通透性升高，动力丧失，细菌移位，均成为 MODS 患者菌血症来源。

4. 应激基因理论

应激基因反应是指一类由基因程序控制，能对环境应激刺激作出反应的过程，如热休克反应、氧化应激反应、紫外线反应、急性期反应等。应激基因反应能促进创伤、休克、感染、炎症等应激打击后细胞代谢所需的蛋白质合成。应激基因引起的细胞功能改变的最终后果，是导致机体不再能对最初或以后的打击作出反应，而发生 MODS。

5. 两次打击和双击预激假说

最早的严重损伤可被视为第一次打击，在该次打击时，可使全身免疫系统处于预激状态。此后，如果病情平稳，则炎症反应逐渐消退，损伤的组织得以修复。当受到再次打击时，全身炎症反应将成倍扩增，可超大量地产生各种继发性炎症介质。

三、救护原则

对于 MODS 目前尚缺有效治疗方法。一旦发生 MODS，病死率极高，处理 MODS 的关键是预防。因此应尽早识别 MODS 的高危因素，如原发疾病的严重性、严重创伤、脓毒症或严重感染等，进行动态观察和监测。对高危患者早期给予免疫治疗、抗炎药和其他支持疗法。MODS 发生后，应以维持内环境稳定、纠正低氧血症和低蛋白血症，提供充分营养代谢支持，予以救治。对 MODS 应积极寻找感染灶，选用高效广谱抗生素控制感染。

四、救护措施

（一）预防

目前对 MODS 的治疗主要是进行综合治疗和器官功能的支持。因对其病理过程缺乏有效的遏制手段，一旦发生 MODS，病死率极高，处理 MODS 的关键在于预防。预防 MODS 的基本要点主要包括以下几点：①提高复苏质量，重视患者的循环和呼吸，尽可能及早纠正低血容量，组织低灌流和缺氧。现场急救和住院治疗过程中，应及时处理失血、失液、休克、气道阻塞、换气功能低下等。各项措施都要强调时间性，因为组织低灌流和缺氧的时间愈久，组织损害就愈重，缺血的再灌注损伤也更严重。②防治感染：是预防 MODS 极为重要的措施。明确的感染灶必须及时引流，彻底清除坏死组织。尽可能使感染病变局限化，减轻毒血症。应根据致病菌和药物敏感试验选用有效抗生素。③尽可能改善全身情况，如体液、电解质和酸碱度的平衡、营养状态等，酸中毒可影响心血管和肺；碱中毒可影响脑；营养不良可降低免疫功能、消耗肌组织等。④及早治疗任何一个首先继发的器官功能障碍，阻断病理的连锁反应，以免形成 MODS。临床经验证明，治疗单一器官功能障碍，胜过治疗 MODS。早期识别器官功能障碍，就可做到在出现明显的器官衰竭以前进行早期治疗干预。⑤处理各种急症时应有整体观点，尽可能达到全面的诊断和治疗。诊断不但要明确主要的病变，还要了解主病以外其他重要器官的功能有无改变。治疗要根据具体病情的轻重缓急采取措施，首先是抢救患者生命。要全面考虑不能顾此失彼而诱发 MODS。

（二）治疗

1. 病因治疗，控制感染

积极治疗原发疾病，避免和消除诱发因素，清除病灶，彻底排脓，早期细致清创。如感染诱发者，根据感染部位、致病菌流行病学与培养、药敏试验结果选用广谱有效抗生素控制感染；腹腔脓肿者，积极引流和进行腹腔冲洗。

2. 对抗炎症介质

目前应用较广泛的有抗氧化药，如维生素 A、维生素 C、维生素 E、辅酶 Q_{10}和半胱氨酸等。还有肿瘤坏死因子 α 单克隆抗体、黄嘌呤氧化酶抑制药也已应用于临床，尚能改善 MODS 患者的预后。

3. 营养和代谢支持

MODS 患者的代谢特点是处于持续的高分解代谢状态、耗氧量增加，胰岛素阻抗，葡萄糖的利用受到限制，蛋白质的急性丢失使器官功能受损，严重的营养不良导致免疫功能低下。营养支持的目的是：①补充蛋白质及能量的过度消耗；②维持或增强机体抗感染能力；③维持器官功能和创伤后期组织修复的需要。代谢支持治疗目标包括：①纠正代谢功能紊乱；②提供合理营养底物；③通过特殊营养物调节机体免疫反应。代谢支持的着眼点在于保持正氮平衡，而非普通热能平衡。合理的代谢支持，可提供足够的热量，减少氨基酸作为能量的消耗，减少肌肉蛋白质分解，促进蛋白质的合成。

4. 中和毒素

内毒素血症是 MODS 的主要始动因素，应积极清除，从而阻断疾病进展。常用的方法有控制感染、防止肠道细菌和内毒素易位等。

5. 器官功能支持

对于 MODS 由于缺乏特殊治疗，因此器官功能支持可以说是最基本的治疗，使受累的器官能度过危险期而趋向恢复，保护尚未受累的器官免受损害。

（1）心脏和循环的支持

维持有效循环血容量，保证重要器官灌注。必要时应用血流导向气囊导管监测心输出量和肺毛细血管楔压，据此调整输液速度、种类和指导血管活性药（多巴胺、多巴酚丁胺和酚妥拉明）的应用。根据心律失常类型应用相应抗心律失常药物，有心功能不全者可使用正性肌力药物去乙酰毛花苷（西地兰）。

（2）肺的支持

肺是最敏感的器官。MODS 时肺是最早受累器官，表现为 ARDS。积极控制和治疗 ARDS 是治疗 MODS 的关键。维持呼吸道通畅，吸痰，雾化吸入，必要时气管切开吸痰。据情况给予面罩或鼻导管给氧；难治性低氧血症者行高频通气，必要时机械通气。但在吸氧治疗中必须注意防止氧中毒。

（3）肾的支持

保证和改善肾脏灌注，维持尿量在 30mL/h 以上。应用多巴胺和酚妥拉明保护肾脏，防止肾功能恶化，避免应用肾脏毒性药物。少尿者应用呋塞米。经适当补液和应用利尿药后仍持续少尿或无尿时，及时采取血液净化技术。伴有急性肾衰竭、严重高钾血症和代谢性酸中毒的 MODS 患者，首选血液透析。

（4）肝的支持

补充足够的热量及能量合剂（辅酶 A/ATP），维持正常血容量，纠正低蛋白血症。应用适量葡萄糖液，防止低血糖。并发肝性脑病者，应用支链氨基酸，纠正氨基酸代谢紊乱。适量补充新鲜血浆，加强单核-吞噬细胞功能。

（5）胃肠道的支持

应激性溃疡出血是 MODS 常见的胃肠功能衰竭症状。临床常规应用抗酸药（H_2 受体阻断药、胃黏膜质子泵抑制药）、胃黏膜保护药（硫糖铝、生长抑素）和止血药（凝血酶）。MODS 患者胃黏膜 pH 升高，应用抗酸药可促使肠道细菌繁殖、黏膜屏障破坏、毒素吸收、细菌易位，加速 MODS 的发展。可选用中药大黄。

（6）血液系统支持

主要治疗 DICO 早期及时应用抗凝、溶栓治疗。抗凝药常选用肝素、双嘧达莫（潘生丁）、阿司匹林等；溶栓药有尿激酶、链激酶及重组组织型纤溶酶原激活剂（rt-PA）。纤溶期时，在肝素治疗基础上配合应用抗纤溶药，如 6-氨基乙酸和氨甲环酸等。根据病情输注血小板悬液、凝血因子复合物和各种凝血因子。

（7）中枢神经系统支持

纠正低血压，改善脑血流。头部局部采用低温疗法，降低脑代谢率。选用甘露醇、呋塞米、地塞米松等防治脑水肿，可交替使用或联用。应用胞二磷胆碱、脑活素等促进脑代谢。

（三）护理重点

1. 了解 MODS 发生病因

尤其是了解严重多发伤、复合伤、休克、感染等是常见发病因素，做到掌握病程发展规律性并有预见性地护理。

2. 了解系统脏器衰竭的典型表现和非典型变化

如非少尿性肾衰竭、非心源性肺水肿、非颅脑疾病的意识障碍、非糖尿病性高血糖等。

3. 加强病情观察

（1）体温

MODS多伴各种感染，一般情况下血温、肛温、皮温间各差0.5~1.0℃。当严重感染并发脓毒血症休克时，体温可高达40℃以上，而当体温低于35℃以下，提示病情十分严重，常是危急或临终表现。

（2）脉搏

观察脉搏快慢、强弱、规则情况和血管充盈度及弹性，其常反映血容量和心脏、血管功能状态；注意交替脉、短细脉、奇脉等表现，尤其要重视细速和缓慢脉象，其提示心血管衰竭。

（3）呼吸

观察呼吸的快慢、深浅、规则情况等，观察是否伴有发绀、哮鸣音、“三凹”征（胸骨上窝、锁骨上窝、肋间隙）、强迫体位及胸腹式呼吸等，观察有否深大Kussmaul呼吸、深浅快慢变化的Cheyne-Stokes呼吸、周期性呼吸暂停的Biot呼吸、胸或腹壁出现矛盾活动的反常呼吸以及点头呼吸、鱼嘴呼吸等，这些均属垂危征象。

（4）血压

血压能反应器官的灌注情况，尤其血压低时注意重要器官的保护。MODS时不但要了解收缩压，亦要注意舒张压和脉压，因其反映血液的微血管冲击力。重视测血压时听声音的强弱，此亦反映心脏与血管功能状况。

（5）意识

注意观察意识状况及昏迷程度。MODS时，脑受损可出现嗜睡、朦胧、谵妄、昏迷等，观察瞳孔大小、对光和睫毛反射。注意识别中枢性与其他原因所造成的征象。

（6）心电监测

密切观察心率、心律和心电图（ECG）变化并及时处理，尤其心电图表现心律失常时。

（7）尿

注意尿量、色、比重、酸碱度和血尿素氮、肌酐的变化，警惕非少尿性肾衰竭。

（8）皮肤

注意皮肤颜色、湿度、弹性、皮疹、出血点、瘀斑等，观察有无缺氧、脱水、过敏、DIC 等现象。加强皮肤护理，防治压疮发生。

（9）药物反应

注意观察洋地黄中毒、利尿剂所致电解质紊乱，降压药所致晕厥，抗生素过敏等药物反应。

4. **特殊监测的护理**

MODS 的患者多为危重患者，较一般普通患者有特殊监测手段，如动脉血压的监测、中心静脉压监测，在护理此类管道时严格无菌操作原则；保证压力传感器在零点；经常肝素化冲洗管路，保证其通畅；随时观察参数变化及时与医生取得联系。

5. **保证营养与热量的摄入**

MODS 时机体处于高代谢状态，体内能量消耗很大，患者消瘦，免疫功能受损，代谢障碍，内环境紊乱，故想方设法保证营养至关重要。临床上常通过静脉营养和管饲或口服改善糖、脂肪、蛋白质、维生素、电解质等供应。长链脂肪乳剂热量高但不易分解代谢，对肺、肝有影响，晚期应用中长链脂肪乳剂可避免以上弊端。微量元素（镁、铁、锌、硒等）和各种维生素的补充亦应予以一定重视。

6. **预防感染**

MODS 时机体免疫功能低下，抵抗力差，极易发生感染，尤其是肺部感染，应予高度警惕。压疮是发生感染的另一途径。为此，MODS 患者最好住单人房，严格执行床边隔离和无菌操作，防止交叉感染。注意呼吸道护理，定时翻身拍背，有利于呼吸道分泌物排出和 ARDS 的治疗，室内空气要经常流通，定时消毒，医护人员注意洗手，杜绝各种可能的污染机会。

7. **安全护理**

MODS 患者病情危重，时有烦躁，再加上身上常带有许多管道，所以要注意保护好管道，防止管道脱落和患者意外受伤显得非常重要，尤其在 ICU，没有家属的陪伴，应根据病情给予患者适当的约束，注意各种管道的刻度和接头情况。

8. **人工气道和机械通气的护理**

保持呼吸道通畅，及时吸取气道分泌物，掌握吸痰时机和技巧；注意呼吸道湿化，常用的方法有呼吸机雾化、气道内直接滴住、湿化器湿化等；机械通气时注意血气分析结果调整呼吸机参数。

9. 心理护理

心理护理强调多与患者交流，了解其心理状况和需求后给予相应的护理措施，建立良好的护患关系；护士要具备过硬的业务技术水平和高度的责任心，能获得患者的信任，使患者树立战胜疾病的信心，积极配合治疗和护理。

第七节　急性脑出血

一、疾病介绍

（一）定义

脑出血是指脑内动脉、静脉、毛细血管破裂引起的脑实质内的一种自发性脑血管病。是中、老年人常见的急性脑血管病，亦称急性脑出血，具有发病急、变化快、死亡率高等特点。脑出血在50~60岁人群发病最多，死亡率高，严重地影响着人类的健康。高血压和动脉硬化是脑出血最常见、最重要的原因。

（二）病因

因长期慢性高血压使脑内小动脉发生动脉硬化和透明样病变，尤其老年人血管本身就脆性强，当遇到外界刺激时，血压骤然升高，血管壁难以承受升高的压力，发生破裂出血。

（三）发病机制

比较公认的是微动脉瘤学说，一般认为单纯的血压升高不足以引起脑出血，脑出血常在并发脑血管病变的基础上发生。

1. 微动脉瘤破裂

因脑内小动脉壁长期受高血压引起的张力影响，使血管壁薄弱部位形成动脉瘤，其直径一般为500μm。高血压患者的脑内穿通动脉上形成许多微动脉瘤，多分布在基底核的纹状动脉、脑桥、大脑白质和小脑中直径为100~300μm的动脉上，这种动脉瘤是在血管壁薄弱部位形成囊状，当血压突然升高时，这种囊性血管容易破裂，造成脑出血。

2. 脂肪玻璃样变或纤维坏死

长期高血压对脑实质内直径为100~300μm小穿通动脉管壁内膜起到损害作用，血浆内的脂质经损害的内膜进入内膜下，使管壁增厚和血浆细胞浸润，形成脂肪玻璃样变，最后导致管壁坏死，当血压或血流急剧变化时容易破裂出血。

3. 脑动脉粥样硬化

多数高血压患者的动脉内膜同时存在多样病变，包括局部脂肪和复合糖类积聚出血或血栓形成，纤维组织增长和钙沉着，脑动脉粥样硬化患者易发生脑梗死，在大块脑缺血软化区内的动脉易破裂出血，形成出血性坏死病灶。

4. 脑动脉的外膜和中层在结构上薄弱

大脑中动脉与其所发生的深穿支-豆纹动脉呈直角，在用力、激动等因素使血压骤然升高的情况下，这种解剖结构使该血管容易破裂出血。

（四）临床表现

1. 突然神志丧失

突然神志丧失是脑出血最主要的症状。多数患者起病急骤，一般在数分钟至数小时内达到高峰；一些患者昏迷往往一开始即非常严重；少数患者可渐进发展，逐渐加深，提示预后不良。

2. 头痛、呕吐

患者因颅内压增高导致剧烈头痛、频频呕吐，呕吐物可以是胃内容物，也可以是咖啡样液体，是胃内发生应激性黏膜破溃出血所致。

3. 血压增高

绝大多数脑出血发作时面色红润、血压增高，收缩压超过 26.7kPa，典型的脑出血患者舒张压也升高。

4. 鼾声大作

患者软腭麻痹，舌向后拉，引起呼吸道不畅，导致打呼噜。此时如将头部后仰，下颚向前推，鼾声呼吸即可明显减轻。

5. 其他症状

猝然倒地，很快出现言语不清、唾液外流；昏睡、昏迷、大小便失禁、人事不省、脉搏缓慢、充实有力；四肢肌肉迟缓，半身不遂。

（五）诊断要点

①常于体力活动或情绪激动时发病。②气候骤变、用力排便、饮酒、洗澡常为发病的

诱因。③发作时首先感到剧烈的头痛、反复呕吐和血压升高。④病情进展迅速，常出现意识障碍、偏瘫和其他神经系统局灶性体征。⑤多有高血压病和动脉硬化或糖尿病史。⑥腰穿脑脊液多为血性，并且压力增高。⑦头颅 CT 或 MRI 检查可明确诊断。⑧预后白色团块显示出血灶，脑出血死亡率和致残率相当高，预后不良。

（六）治疗要点

1. 现场急救

到达现场后，快速询问病史，并配合医师立即进行必要的体格检查，密切监测生命体征及病情变化情况，注意有无头痛、呕吐、颅内血压增高等症状。脑出血患者易因体位的变化致颅内出血而压迫心脑血管、呼吸中枢引起心跳呼吸突然骤停，因此对急性脑出血患者可以取平卧位、头偏向一侧或头部抬高 30°，有利于减轻脑水肿和防止窒息，保持呼吸道通畅，并由专人保护和固定头部。

2. 内科治疗

（1）一般治疗

①安静卧床，床头抬高，保持呼吸道通畅，定时翻身、拍背，防止肺炎、压疮。②对头痛、烦躁者应用镇静、止痛药物，癫痫发作者给予抗惊厥药。③头部降温，用冰帽或冰水以降低脑部温度，降低脑代谢，有利于减轻脑水肿。

2. 调整血压

血压过度升高者可口服或鼻饲降压药物，紧急情况下可静脉点滴降压药，同时监测血压，使血压维持在 150～160/90～100mmHg 为宜。降低颅内压：约有 2/3 的脑出血患者发生颅内压增高，积极降低颅内压极为重要。

3. 脱水、利尿治疗迅速建立静脉通道，遵医嘱用药

脱水剂：20%甘露醇 125～250mL 快速静脉滴注，视病情每 6～8h 1 次，应用 7～15d。心、肾功能不全者可选 10%甘油果糖 125～250mL 缓慢静脉滴注，每 8～12h 1 次。

利尿剂：呋塞米（速尿）20～40mg 静脉注射，每 8～12h 一次。若有凝血机制障碍或并发消化道出血，可应用止血药。

4. 做好急诊监护

严密观察患者的脉搏、呼吸、血压、体温、神志、瞳孔等的变化，其中瞳孔的变化尤为重要，它是观察脑出血患者病情、出血部位的一项重要指征。对伴有上消化道出血的患者，每半小时或 1h 测生命体征一次。对疑有休克的患者，应留置导尿管，测每小时的尿

量，应保持每小时尿量>30mL，还应定时查血分析，以了解出血是否停止。

5. 手术治疗

年龄<65周岁、有明确血肿形成、脑疝发生前期或CT证实血肿直径在3cm以上的脑出血患者，常被列为手术适应证，对此类患者应做好急诊手术准备。

二、护理评估与观察要点

（一）护理评估

1. 意识状态

意识改变往往提示病情变化，应定时观察和判断意识情况。出现以下征象应警惕病情恶化：①神志清醒转变为嗜睡状态。②对疼痛反应趋向迟钝。③原躁动不安突然转向安静昏睡或昏睡中出现鼻鼾声。④在清醒状态下出现小便失禁。

2. 生命体征

①体温：发病早期体温正常，数日逐渐升高。常提示并发感染。②脉搏和心率：注意观察脉搏的速率、节律、强弱等。脉搏缓慢是颅内压增高的表现；脉搏增强提示血压升高；脉搏细弱有循环衰竭的趋势。③呼吸：观察呼吸频率、节律和深浅等。脑桥、中脑受损时可出现中枢性过度呼吸，呼吸可加快至70~80次/分；颅内压增高可导致脑疝而使呼吸减慢或突然停止；呼吸不规则或出现叹息样呼吸、潮式呼吸提示病情危重。④血压：颅内压增高时常引起血压增高。特点是收缩压增高。

3. 瞳孔

观察患者双侧瞳孔是否等大及对光反应的灵敏度。双侧瞳孔大小不等，对光反应迟钝或消失，提示脑干损伤；双侧瞳孔缩小呈针尖样，并伴有高热，是原发性脑桥出血特征之一；一侧瞳孔进行性散大伴对光反应消失，意识障碍加重，频繁呕吐，颈项强直，则揭示小脑幕裂孔疝形成。

4. 癫痫

脑出血可引起癫痫发作。注意观察抽搐发生的部位、次数、持续及间隔的时间、发作时有无大小便失禁及瞳孔对光反应是否存在等。

5. 出入量的观察及记录

脑出血患者多应用脱水药降颅压，减轻脑水肿。因此，正确记录出入量尤为重要，可以及时反映患者的肾功能情况和脱水效果。

（二）观察要点

1. 现存问题观察

脑出血的患者多半伴有头痛、呕吐、血压升高、突然神志丧失等症状，病情严重者将严重危及患者的生命，因此密切观察患者神志、瞳孔、生命体征的变化，并每15~30min记录一次，意识和瞳孔的变化是提示病情轻重的重要指标。血压越高，越会加重脑出血，必须及时观察血压。详细记录24h的出入量。

2. 并发症的观察

（1）脑疝

脑疝是指颅内疾病引起颅内压增高以及颅内压增高加剧的一种严重危象。急性期患者绝对卧床休息，床头抬高15°~30°以利于静脉回流，减少脑血流量，降低颅内压。也可根据病情，将首次翻身时间延长到12h后进行。除呼吸、进食、排泄外，其他活动需严格禁止。严密观察患者有无剧烈头痛、喷射性呕吐、躁动不安、血压升高、脉搏减慢、呼吸不规律、一侧瞳孔散大、意识障碍加重等脑疝的先兆表现，一旦出现，应立即报告医生，配合抢救。

（2）上消化道出血

消化道出血是脑出血常见并发症，多发生于脑出血后5~7天。应密切监测血压和脉搏，观察血压的动态变化，必要时记录出入水量。监测大便性质、颜色、量，进行大便隐血试验检查，及时发现有无隐血。观察患者有无头晕、黑便、呕血等失血性休克表现。胃管鼻饲患者应注意回抽胃液。

（3）肺部感染

有意识障碍的患者或因偏瘫卧床的患者，因为不能及时地清理呼吸道分泌物或者呕吐物，易引发肺部的感染。要保持室内空气的清新，给患者持续吸氧或间断吸氧；还要及时吸痰，保持呼吸道的通畅；密切监测体温的变化；预防性使用抗生素。

（4）应激性溃疡

脑出血患者颅内高压状态影响下丘脑及脑干功能，导致自主神经功能紊乱和肾上腺皮质激素分泌增多，增强迷走神经兴奋性，使胃酸分泌增多，导致胃黏膜糜烂、坏死，溃疡形成，引起消化道出血。应预防性使用西咪替丁，它能有效减少胃酸分泌，减轻胃黏膜损害，降低应激性溃疡的发生率。并发应激性溃疡时应禁食，给予止血药。

（5）泌尿系感染

多见于女性和留置导尿管者。对尿失禁的患者应及时更换尿垫，保持会阴及床单的整洁和干燥。定时检查尿常规，必要时做中段尿培养。留置导尿者应做好导尿管的护理。

第八节　急性肾衰竭

一、定义

急性肾衰竭是指肾脏功能急骤、进行性减退以致衰竭而出现的临床综合征。主要表现为肾小球滤过率明显降低所致的进行性氮质血症，以及肾小管重吸收和排泄功能低下所致的水、电解质紊乱和酸碱失衡。根据尿量减少与否分为少尿型（<400mL/d）和非少尿型（>400mL/d）。

二、病因与发病机制

（一）肾前性肾衰竭

①低血容量：由于严重的外伤、烧伤、挤压综合征、大出血、外科手术、脱水、呕吐、腹泻或大量使用利尿剂等所致。②低血压；败血症、休克、应用血管扩张剂或麻醉药等所致。③心力衰竭。④肝功能衰竭。

（二）肾性急性肾衰竭

①急性肾小管坏死：长时间缺血，肾毒性物质，如重金属、氨基糖苷类抗生素及造影剂。②小动脉损伤：如恶性高血压、血管炎、微血管病变（如血栓性血小板减少性紫癜、溶血尿毒综合征等）。③急骤进展性或急性肾小球肾炎。④急性间质性肾炎。⑤尿酸盐在肾内沉积或骨髓瘤细胞在肾内浸润。⑥胆固醇栓塞，尤其在动脉扩张术后。

（三）肾后性肾衰竭

①输尿管梗阻：如血凝块、结石、肿瘤、坏死的肾乳头及肾外压迫等。②膀胱出口梗阻：如神经源性膀胱、前列腺肥大、癌症、结石、血凝块或尿道狭窄等。

三、临床表现

①少尿或无尿：少尿期一般持续 7~14d。少尿期愈短，预后愈好。②水中毒：这是少尿期的一种严重并发症，其临床表现为全身软组织水肿、急性肺水肿和脑水肿。肺水肿时早期仅有肺底部啰音及呼吸音减低，严重时全肺满布水泡性呼吸音，并有呼吸困难，口唇

青紫等。脑水肿时头痛、呕吐、神志不清和抽搐。因此，水中毒是急性肾衰竭的主要死亡原因之一。③电解质紊乱：高钾血症、高磷血症、高镁血症、低钠血症、低钙血症、代谢性酸中毒、氮质血症。④高血压、心力衰竭：急性肾衰竭患者中，约有2/3病例出现不同程度的高血压，其原因主要是肾脏缺血而产生过多的升压物质，心力衰竭是少尿期的主要并发症之一，常发生于肺水肿和高血压之后，应严加注意。⑤出血倾向、贫血：急性肾衰竭时由于血小板的缺陷、毛细血管脆性增加，凝血因子的生成受到抑制，可有明显的出血倾向，主要表现为鼻衄、皮下瘀斑、口腔齿龈及消化道出血。

四、急救配合与护理

（一）肾前性肾衰竭的处理

血流动力学监测：定期检查血压、脉搏、皮肤皱褶和温度，以评价血容量状态，必要时采用中心静脉压或Swan-Ganz导管侵入性监测。

补液试验：对容量不足、少尿患者，以500~1 000mL生理盐水在30~60min内快速静脉滴注，应使尿量增加。如无利尿反应，补液后用100~400mg速尿静脉注射，以促进利尿。如尿量增加，在容量补足的情况下，可重复使用速尿。为防止速尿引起的听力损害，可用20%甘露醇输入，速率10~20mL/min，在甘露醇开始输入的6h之内，可产生利尿作用，如输注12h后无利尿作用，应停止使用。

多巴胺：可扩张肾血管，利钠、利尿。以每分钟小于3μg/kg剂量持续静滴，在开始治疗的6~12h内，通常有利尿反应。仍然无尿，应停用。

（二）肾性急性肾衰竭的处理

1. **保守治疗**

（1）一般处理

患者每天称体重，准确记录每天液体出入量，至少隔日检测一次血钾、钠、氯、钙、磷、镁、尿素氮和肌酐。

（2）液体摄入量

非透析患者每天液体摄入量等于非显性丢失（不出汗患者为500mL/d）加尿量和其他引流液丢失量，非少尿患者或透析患者液体量可适当放宽。

（3）营养

每日蛋白摄入应限制在0.6g/kg，总热量摄入应保证35~50kcal/kg，盐的摄入限制在2~4g，应避免摄入含镁化合物。

（4）血压

根据患者血容量，决定使用容量扩张或血管收缩物质，及时纠正低血压。积极处理高血压，不降低肾血流量的抗高血压药物（如可乐定、哌唑嗪）或钙通道阻滞剂为首选。高血压危象需静脉滴注硝普钠，剂量为每分钟 0.25μg/kg。或用 Labetalol 静滴，剂量 0.5–2.0mg/min。

（5）磷和钙

高血磷口服氢氧化铝凝胶每次 15～30mL，一日 3 次，随三餐同服。当血磷降至正常时，可用碳酸钙口服每次 0.5～1.0g，一日 3～4 次，随三餐同服。

（6）高尿酸血症

别嘌呤醇口服每次 100mg，一日 1 次。

（7）高钾血症轻度（血钾<6mmol/L）

采用饮食限制，降钾树脂口服每次 15g，一日 3 次。有心电图和神经肌肉异常表现的高钾血症，需立即药物治疗，10%葡萄糖酸钙 10mL，在 2～5min 内缓慢静脉注射，如无反应，5min 后再给一次，剂量同前；44.6mmol 碳酸氢钠（7.5%50mL）缓慢静脉注射 5min，如心电图未恢复，10～15min 重复一次；10%葡萄糖溶液加普通胰岛素 10U，在 60min 内静脉滴注，或在 5min 内静脉注射。药物不能纠正的高钾血症，可采用血液透析治疗。

（8）代谢性酸中毒

轻度酸中毒（血清碳酸氢浓度≥16mmol/L）不需要治疗；较重的酸中毒，使用碳酸氢钠口服每次 0.5～1.0g，一日 3 次；严重失代偿酸中毒（血 pH<7.2）需要静脉滴注 5%碳酸氢钠 150～250mL；药物难以纠正的酸中毒应行血液透析治疗。静滴碳酸氢钠纠正酸中毒时，谨防容量负荷过重和低钙血症引起的肌痉挛。

（9）药物剂量调整

经肾脏排泄的药物需根据肾功能作相应剂量调整。

（10）感染

为急性肾衰竭死亡的主要原因之一。首选不经肾脏排泄的抗生素，如药物敏感试验结果需用肾毒性药物，特别氨基糖苷类时，应根据肾衰竭程度，延长给药时间或减少每次给药剂量。

（11）消化道出血

根据出血程度，给予适当处理。

（12）贫血

通常由于血容量扩张、红细胞产生减少和失血等因素所致。活动性出血或贫血症状明显的患者需输血治疗。

2. 透析治疗

(1) 透析指征

①严重高钾血症、酸中毒、容量负荷过重等药物难以纠正者；②出现尿毒症心包炎、脑病者；③BUN>35.7mmol/L 和（或）Ser>600jμmol/L 者；④高分解代谢者，需要高营养治疗者。

(2) 透析方法的选择

病情危重，高分解型急性肾功能衰竭，血流动力学稳定，腹腔广泛粘连，肺功能不全、呼吸困难者，腹部脏器损伤或近期手术、腹部皮肤感染、无法置管者，进行血液透析；非高分解型，血流动力学不稳定，建立血管通路困难，有活动性出血，全身肝素化有禁忌，老年患者，宜选腹膜透析；血流动力学不稳定，毒素潴留不严重，但以容量负荷过重为主，宜选持续动静脉血液滤过。

（三）肾后性肾衰竭的处理

①临时性膀胱插管可评价和解除下尿路梗阻。②肾脏超声检查评价有无上尿路梗阻。③根据梗阻病因尽早解除梗阻。④梗阻解除后，出现梗阻后利尿，引起血容量和电解质的不适当丢失。因此，需根据每天体重、尿量、血压、血清及尿电解质浓度变化，调节输液量和成分，以保证正常血容量及电解质平衡。

（四）恢复期的处理

①仔细监测血电解质、血容量状态、尿量和尿电解质。根据具体情况，给予适当处理。②肾小球功能在短期内恢复，而肾小管功能需要几周，甚至几个月才能恢复。部分老年、糖尿病、严重高血压患者及少尿时间长者，肾功能可迁延不恢复，甚至转为慢性肾衰竭。

五、常见护理问题与措施

（一）排尿异常

与肾缺血继发于败血症、休克或严重的血容量不足等；肾毒素引起肾小管变性、坏死；溶血反应；肾血管损伤有关。

①绝对卧床休息，可减少代谢产物生成。②准确记录 24h 尿量，并观察尿的颜色，留置导尿管患者监测每小时尿量并监测尿比重。③指导患者正确留取尿标本。④遵医嘱使用利尿剂，并观察治疗效果及不良反应。

（二）体液过多

与肾小球滤过率降低，摄入过多有关。

①限制摄入：水：前1天尿量再加500mL；钠：每日不超过3g；钾：尿少者严格限制钾的摄入。②监测体重每日2次。③准确记录24h出入水量。④遵医嘱使用利尿剂，并观察尿量变化及药物的不良反应。⑤尽量避免肌内或皮下注射。

（三）潜在并发症

高钾血症与肾小球滤过率降低，酸中毒，摄入过多有关。

①严密观察病情变化，测血压、脉搏、呼吸，每2h 1次，有条件者可行床旁心电监护。②提供低钾饮食。③不输库存血，及时纠正酸中毒。④发现患者有恶心、手麻木或脉搏慢等现象，应立即抽血监测血钾，如血清钾浓度在6.0mmol/L以上者，立即遵医嘱做处理：静脉给钙剂或5%苏打；静脉给高渗糖水加胰岛素；联系血液透析。

（四）潜在并发症

急性肺水肿与体液过多，输液速度过快有关。

①严格控制输液量和速度，有条件者可监测中心静脉压。②备齐急救药品及物品。③经常巡视病房，密切观察病情变化，如发现患者有呼吸急促等临床表现时，应立即通知医师，同时做好处理：协助患者端坐位，双腿下垂于床沿，以减少静脉回心血量高浓度给氧；给予硝苯地平10mg或硝酸甘油0.5mg舌下含服；建立静脉通路，按医嘱正确使用扩血管剂，并根据病情调节滴速；痰多者应吸痰，保持呼吸道通畅。

第九节　急性肝功能衰竭

一、定义

急性肝功能衰竭（AHF）也称暴发性肝功能衰竭（FHF），是指在短时间内（一般不超过4周）出现黄疸至发生肝性脑病（肝昏迷）等严重临床综合征，且过去无肝病史者。其病因和机制复杂，预后凶险，病死率高。最常见的病因是病毒性肝炎，脑水肿是最主要的致死原因。除少数中毒引起者可用解毒药外，目前无特效疗法。原位肝移植是目前最有效的治疗方法，生物人工肝支持系统和肝细胞移植治疗急性肝功能衰竭处于研究的早期阶段。

二、病因与发病机制

（一）病因

引起 AHF 的病因较多，包括以下几个方面。

1. *病毒*

引起肝脏炎症，造成各种程度的肝细胞坏死及急性肝功能衰竭。常见的病毒包括：甲型肝炎病毒（HAV）、乙型肝炎病毒（HBV）及戊型肝炎病毒（HEV）。在我国，HBV 是引起急性肝功能衰竭最常见的原因，占 66%~82%。

2. *药物*

是引起 AHF 的常见病因，大部分药物在肝内经过生物转化而清除。肝脏的损害可以改变药物的代谢、生物效应及不良反应，而药物本身及其代谢产物对肝脏也可造成损害。引起 AHF 常见的药物包括对乙酰氨基酚、苯妥英，吸入性麻醉剂如氟烷、二氯丙烷和非类固醇抗炎药等。

3. *妊娠*

AHF 与妊娠相关的情况有 2 种：①病毒性肝炎引起。②妊娠脂肪肝，但不常见。

4. *严重创伤、休克和细菌感染*

严重创伤、休克和感染并发微循环障碍、低血流灌注状态时，随着时间延长常导致 MSOF。严重的 MSOF 时，肝脏是容易受损的器官，早期支持肝脏功能的治疗有利于降低 MSOF 的病死率。

5. *其他*

包括：肝外伤、较大面积的肝切除、缺血性肝损害及淋巴结瘤，罕见的有急性肝豆状核变性（Wilson′s 病）及肝静脉阻塞综合征（Budd-Chiari Syndrome）等。

（二）发病机制

肝功能衰竭的发病机制因病因不同而有较大的区别。

1. *病毒*

作为始动因素，引起机体一系列免疫反应，抗原与抗体在肝脏网织内皮系统的强反应性免疫应答，导致大面积肝细胞坏死。在此情况下，作为内毒素主要解毒场所的肝巨噬细胞也受到损伤，来自肠道的内毒素本身及其诱导产生的肿瘤坏死因子（TNF）与病毒一起，又引起更多的肝细胞溶解和坏死。内毒素也可造成毛细胆管损伤，使胆汁引流量下降，胆汁淤积，损伤肝脏的排泄功能和清除能力。内毒素还可使肝细胞的细胞色素氧化酶P450活性下降，干扰及降低肝脏对药物代谢与降解。

2. 对乙酰氨基酚

引起的AHF主要由于药量过大。药物的小部分可透过肝细胞的细胞色素P450系统，代谢成为具有对肝有高度毒性的活性物质。一般情况下，肝内的谷胱甘肽（GSH）能与这些活性物质结合而解毒：超量用药可使肝内GSH耗竭，其代谢产物能与肝内大分子结合，造成肝细胞的损害。

3. 氟烷

在肝内通过还原反应可转化氯二氟乙烯（CDF）、氯三氟乙烯（CTF）和无机氟化合物，前二者均为自由基或含负氧离子的中间代谢产物，能与大分子结合并使膜脂质过氧化，造成肝细胞的坏死。

4. 严重外伤、休克或细菌感染

可通过缺血缺氧、内毒素、再灌注时的氧自由基损伤和单核巨噬细胞系统被激活后产生细胞因子，引起肝功能衰竭。急性胆管感染尤其容易造成肝脏损害。肝功能衰竭在MSOF的发生、发展中占有十分重要的地位。

三、急救护理

（一）常见护理问题与护理措施

1. 急性意识障碍

与肝功能减退、血氨增高等所致脑代谢紊乱有关。

①将患者置于易观察的单人房间内，给予重点照顾和观察，最好有专人陪伴。严密观察意识和生命体征的变化，并随时记录。②昏迷者应绝对卧床休息，保持环境安静、避免各种刺激，并酌情加床档或保护性约束。一般采取仰卧头高脚低位，头偏向一侧，取下假牙。③保持呼吸道通畅、吸氧，定时翻身、拍背。如呼吸道不畅，缺氧加重时，可做气管切开术或用人工呼吸机，并给相应护理。④维持水、电解质平衡，保证患者有足够（但不要过多）入量，密切观察脱水及电解质紊乱表现，准确记录每日出入量，长期意识障碍患者可鼻饲补充水分及营养。

2. 营养失调—低于机体需要量

与进食减少、严重呕吐有关。

①评估患者营养不良的程度。②了解患者的饮食习惯，帮助患者、家属识别营养状态下降的有关因素，认识增加营养摄取是适应机体代谢及治疗过程的需要，解释营养在治疗过程中的重要性。③创造良好的进食情境：患者的情绪、环境、体位舒适等。呼吸道分泌物多者，餐前先清理呼吸道，避免进餐中间和餐后30min内吸痰，以防情绪及局部刺激致呕吐，甚至反流窒息。④监测进餐前后有无胃部饱满、腹胀，有无腹泻、便秘；记录出入液量。

3. **生活自理缺陷**

①每15~30min巡视1次，及时发现患者生活所需并予以解决。②将呼叫器及生活用品放在患者伸手可及之处，以便及时呼救和拿取。③协助患者洗漱、进食、大小便，并及时倾倒排泄物。④对绝对卧床的患者，帮助其床上洗头，每周1次，床上擦浴每天1次，冬天每周1~2次。⑤保持床单位整洁，做好预防压疮护理。

（二）急救护理措施

1. **体位**

原则上应绝对卧床休息，减少体力消耗，减轻肝脏负担。

2. **保肝药物治疗**

迅速建立静脉通路，遵医嘱正确给予药物治疗，观察疗效与不良反应。补充适量的水、电解质、维生素和微量元素，纠正体内的各种代谢失衡，维持内环境的稳定。按医嘱准确使用各种保肝药物。

3. **防止并发症**

密切观察病情，防止并发症的发生。特别是预防上消化道出血、肝肾综合征和感染的发生。可适当输注新鲜血浆，以补充凝血因子；给予抑酶制剂，以防消化道出血；减少侵入性操作等，防止外源性感染。

4. **密切监测各项指征**

包括：①循环功能：血压、脉搏、心电图、中心静脉压及尿量。②呼吸功能：血气分析。③凝血功能监护：凝血时间、凝血因子活动度、纤维蛋白原及凝血因子Ⅴ、Ⅶ、Ⅸ、Ⅹ等和血小板。④肝功能：胆红素、血氨、氨基酸、转氨酶及清蛋白等。

5. **安全防护**

观察患者有无性格和行为的改变，定向力、计算力有无下降以及神志情况，及时发现肝性脑病先兆，及时去除诱因和给予治疗。对于肝性昏迷患者，要加强看护，加用安全防护措施，如用床档，用约束带固定四肢，必要时用床单固定患者胸部，松紧适宜，保证血流畅通，慎用镇静剂。必要时可以用水合氯醛灌肠。

6. 心理护理

患者意识恢复后，应指导患者保持安静，保持乐观情绪，消除恐惧心理，增强战胜疾病的信心，以最佳心理状态配合治疗。必要时可留一位亲属陪伴患者，护士应与患者及家属保持密切接触，提供情感支持。

7. 饮食护理

遵循饮食治疗原则，给予低脂、高热量、低盐、清淡、新鲜、易消化的食物，戒烟酒，忌辛辣刺激性食物。少量多餐，合理调整食谱，保证食物新鲜可口。避免进食高蛋白质饮食，有腹腔积液和肾功能不全患者应控制钠盐摄入量（≤1g/d）。少尿时可用利尿剂，有肝性脑病先兆者可予鼻饲流质，忌食蛋白质，防止血氨增高而致昏迷，有消化道出血者应禁食。

8. 肠道护理

灌肠可清除肠内积血，使肠内保持酸性环境，减少氨的产生和吸收，协助患者取左侧卧位，用37~38℃的温水100 mL加食醋50mL灌肠，1~2次/天，或乳果糖500mL+温水500mL保留灌肠（肝性脑病者禁用肥皂水灌肠），使血氨降低。AHF患者病情危重，变化快，病死率高，临床护理人员要密切观察病情变化，认真分析病情，准确判断病情。发现异常情况及时向医生汇报，及时准确处理，防止并发症的发生，挽救肝功能衰竭患者的生命。

9. 预防感染

感染是促进病情恶化的常见诱因，环境卫生和饮食卫生都应严格要求，所有医源性操作要严格掌握适应证和遵守操作规程。注意观察患者的体温、血常规及各器官是否存在感染，常见的感染部位是口腔、肺部、腹腔、肠道等，应注意观察，早期发现，尽早治疗。做好口腔护理，定时翻身，清除呼吸道分泌物，防止口腔和肺部感染。遵医嘱按时应用各种抗菌药物。

（三）健康指导

告知患者日常生活中应尽可能避免AHF的病因，并指导患者及家属做好消毒隔离工作，对家中其他成员采取预防注射乙肝疫苗。嘱患者按医嘱用药，不滥用药物，特别应禁用损害肝脏的药物，且发现不良反应及时就诊。避免从事重体力劳动、高强度、高负荷工作，不做剧烈运动；指导患者制定科学饮食计划并坚持执行，多进食蔬菜、水果、高蛋白质、高维生素及易消化食物。

第十节 院前急救的护理

一、现场评估

在对急危重症患者进行病情评估的过程中必须树立“挽救生命第一”的观点，应强调“边评估边救治”的原则。

（一）病情评估的方法

病情评估时尽量不移动患者的身体，尤其对不能确定的创伤和心肌梗死患者。病情评估包括询问病史、了解症状以及对患者进行体格检查。

1. **病史**

通过询问患者、目击者或家属可以了解事情发生经过。病史的询问务求简单明确，并且询问针对患者病情最关键之点。可能的话，应该在现场寻找药瓶或血迹等以使情况更加明确。

2. **症状**

症状是指患者的感觉与体会，包括疼痛、麻木、失去知觉、眩晕、恶心和颤抖、抽搐等。

3. **体格检查**

应迅速进行常规检查，从头沿着躯体到小腿和足。对急危重症患者的检查务求简单扼要、突出重点。主要依靠视、触、叩、听等物理检查，尤其侧重对生命体征变化的观察及发现可用护理方法解决的问题，检查患者的呼吸与脉搏，观察是否有严重的出血或体液丢失，观察躯体是否存在肿胀或畸形、语言的表达能力以及患者对伤情或症状的耐受程度等，及时发现危及生命的主要问题。

（二）现场病情判断

1. **意识状态**

呼唤、轻拍或推动，观察神志是否清醒，无反应则表明意识丧失，已陷入危险。

2. **气道通畅**

梗阻者不能说话及咳嗽。

3. **呼吸**

正常12~18次/分，危重者变快、变浅，不规则，表现为叹息样或停止。

4. **循环体征**

看皮肤、黏膜颜色是否苍白或青紫；数脉搏，正常60~100次/分，以判断有无心脏危险信号。

5. **瞳孔大小及反应**

判断有无颅脑损伤、脑疝、脑水肿或药物中毒。

检查头、颈、胸、腹、骨盆、脊柱和四肢有无开放性损伤、骨折畸形、触痛、肿胀和活动性出血：有无表情淡漠、冷汗、口渴等。

二、现场分类

根据检伤的结果如患者的生命体征、受伤部位、出血量多少来判断伤情的轻重，对患者进行简单分类，并分别标识不同的醒目颜色。伤病情识别卡别在患者的左胸部或其他明显部位，便于医疗救护人员辨认，以便按先后予以处置，并采取针对性的急救方法。伤病员伤情划分等级如下：①红色标签：重伤，即危重症患者，在短时间内伤情可能危及生命，需立即采取急救措施，并在医护人员严密的监护下送往医院救治，应优先处置、转运。如严重头颅伤、大出血、昏迷、各类休克、严重挤压伤、内脏伤、张力性气胸、颌面部伤、颈部伤、呼吸道烧伤、大面积烧伤等。②黄色标签：中度伤，即重症患者，伤情重但暂不危及生命，可在现场处理后由专人观察下送往医院救治，次优先处置、转运。如胸部伤、开放性骨折、小面积烧伤等。③绿色标签：轻伤，即轻症患者，伤情较轻，能行走，经门诊或手术处理后可回家休养，可延期处置、转运。如软组织挫伤、轻度烧烫伤、远端肢体闭合性骨折等。④黑色标签：死亡，即濒死或死亡者，一般由其他的辅助部门处理，可暂不做处置。⑤蓝色标签：与上述颜色同时加用，表示患者已被污染，包括放射污染及传染病污染。

在分类检伤中还应该掌握几个原则；①边抢救边分类。分类工作是在特殊而紧急的情况下进行的，不能耽误抢救。②指定专人承担。一般由医生担任，要求头脑冷静、目光敏锐、视野开阔，应由经过训练、经验丰富、有组织能力的人员承担。③分类依次进行。分类应依先危后重再一般的原则进行。④分类应快速、准确、无误。评估人员要不断地走动，不要在一个地方停留过长时间，以发现更多的患者。

三、现场救护

做出初步评估后，护理人员应遵医嘱，配合医生对患者实施救护措施。这些救护措施的实施可穿插在评估和体检过程中，有的可由护理人员独立完成，有的则需要医护人员合作完成。

（一）现场救护的原则

①保持镇定、沉着大胆、细心负责、理智科学地进行判断。②评估现场，应确保伤者和自身的安全。③分清轻重缓急，先救命，后治伤，按先危后重、先急后缓的原则进行，果断施救。④尽可能采取减轻患者痛苦的措施。⑤充分利用可支配的人力、物力、协助救护。

（二）现场救护的基本措施

1. 判断意识和病情轻重

立即呼救。

2. 摆好救护体位，注意保暖

根据病情的轻重与不同，原则上在不影响急救处理的情况下，采取相适应的体位。心脏骤停者采用 CPR 位，即平卧位；昏迷者或舌后坠伴呕吐者应采用平卧位头偏向一侧或屈膝侧俯卧位；休克患者可取头和躯干抬高 20°～30°、下肢抬高 15°～20°的中凹位；患者面部朝下，必须要移动时，应整体翻转，即头、肩、躯干同时转动，始终保持在同一个轴面上，避免躯干扭曲；对于猝死、创伤、烧伤等患者要适当脱去某些部位的衣服，以免进一步污染，便于抢救和治疗。

3. 维持呼吸系统功能

护理措施包括吸氧、清除痰液及分泌物、进行口对口人工呼吸或配合医生进行气管插管及呼吸兴奋剂的应用，以保持呼吸道通畅。

4. 维持循环系统功能

护理措施包括测量生命体征，对于高血压急症、心力衰竭、急性心肌梗死或各种休克进行心电监护，必要时配合医生进行电除颤及体外心脏按压。对心脏、呼吸骤停者，应立即行胸外心脏按压。

5. 维持中枢神经系统功能

强调在现场急救实施基础生命支持时，即开始注意脑复苏，及早头部降温，以提高脑细胞对缺氧的耐受性，保护血-脑屏障，减轻脑水肿，降低颅内压，减少脑细胞的损害等。

6. 及时开放静脉

尽量选用静脉留置套管针，选择较大静脉穿刺，固定牢靠，使患者在烦躁或搬运时，针头不易脱出血管外或刺破血管，保证液体快速而通畅地输入体内，尤其对抢救创伤出血、休克等危重患者在短时间内扩容极为有利。

7. **对症处理**

协助医生进行止血、包扎、固定及搬运，应用药物或其他方法进行降温、引流、解毒、止痉、止痛、止吐、止喘、止血等对症处理。

8. **心理护理**

对清醒患者不要反复提问，避免在患者面前讨论病情，给予安慰性语言，应尽量使患者能安静休息，并减轻其心理压力。大多数院前急救患者病情复杂、症状严重，对于遭受突然的意外伤害缺乏思想准备，因此常表现为惊慌、焦虑和恐惧，此时患者及家属视医护人员为“救星”。因此，医护人员要有良好的应急能力、敏锐的观察力，既要沉着冷静，又要迅速敏捷，以运用非语言交流手段给予患者及家属安全感和信任感。

9. **脱去患者衣服的技巧**

在院外现场中处理猝死、窒息、创伤、烧伤等患者，为便于急救，均需要适当地脱去患者的某些衣服、裤子、鞋、帽等。需要掌握一定的技巧，以免因操作不当加重病情。

脱上衣法：解开衣扣，将衣服尽量向肩部方向推，背部衣服向上平拉。如为一侧上肢受伤，可遵循先健侧后患侧的原则，提起一侧手臂，屈曲健侧手臂，将肘关节和前臂及手从腋窝拉出，并脱下其衣袖，将扣子等硬物包在里面，打成圈状，从颈后或腰部平推至患侧，拉起衣袖，脱下患侧衣袖即可。如患者生命垂危，情况紧急或肢体开放性损伤，或者患者穿着套头式衣服较难脱出时，为避免医患纠纷，应快速征得患者或其家属同意后，可直接使用剪刀剪开衣服，为抢救争取时间。

脱长裤法：患者呈平卧位，解开腰带和裤扣，将裤子由腰部退至髋下，注意保持双下肢平直，切勿随意抬高或屈曲，将长裤平拉脱下。如确认无下肢骨折者，可以屈腿抬高将裤子脱下。病情危急者，同样可以选择剪刀剪开法。

脱鞋袜法：托起并固定踝部，以减少震动和旋转，解开鞋带，先向下再向前顺脚趾头方向脱下鞋袜。

摘头盔法：头部受伤患者因其所戴头盔妨碍呼吸或出现呕吐时，应及时去除头盔。去除头盔的方法是用力将头盔的边向外侧扳开，解除夹头的压力，再将头盔向后上方托起，缓慢脱出。整个动作注意要稳妥，不能粗暴，尤其考虑有颈椎创伤者，要与医生合作处理，避免加重伤情。

10. **保存断离的肢体**

及时妥善处理好离断肢。如手指或肢体被截断时，将断离面用生理盐水冲洗后，用无菌纱布包好放入塑料袋内，同时将碎冰放在塑料袋外面，带到医院以供再植。注意不可将断离肢体直接放入碎冰中，因可使断离的黏膜组织无法修复再植。

四、转运与后送途中护理

由于现场环境恶劣、条件限制，不允许就地抢救大量患者，必须将患者转送至后方医院，方能实施有效救治。因此，做好转送途中的护理处置工作，对确保转送途中患者的安全，减轻患者的痛苦，预防和最大限度地减少并发症，降低伤残率和死亡率都有十分重要的意义。

（一）转运前的要求

①根据不同伤情，转运前必须将患者进行大致分类，并对受伤部位做出鲜明的标志，以利途中观察与处置。②注意发现危及生命的伤病情，如出血、内脏穿孔、发热抽搐、呼吸道阻塞、骨折等，都应在转送前做紧急处理，以防转送途中病情恶化导致死亡。③对失血过多的患者，除止血包扎外，应给予静脉补液或输注血浆代用品，纠正和预防失血性休克，以保证途中安全转运到目的地。④对接触的每个患者应做必要的检查，发现伤处后注意保护。⑤在患者转送前应备齐医疗后送文件，如伤票、后送文件袋。

（二）运载工具的选择

运载工具的选择多数根据院前急救任务、患者的数量、性质、区域环境来确定。①一般个体或群发意外事故，现场急救多根据需要选择不同类型的救护车；②路途较远、现场环境较差等特殊情况可选择直升机和飞机；③沿海、岛屿等水域环境还可选择救护船艇；④距离医院较近的急性病患者，可选择方便的运送工具，如平板车、三轮车、担架、轮椅等，目的是为节省时间，将患者快速送到医院救治。

（三）搬运的要求

1. 担架搬运患者时

将患者头后脚前放置，利于后位担架员随时观察患者神志变化。长途搬运时，务必系好保险带，防止跌落摔伤。同时应该采取加垫、间接按摩等措施，防止出现局部压伤。担架员行进步调应一致，以减少颠簸。同时还要注意雨雪、雷电天气时，要做好遮雨、保暖和安全工作，避免人员遭受雷电袭击或淋雨挨冻等。

2. 救护车运送患者时

尽量选择近程路径、平整路面，少走弯路，减少颠簸，车辆行驶途中要避免急拐弯、急刹车等，以免增加患者不适、痛苦或加重病情。为保证患者安全，须妥善固定患者及车载担架，并酌情缓行。

3. **火车运送患者时**

一般比较平稳，多用于大批患者长距离转移。因此，患者分类标记务必清楚牢固，重伤患者应放置在下铺，容易观察治疗。长时间的运送，途中还需注意生活护理，要勤巡回、勤询问、勤查体、勤处理。

4. **船舶运送患者时**

晕船容易引起恶心、呕吐，可以造成患者窒息并严重污染船舱内环境。因此，提前用药防止晕船、及时发现呕吐者给予相应处理是非常重要的。呕吐物需及时清扫并适当通风换气，防止舱内污染和发生传染病。

5. **飞机运送患者时**

同样存在晕机呕吐的现象，除此之外还要注意的是机舱内压力的变化可以影响患者的呼吸循环状态，导致颅、胸、腹及受伤肢体内压改变，引起一系列严重后果，所以尽量实行低空飞行，保持舱内压力恒定是非常重要的。使用高速喷气式飞机运送时，飞机的起飞降落时的加速运动和减速运动可以直接影响患者的脑部血供。因此，应该尽量将患者垂直飞行方向放置或头后脚前位，防止飞机起飞时因惯性作用造成的患者一过性脑缺血引起晕机、恶心、呕吐等。

6. **对特殊患者应采取适当的防护隔离措施**

如传染病和一些特殊中毒患者。工作人员接触和运送患者时，也应该做好自身的防护工作。对于有特殊需要的患者，应在途中采取避光、避声等刺激或防震的措施。

（四）转运途中护理

1. **体位**

患者在途中的体位应根据病情进行安置和调整。在不影响治疗、病情的前提下，应协助患者采取舒适、安全的体位，一般以患者舒适、利于治疗和观察为主。仰卧位是一般重症患者最常用的体位，颅脑损伤和呕吐患者头应偏向一侧，以免发生窒息。

2. **严密观察病情变化**

如神志、血压、脉搏、心率、呼吸及口唇黏膜的颜色等，必要时使用监护仪器进行持续监测，对气管插管患者要保持气道通畅。运送途中动态检查和观察损伤和治疗措施的效果，如创面出血有无改善、止血措施是否有效、肢体末梢循环情况等。

3. 途中病情变化的处理

若呼吸、心跳突然出现危象或骤停，则应在救护车等环境中立即进行 CPR；如肢体包扎过紧，造成肢体缺血而使手指、足趾变凉发紫，则应立即调整包扎。远距离长时间转运患者，止血带需定时放松；患者频繁剧烈的抽搐、呕吐等，需立即做相应处理。

4. 记录

客观、准确做好抢救记录，内容包括患者症状与体征、所做抢救措施、用药名称、剂量、用后效果等，以备医护人员交班查询。

第十一节 创伤急救护理

一、止血

出血是急救中常见症状。血液从损伤的血管流出称为出血。血液由伤口流至体外者，称为外出血；血液由破裂的血管流入软组织、器官或体腔内，称为内出血。不论内出血或外出血，均需尽快止血。

（一）出血的分类

1. 动脉出血

血液颜色鲜红，血液自近心端随脉搏而冲出，呈喷射状。

2. 静脉出血

血液颜色暗红，血液从伤口远心端涌出或缓慢流出。

3. 毛细血管出血

血液颜色可自鲜红过渡至暗红色，整个创面都浸血，呈点状或片状渗出，混有细小动脉和细小静脉，量较少，多可自愈。

（二）出血的临床表现

1. 局部表现

有可见的外出血比较容易发现，一般可根据衣服、鞋、袜的浸湿程度，血在地面聚集的情况和伤者全身情况来粗略判断出血量。

2. 全身表现

根据出血量、出血速度不同而有不同的临床表现。当失血量达到20%以上时，可出现头晕、面色苍白、口渴、脉细速、四肢厥冷、血压下降等症状体征；当失血量达到总血量的40%时，就可危及生命。

（三）止血器械与用品

止血可用的材料很多。在现场抢救中可用消毒敷料、绷带，甚至干净的毛巾、布料进行加压包扎止血。充气止血带、橡皮止血带是制式止血带，在紧急情况下也可以用绷带、布带等代替，但不可用绳索、电线或铁丝等物代替。止血钳等专用的止血器械是最可靠的止血方法，但应避免盲目钳夹。

（四）止血方法

1. 指压法

沿出血血管的近心端，用手指压住动脉经过骨骼表面的部分，使血管受压闭合，阻断血流，以达到暂时止血的目的。

（1）头面部出血

可压迫一侧面动脉（同侧下颌骨下缘、咬肌前缘）、颞浅动脉（同侧耳屏前方个颧弓根部），以止同侧头面部出血。

（2）颈部出血

可压迫一侧颈总动脉（同侧气管外侧与胸锁乳突肌前缘中点之间），用力向后压，将其压向第6颈椎横突上，达到止血目的。注意绝对禁止同时压迫双侧颈总动脉，以免脑部缺血缺氧而昏迷。

（3）肩部出血

肩部的血供来自锁骨下动脉的分支，在锁骨上凹扪及锁骨下动脉搏动，对准第1肋骨压迫，可止肩部出血。

（4）上臂出血

根据出血部位不同可选择腋动脉或肱动脉压迫止血点。腋动脉压迫可从腋窝中点压向肱骨头，肱动脉压迫可从肱二头肌内侧沟中部将动脉向外压向肱骨干。

（5）下肢出血

根据出血部位不同，分别在大腿根部腹股沟中点稍下和腘窝及踝关节前后方压迫股动脉、腘动脉及胫前后动脉。

2. 加压包扎止血法

这是最常用的止血方法，在四肢、头颈、躯干等体表出血大多可采用此方法。具体方法为：用消毒的纱布、敷料或急救包折成比伤口稍大，将伤口覆盖，再用纱布、绷带做适当加压包扎，松紧度以能达到止血为宜，必要时可将手掌放在敷料上均匀加压，一般20min后即可止血，同时抬高伤肢以避免静脉回流受阻而增加出血量。

3. 屈曲肢体加垫止血法

利用关节的极度屈曲压迫血管达到止血。在肘窝垫以棉垫卷或绷带卷，将肘关节或膝关节尽力屈曲，借衬垫物压住动脉，并用绷带或三角巾将该肢体固定于屈曲位。可用于肘关节或膝关节远端肢体受伤出血。

此方法虽然能止血，但有一些不利因素：①可能压迫血管、神经等组织；②伤肢合并有骨关节损伤时则可能加重损伤；③不便于搬运。故尽量不采用此方法。

4. 填塞止血法

用无菌敷料填入伤口内，压住破裂的血管，外加大块敷料加压包扎。一般只用于大腿根、腋窝、肩部等处难以一般加压包扎的较大出血，或实质性脏器的广泛渗血，或继发感染出血、恶性溃疡出血、鼻出血等。填塞的敷料不能长久留在体内，一般在术后3~5d开始慢慢取出，过早可能发生再出血，过晚则易引起感染。

5. 止血带

止血法止血带一般只适用于四肢大动脉出血，或采用加压包扎后不能有效控制的大出血时。使用不当会造成更严重的出血或肢体缺血坏死。常用的有充气止血带和橡皮止血带两种，前者由于有压力表指示压力，压力作用平均，效果较好。在紧急情况下也可用绷带、布带、三角巾等代替。止血带一定要用衬垫保护局部软组织。

6. 结扎止血法

此为直接夹闭出血血管断端以阻断血流的方法。活动性出血于清创的同时结扎止血，未止的大血管出血则按伤情和条件进行血管修补术、血管吻合术、血管移植术等处理。

7. 药物止血法

根据患者具体情况，采用各种止血药物和输入新鲜血液或各种凝血因子，以提高凝血作用。局部药物可采用明胶海绵、止血粉敷贴创面止血。

（五）注意事项

①指压止血法为简便而有效的急救措施，但不能持久，故同时应做伤口的加压包扎、

钳夹或结扎止血。②不能用绳索、电线或铁丝等物代替止血带。③上止血带应注意部位准确、压力适宜、衬垫加好、标记明显、时间控制。④钳夹止血应避免盲目乱夹，以防止神经和正常的血管等组织损伤。⑤若为大血管损伤，影响肢体存活和功能者应尽早做血管修补、吻合、血管移植和再植等手术。

二、包扎

就地取材，利用最便捷的方法，采取最快的速度，对伤口或伤肢进行包扎，起到局部加压、保护、固定和扶托作用，使伤者舒适安全，减轻痛苦。

（一）用物

常用材料：绷带、三角巾、毛巾、被单、丝巾、衣服等。特制材料：四头带、多头带、丁字带等。

（二）包扎的基本方法

绷带和三角巾可根据需要随意折叠、缠绕，用途广泛、简便，以下分别叙述。

1. 绷带基本包扎法

常用的基本包扎方法有六种，根据部位形状的不同而采用相适应的方法。

（1）环形包扎法

是最基本、常用的方法。适用于包扎的开始与结束时，或包扎粗细相等的部位的小伤口，如颈、腕、胸、腹等处。要求绷带环形重叠缠绕，下圈必须遮盖上圈，结束时用胶布固定尾端或将带尾分成两头，以此打结固定。

（2）螺旋形包扎法

适用于包扎直径基本相同的部位，如上臂、躯干、大腿等，要求先将绷带缠绕数圈，然后将绷带以斜行方式，每圈遮盖上一圈的1/3~1/2。

（3）螺旋反折包扎法

适用于包扎直径大小不等的部位，如前臂、小腿等。要求由细处向粗处缠，每缠绕一圈反折一次，每圈遮盖上一圈的1/3~1/2. 反折部位应相同，使之成一直线。

（4）蛇形包扎法

适用于维持敷料或夹板固定。要求与螺旋包扎法相似，但每圈互不遮盖。

（5）“8”字形包扎法

适用于包扎屈曲的关节，如踝关节、腕关节。要求将绷带在伤处上下，由下而上，由上而下，一上一下互相交叉包扎重复做“8”字形旋转缠绕，每圈遮盖上一圈的1/3~1/2。

（6）回返包扎法

适用于包扎有顶端的部位如头部、断肢残端。第一圈在中央开始，来回反折，一直到该端全部包扎后，再做环形固定。

2. 三角巾包扎

三角巾为制式包扎材料，其制作简单，应用方便，可灵活运用于身体各部位较大伤口的包扎，如头、肩、胸、背、臀、全手、足等。

（1）头顶部包扎法

将三角巾底边向上反折约5cm，然后将折缘放在前额与眉平齐，顶角越过头顶，拉向头后，两底角自两耳上方绕至枕后交叉，交叉时将顶角扫在一端，压在下面，然后绕到前额的中央打平结。

（2）肩部包扎法

将三角巾顶角偏左或偏右的位置到底边中点，将三角巾折叠成燕尾形，成为燕尾巾。把燕尾巾夹角朝上，放在伤侧肩上。向后的一角略大并压住向前的角，燕尾底边包绕上臂上部打结，然后两燕尾角分别经胸、背拉到对侧腋下打结。

（3）胸部包扎法

将三角巾底边横放在胸部，约在肘弯上3cm，顶角越过伤侧肩，垂向背部，三角巾的中部盖在胸部的伤处，两端拉向背部打结，顶角也和此结一起打结。

（4）背部包扎法

方法与胸部相同，只是位置相反，结打于胸部。

（5）臀部包扎法

将三角巾顶角朝下，底边横放于脐部并外翻10cm左右宽，拉紧底角至腰背部打结，顶角经会阴拉至臀上方，与底角余头打结。

（6）全手、足包扎法

将手或足放在三角巾中央，指（趾）尖对着顶角，底部位于腕处，将顶角提起反盖于全手或足背上，将左右两底角交叉压住顶角，绕回腕部，于掌侧或背部打结固定。

（三）注意事项

①根据伤口大小，以及所处的部位，选择合适的包扎材料及方法。②包扎前伤口必须先盖上无菌敷料，避免直接触及伤口。③包扎时适当添加衬垫物，防止局部皮肤受压，并注意保持肢体的功能位置。④包扎松紧要适当，注意露出肢体的末端，以便随时观察血液循环情况。

三、固定

所有的四肢骨折均应进行临时固定，目的在于限制受伤部位的活动度，从而减轻疼痛，减少休克，避免骨折断端移动摩擦而损伤血管、神经、周围组织乃至重要脏器。本节简单介绍急救情况下最常用的外固定材料和方法。

（一）用物

常用材料：夹板、有铁丝夹板、木质夹板、塑料制品夹板和充气式夹板。

急救材料：树枝、木棒、竹竿等，紧急情况下甚至可以利用健肢固定伤肢。

（二）方法

1. 自体固定法

适用于下肢骨折，将伤肢固定于健肢，两脚对齐，将伤肢拉直，注意用棉垫或其他软织物将关节和两小腿间的空隙垫好，然后分段包扎固定。

2. 夹板固定法

根据骨折部位、性质不同选择适宜的夹板，并辅以绷带、棉垫、纱布或三角巾等物来固定，以达到相对制动稳定骨折的目的。

3. 特殊骨折固定法

（1）骨盆骨折

仰卧位，先在患者的两膝及两踝之间放一衬垫，后在踝关节、膝关节及髋关节上各以绷带束紧固定。

（2）脊柱骨折

将患者俯卧于硬板上，不使移动。必要时，用绷带将其固定于木板上。

（三）注意事项

①上夹板固定前，先检查并处理伤口，不可将外露的骨折断端送回伤口，以免造成感染。若有休克，及时抗休克。②夹板的长度应适宜，必须超过骨折部位上下两个关节。③夹板与皮肤之间应有衬垫，以免皮肤摩擦破损或固定不牢靠。④固定松紧适宜，以免影响血液循环或失去固定的作用。固定时，一定要露出指（趾）端，以便随时观察。

第十二节　危重患者的心理护理

一、危重患者一般心理特点及心理护理

（一）危重患者一般心理特点

危重患者病情险恶，心理反应强烈而且复杂。心理反应的强弱和持续时间的长短，不但取决于疾病的性质、严重的程度、对症状的改善以及对治愈的预期，也受到患者对自身疾病的认识，以及患者的心理素质、个性特征、文化水平、家庭经济状况等多种因素的影响。此外，个体对疾病信息的敏感性，以及对疾病所造成痛苦的耐受性和社会因素的影响，也会使其对疾病产生不同的心理状态。强烈的心理反应，表现为有明显的情绪反应或同时伴有行为反应，如喊叫、呼救、躁动等。还可见到极端的负性情绪反应，如木僵状态。有的患者还采用不良心理自卫机制，如迁怒于护理人员。有些患者不仅有情绪反应、行为反应和自我防御反应，还有因疾病引起的精神障碍，如烧伤后的患者，可出现幻听、幻视和罪恶妄想，精神活动减退的抑制状态。危重患者常见的心理特征如下。

1. 紧张与恐惧

危重患者多是突然起病，或突然遭受意外，或者在原来疾病的基础上，病情加重，往往生命危在旦夕，常表现出紧张与恐惧，心理反应强烈。由于致病原因不同，所以表现出不同的特点。

①事故导致意外的患者，因责任事故、技术事故或过失导致意外受伤者，往往表现急性心理创伤后的“情绪休克”状态，不言不语、无呻吟、表情淡漠、木僵、缄默、紧张、惧怕面容，有的拒绝救治。②急性创伤致残、意外事故毁容或脏器损伤的患者，由于对疼痛、死亡和病情恶化的惧怕和对日后残废、生活能力丧失的担心，常表现出惊慌和恐惧的心理，他们对医护人员提出过急过高的要求，迫切希望得到最好的救治，达到他们所理想的治疗效果。③急性心衰、急性心肌梗死和肺梗死的患者，发病时由于心前区、胸前区疼痛，患者往往手捂胸前、面色苍白、出冷汗、屏气、闭眼，不敢抬手抬腿，更不敢翻身，这种濒死的体验，使患者陷入极度的恐惧而难以自拔。④休克患者往往面色苍白，大汗淋漓，四肢冰凉，表情呆滞，严重者濒临死亡，患者可有烦躁不安，甚至超限抑制。⑤昏迷患者一旦抢救脱险，神志逐渐清醒，多种心理问题随之而来，如怕留有后遗症，怕再度昏迷陷入险境，心理负担较重。⑥急性感染患者，如大叶性肺炎，常表现高热、胸痛、咳嗽

和咳血痰等症状，患者可紧张恐惧，拒绝说话，不敢深呼吸及咳嗽。⑦大量呕血、咯血，如食管静脉曲张破裂出血、支气管扩张破裂出血等患者，精神常高度紧张和极度恐惧。

2. 焦虑

焦虑常发生于患者对病因、疾病转归和治疗效果不明确的情况下。危重患者只要神志清楚，均有不同程度的焦虑。常表现为烦躁不安，敏感多疑，激怒性增高。焦虑心理主要是对自己伤病转归担心，如大出血患者对立即手术缺乏心理准备，惧怕手术与求生欲望的矛盾，使之产生严重的内心冲突而焦虑不安；急症住院患者，突然与家人和工作单位隔离，一时难以适应医院环境，出现分离性焦虑；事故导致意外外伤和烧伤患者，自我完整性破坏，有时需要截肢或整容时，患者则产生阉割性焦虑，担心将来可能影响工作和家庭生活，以致忧虑忡忡而不能自拔。在临床治疗过程中，患者表现出的最常见的心理反应形式是抑郁，轻者对外界事物的兴趣下降，重者则常放弃治疗。

3. 孤独与抑郁

危重患者多数是急诊入院，对离开家庭和工作、入院后的陌生环境缺乏心理上的准备。尤其是ICU，与外界隔离，家属探视时受到病情和时间限制，医护人员与患者谈心的时间不多，在这种环境里病情稍有好转，患者就会产生孤独感。加之病房内各种抢救器材，如氧气、吸痰器、呼吸机、急救车等，也容易使患者触景生情，感到自己病情严重，担心病情是否能好转，忧虑工作、家庭、生活，思绪万千，从而产生抑郁，严重者可萌发轻生念头。冠状动脉循环障碍者，偶可出现幻听，也可出现妄想状态，这就更增加了心理问题的复杂性。

4. 愤怒与抗治

有些患者尤其是意外伤害者，多面带怒容，双眉紧锁，由于愤怒可表现尖叫，迁怒于医护人员，服毒自杀未遂者常更暴躁、易怒，可喊叫不止，因委屈和挫折而失去自制能力。自感救治无望和自杀未遂的患者，常产生抗拒治疗的心理。

5. 期待与依赖

危重患者由于身体的衰弱，生活自理能力差，又渴望生存，期望迅速康复，患者角色强化，往往一切以自我为中心，对医护人员、家属、朋友依赖性增强，期待得到更多的照顾。

6. 冲突

长期慢性疾病，如风湿性心脏病、冠心病、慢性阻塞性肺气肿等，病情反复发作而住院，在急性发作时，既惧怕死亡，又怕麻烦他人，而产生“求生不能，求死不成”的动机冲突。伤残、毁容、生殖器损伤或截肢的患者，“自我概念”受到威胁，怕失去生活自理能力，怕失去自己心爱的工作，怕失去被爱的权利，产生既盼望早治疗、又怕终生残疾连累他人，既想接触社会、又羞于见人的种种冲突心理。

（二）危重患者的一般心理护理

危重患者的心理护理是在护理人员与患者相互交往中进行的。通过护理人员的心理护理知识与技术，改善患者的心理状态与行为，使之有利于康复。

1. 稳定情绪

对于危重患者，时间就是生命，必须分秒必争，尽快救治。同时也应牢记，这类患者情绪反应强烈，而情绪对疾病又有直接影响，因此稳定患者的情绪是不可忽视的工作。

护理人员要富有责任心、同情心，要熟知危重患者的心理特点。得到紧急信息应立即前往探询患者，切记要礼貌、诚恳和自然地询问患者或家属的有关情况；要沉着、稳重、严肃、有序地进行抢救护理，这样可以稳定患者的情绪。应特别指出，在患者面前不可说“这么重”“怎么办”之类语言，也不可搓手顿足，面带难色。

对患者和家属要关怀尊重，从举止言谈上给患者及亲属以适当安慰和必要的心理指导，减轻和消除他们的紧张。要严密观察患者的生命体征，沉着、熟练地与医生密切配合。对于生命体征不平稳，生命危在旦夕的患者，切不可在患者面前谈论病情，只能单独向家属作交代，并提醒他们不可在患者面前流露，做好保护性医疗工作。

2. 理解支持

对危重患者要理解，并能谅解其过激行为。对于自杀未遂者不能训斥、嘲讽、讥笑，更不能迁怒。在抢救的恢复期，要对其进行认知疗法，改变错误认识，树立正确的人生观，改善其心理状况。对伤残患者可进行疏导心理疗法，从而调动患者的主观能动性，积极配合治疗护理，以达到身心两方面的康复。对身心疾病患者，要进行双重治疗，在进行积极的生物学治疗同时，也要进行心理治疗。患者亲属的言行举止直接影响着患者的情绪，所以还要指导患者家属如何配合医疗护理工作，如何支持鼓励患者，提高患者战胜疾病的信心。要求他们及时向医护人员反映患者的心理问题，对患者的合理要求，应尽量给予满足，以利康复。

3. 优化治疗

环境尽力创造优美、舒适的治疗环境，如室内色调应是使人情绪安静、平稳而舒适的冷色，如蓝色、绿色。要保持室内安静，创造一个安全、可靠、和谐的气氛和环境。

二、ICU中患者的心理问题及心理护理

ICU是收治各类重症患者的专科，它以现代的仪器设备、先进的医疗护理技术对患者实施严密的监护和集中的治疗护理，在有利于提高抢救成功率的同时，也提出了心理护理学中的新问题。

（一）监护病房中影响心理反应的因素

住进ICU的患者都是危重病者，尽管患者在这里有最全面的治疗及护理照顾，但同时也最容易发生不良的心理反应，这些心理反应受到多方面因素的影响。

1. 疾病因素

疾病显然与躯体及精神两方面因素有关。心脏科与神经外科的危重症患者所引起的精神反应发生率较高，主要由于心脏疾患时心功能代偿不良而继发脑供血不足及脑缺氧之故，临床上可发生不同程度的谵妄等表现。电解质紊乱以及有毒的中间产物蓄积也能引起类神经症症状，如情绪不稳、抑郁、疲倦、萎靡、乏力等。精神方面，主要因对疾病本身过度担忧而引起心理负担，表现为焦虑、恐惧、情绪反应、睡眠障碍等。这与患者的精神创伤或个性特征也有一定关系。

2. 治疗及环境因素

治疗时某些药物可以影响脑功能，而产生不良的心理反应，例如用利多卡因治疗心律失常，静脉滴注速度达4mg/min时，大部分患者可出现谵妄。还有一些治疗，如气管插管、使用呼吸器、鼻饲管、固定的体位、持续的静脉注射等都会给患者带来一定的痛苦。这些常造成患者的感觉阻断，从而成为不良心理反应的诱发因素。

ICU对患者来说往往是相当陌生的，这里有各种医疗设备，医务人员频繁走动，呻吟声嘈杂，昼夜光线通明，使患者很难维持生物节律，极易失眠。加之高度隔离，也增加了患者的不安全感及孤独的情绪。目睹其他患者死亡，特别是濒死者的挣扎，更加重了焦虑、紧张心理。

3. 人际关系因素

监护病房气氛十分严肃，医护人员彼此很少说话，也很少与患者交谈，患者与家属亲友的心理交流已减少到最低限度，因此患者的精神负担很重。

（二）ICU患者的心理反应征

1. 初期焦虑

为初期的心理反应，发生在入病房后1～2d，呈现不同程度的焦虑状态，多数来自疾病本身、家庭、社会、经济因素的影响。有的患者因持续剧痛产生濒死感，有的因面临新的人际关系和环境而引起心理障碍，还有些患者不理解检查、治疗意义和安全系数，思想准备不足，这些因素都会使患者产生不同程度的焦虑。

2. 否认反应

约有半数以上患者产生心理否认反应，多数患者在入住后第2天开始出现，第3、第4天达高峰。否认是患者对疾病的心理防御反应。这类患者经抢救后病情好转，急性症状初步控制，患者表现为否认有病，或认为自己的病很轻，不需住院监护治疗。

3. 中期抑郁

抑郁症状一般在第5天后再现，可见于30%的患者。这是心理损伤感的反应，患者感到失去了工作、生活处理和社交能力，不愿病友和同事知道病因及患病，对探视、治疗和护理多采取回避态度。

4. 撤离时的焦虑

由于患者对ICU的适应和心理方面的要求，对离开ICU缺乏充分心理准备，或已对监护病房产生依赖，结果患者在离开监护室时产生焦虑反应。常表现出行为幼稚退化，希望得到全面照顾的倾向。

5. 急躁、消极与绝望

患者对家庭、工作的担忧不能消除，往往会迁怒于他人，或压抑在心底而表现消沉，表现对诊断治疗无动于衷。

（三）护理

1. 一般的心理护理

监护病房的患者受很多因素的影响，这些因素常掺杂在一起，使患者心理活动复杂化，并可相互转化。要抓住患者的心理活动，必须通过多种渠道探索患者的心理状况。首先要理解、同情患者，掌握ICU中常见的心理反应问题，以及常见的心理特征。其次要善于观察患者行为和情绪反应，根据具体情况有的放矢，对他们加以安慰、解释和开导，以消除心理障碍，并且切实地帮助患者解决一些问题。如患者在护理人员的温暖和关怀下表现出积极的反应，预示着心理护理的成功。

2. 环境心理护理

法环境心理护理的方法是改善ICU的环境，逐步缓解患者对ICU的陌生感。具体的方法是主动向患者介绍监护病房的基本情况。说明各仪器设备及其在应用中出现的声响，使患者明白仪器是为检测病情而使用，并非意味是病危，让患者坦然对待自己的病情，尽快适应新环境。

为避免仪器监测和特殊治疗对患者的心理刺激，在不影响诊疗规程的情况下，尽量将特殊诊疗操作集中一次完成，例如对需要做血气分析者，给予桡动脉穿刺置管，不仅可以持续监测血压，还可以通过三通开关随时采血，以减轻患者痛苦及心理负担。

设法缓和监护室的紧张气氛，如张贴振奋情绪的壁画，室内放置花卉、盆景，唤起患者乐观情绪。每日清晨拉开窗帘时，主动向患者报告气象，室内悬挂日历和时钟，增加患者的时空感，减轻患者紧张和恐惧情绪。

3. 语言心理护理法

语言心理护理法是通过护患交流中的语言技巧，改善患者心理状态的一种护理方法。重症患者住在ICU，与周围的语言交流减少，加之对自身病情的猜疑和忧虑，易于出现抑郁和孤独感，对信息的需求，尤其对诊疗及其他信息需求十分迫切。护理人员要加强以提供信息、沟通感情为主的语言护理，及时向患者解释其诊疗情况。除对患者心理上难以承受的信息保密外，一般应如实告诉患者，使其对诊疗情况心中有数，减少不必要的猜测和恐惧，主动配合治疗。另外，要主动热情地与患者进行其他方面的交谈，通过交谈不但了解患者的思想状况，还可以融洽护患关系，减少其紧张和恐惧感。

4. 遵医行为护理法

患者的遵医行为是保证治疗、护理措施得以实现的重要条件。心理否认反应对患者的精神具有保护作用，是一种心理防御反应，但否认反应可使患者对严重疾病存有侥幸心理，使患者对治疗缺乏充分思想准备，有的拒绝住在ICU。通过遵医行为护理法可以转化患者的心理状态，要以认真、科学的态度向患者解释病情及诊疗方案，并注意方式、方法。由于患者是因恐惧而产生否认心理，突然的、过重的刺激会使患者心理难以承受，故需根据患者的心理承受能力，逐步地使其认识到自己的病情及其治疗措施，以充分的信心配合医护完成治疗工作。但是，遇到病前即有心理缺陷的患者，往往有长期持续的心理否认，患者常拒绝执行医嘱。此时，要采取与患者协商的办法，尊重他们的合理要求，帮助他们恢复自制能力，防止对立情绪发生。

5. 支持性心理护理法

是护士通过以心理学的原则与方法和患者交谈，提高患者对精神刺激的防御能力，建立心理平衡的一种护理方法。ICU 的患者中期忧郁所产生的强烈心理损失感可表现烦躁、易怒、抑郁、自卑、情绪低沉，甚至出现自杀念头。这些心理损伤感是影响患者康复的重要因素，尤其是高血压病、心脏疾患等，情绪是诱发病情恶化的一个常见原因。所以此时的心理护理应列为监护的重要内容之一。对焦虑与抑郁所造成的心理损伤感可采用支持性心理护理疗法。支持性心理护理法的原则：接受、支持和保证。“接受”原则就是护理者要以同情、关心、亲切的态度，耐心听取患者意见、想法和自我感受，切忌以武断和轻率否定态度和患者讲话。护士不能机械地听取患者叙述，要深入了解其内心世界，注意言谈和态度所表达的心理症结所在，引导患者倾吐内心的损失感受。这种方法本身就有宣泄治疗作用。“支持”原则是通过以上“接受”，掌握患者的损失感受，然后给予患者精神上的支持，尤其对消极悲观的患者，应反复予以鼓励。支持原则不是信口开河，必须有科学依据，有一定的文学修养，懂得社会心理学等。支持语调要坚定慎重，充满信心，使患者感受到极大的心理安慰。“保证”原则是进一步对患者的身心症状、客观存在的病情加以说明，以劝导或启发等方式消除患者的疑虑或错误概念，指出其存在的价值和能力，以缓解或减轻患者的精神压力。保证原则要求护士必须切合实际，缺乏根据的语言，常使患者失去对护士的信赖而使治疗失败。保证的目的是为患者创立一种希望和积极的气氛，切忌任何方式的欺骗和愚弄。

总之，支持心理护理法是以同情体贴的态度，给予患者心理支持；以科学的态度向患者保证，使之树立征服病魔的决心，唤起患者抗御疾病的信心。同时还要动员社会、家庭各方面的力量，为患者解决生活上、工作上、学习上的后顾之忧，使患者安心治病，战胜疾苦。

6. 心理调节护理法

心理调节护理主要调动患者自身不断地进行内部协调，以适应客观现实和环境，最终达到恢复心理平衡的目的。对于心理矛盾冲突严重的患者，可针对病情采取治疗性心理护理，以调动患者心理调节机制，恢复心理平衡。如以宣泄法使患者发泄压抑的情绪；以升华法转移其心理矛盾；以调查法使患者正视自已的病情，正确对待疾病、对待生活。

7. 消除依赖心理

有些患者在病情恢复、即将离开 ICU 时，却又产生抑郁和依赖心理，担心以后病情复发而产生抑郁感及依赖心理。对这类患者，护士一方面要做好说服解释工作，使患者既明确自身疾病已经缓解，又要明确树立战胜疾病的信心，增强自身抗病能力。另一方面，对原治疗方案不能突然停用，要制定强化治疗和预防复发的治疗措施，以解除患者后顾之忧。

第四章　神经外科护理

第一节　重症颅脑损伤患者的护理

一、病因及分类

（一）病因

颅脑损伤是因暴力作用于头部而引起。常因交通和工矿事故、高处坠落、跌倒、锐器或钝器打击头部所致，火器伤多见于战时。颅脑损伤包括头皮损伤、颅骨损伤、脑损伤，三者可单独或同时存在。

（二）分类

1. 按损伤机制分类

一般可分为闭合性和开放性损伤。

2. 按损伤程度分类

按伤情轻重可分为以下三级：

Ⅰ级（轻型）：主要指单纯脑震荡，昏迷在 30 min 以内。

Ⅱ级（中型）：主要指轻度脑挫裂伤或颅内小血肿，昏迷在 6 h 以内。

Ⅲ级（重型）；主要指广泛颅骨骨折、广泛脑挫裂伤、脑干损伤或颅内血肿，昏迷在 6 h 以上；意识障碍逐渐加重或出现再昏迷，有明显的神经系统阳性体征及生命体征改变。

3. 按 Glasgow 昏迷评分法分类

（1）轻度：昏迷时间在 30 min 以内，处于 13~15 分。

（2）中度：昏迷时间在 30 min 至 6 h 以内，处于 8~12 分。

（3）重度：昏迷时间超过 6 h，处于 3~7 分。

4. 按形态学分类

可广义地分为颅骨骨折和颅内损伤。

(1) 颅骨骨折

按骨折部位可分为颅盖骨折和颅底骨折；按骨折形态分为线性骨折、凹陷骨折和粉碎性骨折；按是否与外界相通分为开放性骨折和闭合性骨折。

(2) 颅内损伤

可分为局灶性脑损伤和弥漫性脑损伤。局灶性脑损伤按血肿部位可分为硬膜外血肿、硬膜下血肿、颅内血肿。

5. 按颅内血肿形成速度分类

按外伤后血肿引起颅内压升高或早期脑疝症状所需时间分为 3 型：①急性：72 h 以内；②亚急性：3 日至 3 周内；③慢性：3 周以上。

二、临床表现

(一) 颅骨骨折

1. 颅盖骨折

分为线性骨折、闭合性凹陷性骨折、开放性凹陷性骨折。

2. 颅底骨折

分为颅前窝骨折、颅中窝骨折、颅后窝骨折。

(二) 原发性脑损伤

1. 脑震荡

伤后立即出现短暂的意识丧失，一般持续时间不超过 30 min。

2. 脑挫裂伤

脑挫裂伤指软脑膜、血管及脑组织同时破裂，伴有外伤性蛛网膜下隙出血。在局灶症状和体征的基础上表现为头痛、恶心、呕吐、生命体征明显改变、脑膜刺激征等症状。昏迷时间一般超过 30 min，伤后脑水肿高峰期为 3~7 日。

3. 脑干损伤

指中脑、脑桥、延髓部分的挫裂伤，是一种严重的、甚至是危及生命的损伤。①中脑损伤：意识障碍较为突出，并出现瞳孔时大时小、双侧交替变化及去皮质强直症状。②脑桥损伤：除有持久意识障碍之外，双侧瞳孔极度缩小，角膜反射及咀嚼肌反射消失。③延髓损伤：主要为呼吸抑制和循环紊乱。

4. **下丘脑损伤**

①意识与睡眠障碍：伤后即可出现嗜睡症状，严重时即刻出现昏睡不醒。②循环和呼吸紊乱：以低血压、脉速多见。③体温调节障碍：伤后即可出现中枢性高热，可高达41~42℃。

（三）继发性脑损伤

1. **急性硬脑膜外血肿**

临床症状可因出血速度、血肿部位及年龄而有所不同。表现为：①意识障碍："中间清醒期"是急性硬脑膜外血肿的意识障碍特点，即昏迷—好转或清醒—昏迷的过程。②瞳孔改变：患侧瞳孔先缩小，随之进行性散大，对光反应消失。③锥体束征：出现一侧肢体肌力下降，并进行性加重。④生命体征变化：常为进行性血压升高，心率减慢和体温升高。⑤血肿形成：脑膜中动脉破裂出血是硬膜外血肿形成的主要原因。

2. **急性硬膜下血肿**

硬膜下血肿形成是由脑挫裂伤出血引起血肿和颅骨骨折累及大血管或静脉窦出血所致。表现为：①急性硬膜下血肿：伤后持续昏迷或昏迷进行性加重，并且很快出现脑疝的表现，少有"中间清醒期"，颅内压升高和脑疝症状出现较早。②亚急性硬膜下血肿：由于原发性脑挫裂伤较轻，出血速度较慢，逐渐出现颅内压升高症状，主要表现为头痛、呕吐加剧，躁动不安及意识状态进行件恶化。

3. **慢性硬膜下血肿**

表现为慢性颅内压升高，神经功能障碍及精神症状。

4. **颅内血肿**

出现颅内压升高症状；颅内血肿累及功能区，可出现偏瘫、偏盲、偏身感觉障碍、失语及局灶性癫痫等症状；意识障碍持久且进行性加重。

三、辅助检查

（一）X线

可显示骨折损伤程度。如骨折陷入深度、颅内积气情况等。

（二）CT

可以如实地反映损伤的病理改变及范围，同时还可以动态地观察病变的发展与转归。尽早发现脑挫裂伤及颅内较小血肿，及时复查CT，可早期发现血肿，帮助确定治疗方案。

如急性硬膜外血肿显示颅骨内板与脑表面之间有双凸镜形高密度影；硬膜下血肿显示颅骨内板与脑表面之间出现高密度、低密度、混合密度的新月形或半月形影；颅内血肿在脑挫裂伤灶附近或脑深部白质内可见类圆形或不规则高密度血肿影。

（三）MRI

对颅脑损伤中一些 CT 检查较困难的病变，如等密度的硬膜下血肿、轻度脑挫裂伤、小量颅内血肿等有显著的优越性。

（四）颅内压监测

适用于重症颅脑损伤患者，特别是年龄较大、伤情较严重、曾有过低血压、缺氧及高碳酸血症的患者。

（五）脑干诱发电位

可分别反映脑干、皮质下和皮质等不同部位的神经功能情况，有助于确定受损部位、判断病情严重程度和预后。

四、治疗要点

原则上，凡颅脑损伤发生颅内血肿、开放性损伤、颅骨凹陷性骨折引起急性脑受压或脑疝的患者均需急诊手术治疗。若合并内脏出血、其他部位开放性骨折和休克等，应同时紧急处理。

（一）一般治疗

昏迷期间如能防止各种并发症，保持内外环境的稳定，则患者可获得较好的预后。

（二）脑水肿的治疗

采用脱水疗法，静脉应用20%甘露醇、呋塞米、甘油果糖和皮质激素；重型脑损伤通过过度换气可使脑血管适度收缩，从而降低颅内压。

（三）手术治疗

有手术指征的患者均应尽快手术治疗。急性颅内血肿的外科手术指征评价包括血肿量、血肿部位和颅内占位效应，并要结合患者年龄、损伤程度、意识状态、合并伤和全身状态进行综合评价。

五、护理措施

（一）一般护理

1. 保持呼吸道通畅

（1）体位

床头抬高15°~30°，以利于静脉回流。昏迷及吞咽功能障碍患者取侧卧位或侧俯卧位，以免呕吐物、分泌物误吸，引起吸入性肺炎或窒息。

（2）及时清除呼吸道分泌物

颅脑损伤患者多有不同程度的意识障碍，丧失有效的咳嗽反射和吞咽功能，需及时清除呼吸道分泌物、血液、脑脊液及呕吐物等，避免通气功能障碍导致颅内压进一步升高。

（3）开放气道

保持呼吸道通畅，吸氧并监测动脉血氧饱和度，必要时放置口咽（鼻咽）通气道、行气管插管或气管切开。

（4）湿化气道

适宜的室内温度、湿度及雾化吸入，有利于降低呼吸道分泌物黏稠度，利于排痰。

（5）预防感染

遵医嘱及时合理应用抗生素防治呼吸道感染。

2. 脑疝的观察与急救

（1）病情观察

①意识状态：可通过格拉斯哥（GCS）评分进行动态观察加以判断。②瞳孔：是观察重型颅脑损伤病情的窗口。如两侧瞳孔不等大，一侧进行性散大，对光反应迟钝或消失，并伴有意识障碍，则提示有脑受压及脑疝。③生命体征：可反映中枢功能及颅内压的变化。如血压升高、脉搏慢而有力、呼吸浅慢常提示颅内压升高。④颅内压的观察：头痛、呕吐、视盘水肿是颅内压升高的3个主要症状。患者剧烈头痛，频繁呕吐，常为急性颅内压升高的表现，应注意发生脑疝的危险。⑤肢体活动情况：如果患者逐渐出现肢体活动障碍，尤其是继发于意识障碍加重和瞳孔改变之后，则提示病情加重。⑥颅内压监测：GCS评分≤8分者均适合于颅内压监测，颅内压有逐渐上升的趋势，并高于40mmHg，应及时通知医生处理。

（2）小脑幕切迹疝

常表现为患侧瞳孔先缩小，对光发射迟钝，随病情进展，患侧瞳孔逐渐散大，直接和间接对光反射消失；进行性意识障碍；病变对侧肢体肌力减弱或瘫痪；对侧瞳孔早期正常，晚期也随之散大；血压忽高忽低、脉搏细数、心律不齐、呼吸浅而不规则。护理措施：迅速建立静脉通路同时通知医生；快速静滴20%甘露醇溶液250~500mL；做好备血、备皮、抗生素试敏等急诊手术准备；配合急诊CT检查。

(3) 枕骨大孔疝

颅后窝血肿的患者易发生急性枕骨大孔疝，表现为剧烈头疼、频繁呕吐、颈项强直或强迫体位，生命体征变化较早，意识障碍出现较晚，早期突发呼吸骤停。护理措施：协助医生进行气管插管；呼吸囊或呼吸机辅助通气；做好脑室穿刺术配合及开颅手术前的准备工作。

3. *脑脊液漏的护理*

主要是防止颅内感染。

(1) 体位

患者取半坐卧位，头偏向患侧，借重力作用使脑组织移至颅底，促使脑膜形成粘连而封闭漏口，待脑脊液漏停止3~5日后改平卧位。

(2) 保持局部清洁

每日2次清洁、消毒外耳道、鼻腔或口腔，避免棉球过湿，以防液体逆流入颅。勿挖鼻、抠耳。

(3) 防治颅内逆行感染

禁忌堵塞鼻腔、耳道；禁忌冲洗鼻腔、耳道及经鼻腔给药；脑脊液鼻漏者，严禁经鼻腔置胃管、吸痰及鼻导管给氧；观察有无头疼、发热等颅内感染迹象；遵医嘱应用抗生素和破伤风抗毒素，预防颅内感染。

(4) 避免颅内压骤升

避免用力排便、咳嗽、打喷嚏、擤鼻涕等，以免颅内压骤升；禁止灌肠，以防腹压升高，引起颅内压剧增，诱发脑疝；保证氧的供给，防止窒息及吸入性肺炎加重脑乏氧；保证血压稳定，维持正常脑灌注量。

(5) 观察记录脑脊液漏量

在外耳道口或鼻前庭疏松地放置干棉球，棉球渗湿后及时更换，并记录24 h浸湿的棉球数，以此估计漏出的脑脊液量。

(6) 观察有无低颅压综合征

脑脊液外漏多时，若出现立位头疼加重、卧位时缓解，并出现头疼、眩晕、呕吐、畏食、反应迟钝、脉搏细数、血压偏低等症状考虑颅内压过低，遵医嘱迅速补充液体以缓解症状。

4. **营养支持**

颅内损伤患者常因昏迷、高热、呕吐或呼吸急促和抑制而造成代谢紊乱。

(1) 营养途径选择

如内环境稳定，循环、呼吸功能趋于平稳，应尽早给予营养支持。营养方式已由肠外营养为主的营养供给方式，转变为通过鼻胃管、鼻腔肠管或胃造口、肠造口途径为主的肠内营养。

(2) 控制速度

最好应用喂食泵，速度从20 mL/h开始，每4~6 h测量1次胃（肠）残余量，根据患者消化能力逐渐增加鼻饲总量及泵入速度，有胃潴留者行胃肠减压，暂停鼻饲。

(3) 监测指标

定期测量体重，监测氮平衡，了解血浆蛋白、血糖、电解质等生化指标，以便及时调整热量和各种营养成分。

5. **亚低温治疗和护理**

亚低温是应用冬眠药物和物理降温，使患者体温处于一种可控制的低温状态以降低脑代谢和脑耗氧，防止脑水肿。亚低温治疗在临床上又称冬眠疗法或人工冬眠，体温在33~35℃为轻度低温；28~32℃为中度低温；17~27℃为深度低温；16℃以下为超深低温。动态监测颅内压的变化，维持脑压在20mmHg以下，防止冻伤及压疮的发生。

6. **躁动护理**

(1) 原因

分析引起躁动的原因，给予相应护理措施。①颅内因素：患者存在脑挫裂伤、脑水肿及颅内血肿等疾病时，患者由安静转为躁动，提示病情恶化，需通知医生处理；若处于疾病稳定期，患者由昏迷转为躁动，常提示病情好转。②颅外因素：呼吸道不畅所致的缺氧、尿潴留、便秘、瘫痪肢体受压及冷、热、痛、痒、饥饿等刺激，均可引起患者躁动，应积极寻找原因并对症处理。

(2) 慎用镇静药物

勿轻率给予镇静药，以防掩盖病情变化及引起呼吸抑制，对已确诊的躁动患者，可适量给予镇静药，严密观察病情变化。

(3) 安全护理

防止意外发生。可加床栏以防坠床，必要时由专人守护；勤剪指甲以防抓伤；远离危险物品；保持床单平整以防皮肤擦伤；注射时需有人相助以防断针；适当约束，避免患者过度挣扎，导致颅内压进一步升高和加重能量消耗。

7. 急性神经源性肺水肿

常见于丘脑和脑干损伤。主要表现为：呼吸困难、咳血性泡沫样痰、肺部布满水泡音，血气分析显示 PaO_2下降和 $PaCO_2$升高。护理措施：患者取半卧位，双下肢下垂，以减少回心血量；保持呼吸道通畅，必要时行气管切开，呼吸机辅助呼吸，行呼气末正压通气。

8. 引流管的护理

（1）残腔引流管

引流血性脑脊液和局部渗血。护理措施：①引流高度在基线上：仰卧时以外耳道为基线、侧卧位时以正中矢状面为基线。引流管过高会导致引流不充分；引流管过低则会导致引流过度，造成低颅压，有时还会造成桥静脉断裂，形成颅内远隔部位的血肿。②引流管勿受压和折叠，适当限制患者头部活动范围，活动及翻身时避免牵拉引流管。③观察并记录引流液的颜色、量及性质。发现异常，及时通知医生进行处理。

（2）慢性硬膜下血肿

引流瓶（袋）应低于创腔 30cm，保持引流管通畅，观察引流液的颜色、性质和量。

（3）脓腔引流

取利于引流的体位；引流瓶（袋）至少低于创腔 30cm，引流管的开口在创腔的中心，应根据 X 线检查结果加以调整。

9. 水电解质代谢紊乱

长期应用脱水剂如甘露醇、味塞米及患者摄入量不足，易出现水电解质代谢紊乱。

10. 并发症的护理

（1）肺内感染

预防肺部感染和防止坠积性肺炎的发生。鼓励清醒患者咳痰，昏迷患者加强翻身、叩背和吸痰，保持呼吸道通畅，促进肺膨胀。

（2）消化道出血护理

为下丘脑或脑干损伤引起应激性溃疡所致，大量使用激素也可诱发。护理措施：①观察：应注意观察患者的生命体征及全身情况，若患者出现呕血、胃管内抽出咖啡色胃内容物及黑便，及时报告医师。②处理：大量出血者应禁食，行胃肠减压，采用冰盐水洗胃，胃管内注入凝血酶；小量出血仅有黑便无呕血者，给予清淡无刺激的流质饮食或行肠内营养。

（3）预防泌尿系感染

对留置导尿管的患者行会阴护理，训练膀胱功能，尽量缩短留置尿管的时间，采用有防逆流装置的一次性尿袋，同时嘱患者多饮水，达到冲洗膀胱和尿道的作用。

(4) 预防压疮

保持患者皮肤清洁、干燥，每天擦浴 1 次；评估压疮发生危险因素，必要时保护骨隆突部位；每 2 h 翻身 1 次，给予肢体功能位，背部可应用 R 枕。

(5) 失用综合征

存在意识或肢体功能障碍者，可发生关节挛缩和肌萎缩。保持患者肢体于功能位，防止足下垂。每日行被动肢体康复训练，防止肢体挛缩和畸形。

11. **心理护理**

颅脑损伤多为意外发生，病情急、伤势严重、威胁生命，患者及家属易产生恐惧心理。帮助患者调整心态，保持积极乐观的情绪，树立战胜疾病的信心。

(二) 术后并发症的预防与护理

1. **术后血肿**

开颅术后血肿可以发生在头皮帽状腱膜下、硬脑膜外、硬脑膜下和脑内。开颅手术后血肿多发生在术后 24～48 h。术后早期幕上血肿表现为手术结束后，患者意识迟迟不清醒；或术后患者麻醉已清醒，继之意识逐渐变差，肢体运动障碍，病理征阳性，后颅窝的术后血肿，病情变化快，患者可能突然呼吸停止。因此，应正确选择心电监护报警系统，严密观察病情变化，及时通知医生。

2. **术后感染**

开颅术后常见的直接感染有头皮切口感染、脑膜炎等神经系统感染。护理措施：①颅内压的观察：术后 3 天患者出现高热、头痛、颈强直、神志改变等症状，应通知医生处理。②体位：床头抬高 15°～30°，头下铺无菌治疗巾，保持头部敷料清洁，有脑脊液漏及切口敷料渗出应及时通知医生。③高热：可用冰敷或亚低温治疗，必要时遵医嘱给予药物降温；加强营养摄入。④遵医嘱正确应用抗生素。

3. **开颅术后脑梗死**

开颅术后脑梗死并不少见，可分为全脑梗死和局灶性脑梗死。脑灌注压必须高于 55mmHg 以上才能保证脑的血液供应，因此，必须有效控制血压。

4. **开颅术后脑积水**

外伤后脑积水分为正常颅压脑积水和颅内压升高的外伤后脑积水。前者表现为痴呆、共济失调和大小便失禁。后者表现为高血压、心动过缓和通气不足，还可出现整体功能的低下，步态不稳、长期昏迷、癫痫及进行性的肌张力增强。护理上需对患者作连续的、详尽的临床表现和神经体征的观察与记录，必要时通知医生；正确应用降颅内压药物，并观察降压效果；协助医生动态地进行CT检查，观察脑室系统的变化，备好脑室外引流所需物品。

5. *深静脉血栓和肺栓塞*

是开颅术后常见的并发症，多发生于手术后、昏迷、长期卧床及肢体活动障碍者。若出现不明原因的发热，下肢压痛和肿胀，应及时进行多普勒超声或静脉造影检查以明确诊断。深静脉血栓脱落会造成肺栓塞，严重者可危及生命。预防下肢深静脉血栓形成的措施：①活动：鼓励患者尽早下床活动，瘫痪下肢可行被动运动。②卧位：昏迷及长期卧床的患者抬高下肢15°~30°，促进静脉回流，肢体功能位摆放。③保护静脉：避免在下肢静脉滴注液体，特别是瘫痪侧，长期输液者应交替使用静脉。④预防：术后患者可使用弹力袜或间歇性腓肠肌压力泵。

六、健康指导

（一）休息

劳逸结合，避免过度劳累和过度用脑。

（二）癫痫者指导

出院后继续按医嘱服用抗癫痫药物，不可突然停药，以免诱发癫痫发作；禁用口腔测体温；不做登高、游泳、驾驶车辆等危险性活动，防止癫痫发作时的意外伤害；如出现肢体麻木、眩晕、心悸、幻嗅等症状，提示可能会发生癫痫，应立即平卧，避免摔伤。

（三）颅骨缺损

①心理护理：脑组织失去正常颅骨的屏障作用而使骨窗塌陷、膨隆及脑组织受伤，且颅骨缺损影响美观，因此心理护理尤为重要，家属需理解患者的感受。②保护缺损部位：行健侧卧位，避免患侧卧位，防止脑组织受压，外出时佩戴松紧适度的帽子保护骨窗部位，避免缺损处再次受伤。活动强度适宜、速度勿快，避免脑组织移位。③舒适管理：不在高温环境下长期工作，远离有噪声的地方，以免感到头部不适。④避免颅内压剧烈波动：保持情绪稳定，高血压患者适当控制血压，多食粗纤维的食物，保持大便通畅。

（四）复诊

如缺损区脑组织膨出、饱满、硬度大，或出现头疼、呕吐、癫痫、脑脊液漏等症状应及时来诊；3~6个月复诊，考虑行颅骨缺损修补。

第二节　听神经瘤患者的护理

一、病因与病理

（一）病因

从解剖角度看，听神经包括前庭神经和耳蜗神经，与面神经共同走行于内听道中；听神经颅内部分长17~19mm，从脑干到内听道口无神经鞘膜，仅为神经胶质细胞和软脑膜被覆，至内听道口穿过软脑膜后，由Schwann细胞被覆，故其多发生在内听道内的前庭神经鞘膜，并逐渐向颅内扩展。

前庭神经鞘瘤起源于外胚层，其前庭神经的鞘膜细胞增生瘤变，逐渐形成肿瘤。

（二）病理

听神经瘤是一具有完整包膜的良性肿瘤，表面光滑，有时可呈结节状。肿瘤大多从内听道内开始生长，逐渐突入颅腔。肿瘤小者局限在内听道内，直径仅数毫米，仅有内听道扩大，随着肿瘤的不断增大，大者可占据整个一侧后颅窝，可向上经小脑幕向幕上、幕下生长达枕骨大孔，内侧可越过脑桥的腹侧达对侧。相邻的脑神经、小脑和脑干等结构可遭受不同程度的推移，面神经、三叉神经可被压向前方或前上方，向下延伸至颈静脉孔可累及舌咽神经、迷走神经及副神经，向内可压迫脑干、小脑和第四脑室。

二、临床表现

一般听神经瘤病程较长，随着肿瘤的生长，临床症状和体征按一定顺序出现。

（一）早期耳部症状

肿瘤体积小时，出现一侧耳鸣、听力减退、眩晕和平衡障碍。听力障碍是最常见的症状，发生率为95%。耳鸣可伴有发作性眩晕或恶心、呕吐。

（二）中期面部症状

肿瘤继续增大，压迫同侧的面神经和三叉神经时，出现患侧面肌痉挛及泪腺分泌减少，或有轻度周围性面瘫。三叉神经损害表现为同侧面部麻木、疼痛、触觉减退、角膜反射减弱、颞肌和咀嚼肌肌力差或肌萎缩。

（三）晚期脑桥小脑角综合征及后组脑神经症状

肿瘤体积大时，压迫脑干、小脑及后组脑神经，引起交叉性偏瘫及偏身感觉障碍，小脑性共济失调、声音嘶哑、吞咽困难、饮食呛咳等；发生脑脊液循环梗阻则有头痛、呕吐、视力减退、视盘水肿或继发性视神经萎缩。

（四）其他

听神经瘤瘤内出血，可引起急性脑桥小脑角综合征，出现病情的急剧变化。患者突然出现听力下降，急性面肌痉挛或面瘫，面部感觉障碍，声音嘶哑，严重者可出现意识和呼吸障碍。

三、治疗要点

听神经瘤是良性肿瘤，治疗原则主要是手术治疗，尽可能安全、彻底地切除肿瘤，避免毗邻神经的损伤。多数学者认为肿瘤全切除后，可获得根治。如果手术残留，可以考虑辅以伽玛刀治疗。若为急性瘤内出血，肿瘤体积增大，出现颅内压升高和意识障碍，可先予激素和脱水治疗，然后进行急诊手术。

四、护理措施

（一）术前护理

1. 疾病指导

告知患者各项术前检查的目的和重要性，如何做好各项检查的配合，完善术前准备；了解患者对疾病和手术的认知程度，告知术后可能发生的脑神经损伤情况、并发症及需要配合的事项。

2. 预防枕骨大孔疝发生

观察患者意识状态、生命体征、肢体活动情况，避免一切诱发颅内压升高的因素。若出现剧烈头痛、频繁呕吐、颈强直、呼吸变慢，应及时通知医生。

3. 改善患者的营养状况

注意监测肝脏功能及水、电解质情况，保持水、电解质及酸碱平衡。对后组脑神经麻痹有饮水呛咳或吞咽困难的患者，行肠内、肠外营养支持，防止吸入性肺内感染。

4. 生活护理

患者存在小脑性共济失调，动作不协调。嘱患者卧床休息，指导患者练习床上大小便，给予生活护理，加强安全护理，防止意外发生。

5. 沟通障碍的护理

耐心与患者交谈，必要时辅助手势及文字或护患沟通图解进行沟通，以满足患者需求。

6. 心理护理

评估患者的文化程度及对疾病的认识程度，向患者讲解手术和麻醉的相关知识、手术的目的和意义，减轻患者的焦虑和恐惧。

（二）术后护理

1. 病情观察

观察患者意识状态、生命体征、瞳孔、肢体活动情况，密切观察患者呼吸、血氧饱和度的变化。给予吸氧、心电血氧监测。遵医嘱给予脱水剂及激素类药物。注意观察患者是否有头痛、呕吐及颈强直的情况。

2. 体位

麻醉未清醒者取仰卧位头偏向健侧，清醒后头部抬高 15°~30°，对肿瘤切除后残腔较大的患者，术后 24~48 h 内取头部健侧卧位，行轴位翻身，避免颈部扭曲或动作过猛，造成脑干摆动或移位，而导致呼吸骤停。

3. 呼吸道护理

第Ⅴ、Ⅶ、Ⅸ、Ⅹ、Ⅻ对脑神经损伤，可导致吞咽和呛咳反射异常；由于手术时间长，常采取侧卧位，气管插管的留置和摩擦也会导致咽后部水肿。患者可有不同程度的咳嗽无力，痰液不能排出，导致窒息和并发肺部感染。护理措施：①及时吸痰保持呼吸道通畅，充足给氧。②每 2 h 翻身、叩背 1 次，每 4~6 h 雾化吸入 1 次，防止呕吐物误吸引起窒息。③术后咳嗽无力不能排痰者，可用导管插入气管吸出分泌物，必要时协助医生通过支气管镜吸痰。发生呼吸困难、发绀，血氧饱和度低于 90%应及时通知医生，必要时考虑行气管切开。

4. 并发症的预防和护理

（1）颅内继发出血

颅内血肿多发生在术后 24~48 h 内，由于后颅窝容积狭小，代偿容积相对较小，术区脑组织水肿或瘤腔渗血时病情变化较快。需监测患者生命体征，特别是血压、呼吸、动脉血氧饱和度；因此术后 24 h 内应严密观察有无剧烈头痛、频繁呕吐及血压升高、心率减慢、呼吸深慢或不规则、动脉血氧饱和度下降、烦躁不安、意识模糊等颅内压升高症状，如有变化应立即通知医生，并做好抢救的准备。

（2）颅内继发感染

颅内感染与脑室外引流、切口愈合不良、脑脊液漏有关。护理措施：①保持脑室外引流或腰大池引流装置通畅，管道勿受压、扭曲、脱落，倾倒时严格遵守无菌操作原则，防止逆流。②保持头部敷料清洁干燥，发现切口渗出，及时通知医生处理。③监测体温的变化，遵医嘱合理应用抗生素。

（3）暴露性角膜炎

患者肿瘤体积较大时，术前可出现周围性面瘫及三叉神经功能障碍，手术也可导致或加重脑神经的损伤，出现眼睑闭合不全、瞬目动作减少、球结膜干燥、面部感觉消失，口角向健侧歪斜等症状。护理措施：①给患者戴眼罩，形成湿房；②日间用眼药水滴眼 2~3 次，夜间涂眼膏；③保持眼部清洁，每日眼部护理 2 次。如果出现暴露性角膜炎，必要时需要行眼睑缝合术。

（4）吞咽困难

由于手术牵拉刺激可伴有舌咽和迷走神经的损伤，出现声音嘶哑、吞咽困难。①饮水试验：术后 6 h 需进行饮水试验，进食呛咳者，予以鼻饲流食，并行吞咽康复训练，待吞咽功能恢复后给予经口饮食；经口进食无呛咳者，给予流食，并逐渐改为半流食及软食；②进食时需注意：床头抬高 30°~45°，健侧卧位；温度在 38~40℃，避免过热造成烫伤；注意进食速度，将食物放在健侧舌上方，小口、细嚼慢咽，少量多餐，防误吸发生。③口腔清洁：进食后漱口或行口腔护理，以免食物残留发生口腔感染。④吞咽功能训练：临床上可应用日本洼田俊夫饮水试验评估，筛选患者吞咽障碍的程度，以便及时给予相应的干预。进行咽部冷刺激、空吞咽、屏气-发声运动及摄食训练，有助于吞咽功能的恢复。

（5）面部带状疱疹

与术中三叉神经受刺激有关，多在 2 周内消失。护理措施：①每日 2 次口腔护理，保持口唇周围清洁，并涂抗生素软膏；②根据医嘱给予抗病毒药物及 B 族维生素；③超短波治疗。

五、健康指导

（一）用药指导

根据医嘱服用药物，不可擅自停药或漏服药物。

（二）眼睑闭合不全

保持眼部清洁，指导患者禁止用不洁净的物品擦眼，白天滴眼药水，外出时戴太阳镜或眼罩，以防阳光和异物的伤害；睡前涂眼药膏，用干净的塑料薄膜覆盖，以形成湿房，防止发生暴露性角膜炎。

（三）面瘫

指导患者进行面部肌肉练习，对着镜子做皱眉、闭眼、吹口哨等动作；避免进食过硬、不易嚼碎的食物，最好进食软食；每日 2 次进行患侧面部按摩，按摩时力度适宜、部位准确。

（四）活动指导

出院后注意休息，在身体尚未完全恢复前，减少去公共场所的机会，注意自我保护，防止感染其他疾病。逐渐增加活动量，3 个月后根据身体恢复情况可适当做些简单的家务，避免头部剧烈运动及重体力劳动。

（五）饮食指导

饮食合理，忌食辛辣等刺激性食物，给予高热量、高蛋白质、丰富维生素及易消化的饮食，多吃富含维生素 A、维生素 C 的绿色蔬菜和水果。吞咽困难者应进软食，并遵循少量多餐、小口慢咽的原则。

（六）复诊

出院后 3 个月到门诊复查，若病情稳定，每 6 个月复查 1 次，持续 2 年。此后，改为每年复查 1 次。出现以下症状，应立即随诊：切口处出现漏液；头痛逐渐加重，恶心、呕吐；体温持续高于 38℃，颈部僵直；不稳步态加重等。

第三节　垂体瘤患者的护理

一、病因及分类

（一）病因

垂体瘤的发病机制是一个多种因素共同参与的复杂得多步骤过程，至今尚未明确。主要包括两种假说：一是下丘脑调控异常机制，二是垂体细胞自身缺陷机制。人们对下丘脑-垂体轴生理功能的不断研究，发现腺垂体可分泌如下激素：生长激素（GH）、泌乳素（PRL）、促肾上腺皮质激素（ACTH）、促甲状腺素（TSH）、促卵泡激素（FSH）、黄体生成素（LH）。

（二）分类

①根据肿瘤细胞染色的特性：分为嫌色性、嗜酸性、嗜碱性细胞腺瘤。②根据肿瘤内分泌功能：分为泌乳素瘤（PRL 腺瘤）、生长激素瘤（GH 腺瘤）、促肾上腺皮质激素瘤（ACTH 腺瘤）、促甲状腺素瘤（TSH 腺瘤）、促性腺素瘤（FSH 和 LH 腺瘤）、混合性激素分泌瘤、无功能垂体腺瘤。③按肿瘤大小：分为微腺瘤（直径≤1cm），大腺瘤（1cm<直径≤3cm），巨腺瘤（直径>3cm）。

二、临床表现

垂体瘤可有一种或几种垂体激素分泌亢进的临床表现。除此之外，还可因肿瘤周围的正常垂体组织受压和破坏引起不同程度的腺垂体功能减退的表现，以及肿瘤向鞍外扩展压迫邻近组织结构的表现。

（一）激素分泌过多综合征

①PRL 腺瘤：女性多见，典型表现为闭经、溢乳、不育。男性则表现为性欲减退、阳痿、乳腺发育、不育等。②GH 腺瘤：未成年人可表现为生长过速、巨人症。成人表现为肢端肥大。③ACTH 腺瘤：临床表现为向心性肥胖、满月脸、水牛背、多血质、皮肤紫纹、毳毛增多等。重者闭经、性欲减退、全身乏力，有的患者伴有高血压、糖尿病、低血钾、骨质疏松等。④TSH 腺瘤：少见，由于垂体促甲状腺激素分泌过盛，多引起甲状腺功

能亢进症状。⑤FSH 和 LH 瘤：非常少见，有性功能减退、闭经、不育、精子数目减少等。

（二）激素分泌减少

某种激素分泌过多干扰了其他激素的分泌，或肿瘤压迫正常垂体组织而使激素分泌减少，表现为继发性性腺功能减退（最为常见）、甲状腺功能减退（次之）、肾上腺皮质功能减退。

（三）垂体周围组织压迫症

①头痛：因为肿瘤造成鞍内压升高，垂体硬膜囊及鞍膈受压，多数患者出现头痛，主要位于前额、眶后和双颞部，程度轻重不同，间歇性发作。②视力减退、视野缺损：肿瘤向前上方发展压迫视交叉，多数为颞侧偏盲或双颞侧上方偏盲。③海绵窦综合征：肿瘤向侧方发展，压迫第Ⅲ、Ⅳ、Ⅵ对脑神经，引起上眼睑下垂、眼外肌麻痹和复视。④下丘脑综合征：肿瘤向上方发展，影响下丘脑可导致尿崩症、睡眠异常、体温调节障碍、饮食异常、性格改变。⑤脑脊液鼻漏：如肿瘤破坏鞍底可导致脑脊液鼻漏。⑥垂体卒中：由瘤体内出血、坏死导致。起病急骤，剧烈头痛、恶心、呕吐，并迅速出现不同程度的视力减退，严重者可在数小时内双目失明，常伴眼外肌麻痹，可出现神志模糊、定向力障碍、颈项强直甚至突然昏迷。

三、治疗要点

垂体瘤的治疗方法有手术治疗、放射治疗、药物治疗及激素替代治疗。

（一）手术治疗

瘤体微小限于鞍内者可经鼻蝶入路显微手术切除。有鼻部感染、鼻窦炎、鼻中隔手术史（相对），巨大垂体瘤明显向侧方、向额叶底、向鞍背后方发展者（相对），有凝血机制障碍或其他严重疾病的患者禁忌经鼻蝶手术方式，需经颅垂体瘤切除术。手术方法有：①经颅垂体瘤切除术：包括经额叶、经颞叶和经蝶骨嵴外侧入路。②经蝶垂体瘤切除术：包括经口鼻蝶入路、经鼻（单侧或双侧）蝶窦入路、经筛窦蝶窦入路和上颌窦蝶窦入路。③立体定向手术（经颅或经蝶），垂体内植入同位素金-180、铱-90，放射外科（γ 刀和 X 刀）。

（二）放射治疗

放射治疗对无功能性垂体瘤有一定效果。适应证：①肿瘤体积较小，视力、视野未受影响。②患者全身情况差，年老体弱，有其他疾病，不能耐受手术者；③手术未能切除全部肿瘤，有残余肿瘤组织者，术后加放射治疗。

（三）药物治疗

常用药物为溴隐亭，可减少分泌性肿瘤过高的激素水平，改善临床症状及缩小肿瘤体积。

（四）激素替代治疗

有腺垂体功能减退者，应补充外源性激素，纠正内分泌紊乱。

四、护理措施

（一）术前护理

1. 心理护理

垂体瘤由于病程长，常伴有头晕、头痛、视力减退、肢端肥大、性功能障碍、闭经、泌乳等症状，使患者思想负担重，精神压力大，常有恐惧、焦虑、自卑、抑郁等心理障碍。入院后护士应准确评估患者心理，加强沟通和交流，做好心理疏导。

2. 术前准备

经蝶垂体瘤切除术：①经口呼吸训练：术后患者由于鼻腔填塞碘仿纱条及手术创伤切口疼痛，需经口呼吸，因此术前应训练患者经口呼吸，让患者或他人将双鼻腔捏紧；②鼻腔准备：因手术经鼻腔蝶窦暴露鞍底，经过鼻腔黏膜，因此需保持口、鼻腔清洁，用生理盐水棉签清洗鼻腔或眼药水滴鼻，注意保暖，防止感冒，术前剃鼻毛。

3. 垂体卒中

应避免一切诱使颅内压升高的因素，防止感冒、咳嗽及保持排便通畅。如发生垂体卒中，应遵医嘱应用肾上腺皮质激素，并做好急诊手术的准备工作。

4. 垂体功能低下

晚期由于肿瘤的压迫，垂体萎缩，腺体组织内分泌功能障碍，致垂体功能下降。表现为面色苍白、嗜睡、低体温、低血压、食欲缺乏，如出现上述症状立即通知医生，遵医嘱应用激素替代治疗。

（二）术后护理

1. 体位

麻醉完全清醒后取半卧位，床头抬高30°~60°，除有利于呼吸和颅内静脉回流，减轻脑水肿外，对经蝶垂体瘤切除的患者，还可减少创腔渗液，利于切口愈合。

2. 气道管理

经鼻蝶垂体手术术后早期易发生气道梗阻，危险因素与手术入路和患者的基础疾病有关。鼻腔、口腔积血和鼻腔填塞物均可造成堵塞。护理上需注意：①及时清除口腔及呼吸道内分泌物；②由于鼻腔用凡士林纱布条或膨胀海绵填塞，吸氧管应放于口腔或行面罩吸氧，指导患者用口呼吸；③对经蝶入路患者，禁忌经鼻腔安置气管插管、鼻胃管以及经面罩无创正压通气。

3. 视力、视野观察

密切观察患者视力、视野改变，若患者术后视力、视野同术前或较术前明显改善，但数小时后又出现视力、视野损害，甚至失明，应高度警惕继发鞍区血肿或水肿。

4. 鼻部护理

鼻内镜下术后鼻腔伤口一般经过肿胀期、结痂期、恢复期。术后肿胀最为明显，患者术后鼻腔用高分子膨胀海绵填塞止血，由于手术和海绵的刺激，鼻腔常有少量液体渗出，术后应注意观察渗出液的颜色、性质及量，保持鼻前庭周围及敷料清洁，避免打喷嚏、摸鼻等动作，当咽部有异物感或窒息感时，立即通知医生处理，直至48 h后拔出纱条。

5. 并发症的观察和护理

（1）出血

密切观察患者生命体征、意识状态，评估视力及视野变化以及有无剧烈头痛，如有异常，立即通知医生。

（2）水钠平衡失调

尿崩症是垂体瘤术后最常见的并发症之一，由于垂体柄和神经垂体受损，引起抗利尿激素分泌减少所致。多发生在术后48 h内，可出现烦渴、多饮多尿，每小时尿量大于250mL，或24 h尿量在4000~10 000mL。尿比重<1.005。护理：①及时发现尿崩症状，根据医嘱应用垂体后叶素。②排除引起多尿的因素，如脱水剂的应用、大量饮水、大量及过快地补液等，准确记录尿量、尿比重，严格记录24 h出入液体量。③遵医嘱术后3日内每日2~3次检测血电解质，及时纠正电解质紊乱。④评估患者脱水情况，指导患者饮水。

⑤部分患者表现为低钠血症，需缓慢纠正，避免中枢脱髓鞘。

（3）消化道出血

由于下丘脑损伤使自主神经功能障碍所致。可出现呕吐或由胃管内抽出大量的咖啡色胃内容物，伴有呃逆、腹胀等症状。护理：①密切观察生命体征的变化。②保持静脉输液通畅。③出血期遵医嘱禁食，出血停止后给予温凉流质、半流质和易消化软食；④可遵医嘱给予预防消化道出血的药物。⑤出血后3天未排便者慎用泻药。

（4）高热

是由于下丘脑体温调节中枢受损所致。体温可高达39～40℃，持续不降，肢体发凉。护理措施包括：①监测体温变化及观察周身情况。②给予物理降温，必要时应用药物降温。③及时更换潮湿的衣服、被褥、保持床单清洁干燥。④给予口腔护理，每日两次，鼓励患者多饮水。⑤给予清淡易消化的高热量、高蛋白质流质或半流质饮食。

（5）激素替代治疗的护理

①用药时间：选择早晨静脉滴注或口服激素治疗，使激素水平的波动符合生理周期，减少不良反应。②预防应激性溃疡：应用抑酸剂预防应激性溃疡，增加优质蛋白的摄入，以减少激素的蛋白质分解作用所致的营养不良。③监测生命体征：大剂量应用激素者需严格监测生命体征，激素在减量时注意观察患者的意识状态，若意识由清醒转为嗜睡、淡漠甚至昏迷需及时通知医师，同时监测血糖。

五、健康指导

（一）用药指导

指导患者用药方法和注意事项，自觉遵医嘱服用药物，若服用激素类药物，不可擅自减量，需经门诊检查后遵医嘱调整用量。

（二）活动指导

出院后注意休息，在体力允许的情况下逐渐增加活动量，避免劳累，少去公共场所，注意自我保护，防止感冒。视力、视野障碍未恢复时，尽量不外出，如需外出应有家人陪伴。

（三）饮食

进食清淡易消化饮食，勿食辛辣食物，戒烟酒；术后有尿崩者，需及时补充水分，以保证出入液量的平衡；口渴时喝水要慢，以延长水分在体内停留的时间；血钠过低的患者，可在水中加少许盐，饮食宜偏咸，以补充丢失的盐分。

（四）复诊

出院后 3 个月到门诊复查。出现以下症状，应立即就诊：①鼻腔流出无色透明液体；②头痛逐渐加重；③视力、视野障碍加重；④精神萎靡不振、食欲差、面色苍白、无力等。

第四节　颅内动脉瘤患者的护理

一、病因与病理

（一）病因

颅内动脉瘤发病原因尚不十分清楚，动脉壁先天缺陷学说认为，颅内 Willis 环的动脉分叉处的动脉壁先天性平滑肌层缺乏；动脉壁后天退变性学说则认为，颅内动脉粥样硬化和高血压，造成动脉内弹力板破坏，渐渐形成囊性膨出，即动脉瘤。颅内动脉瘤发生在血管分叉处或 Wills 动脉环周围。颅内动脉瘤大致由瘤顶部、瘤体部及瘤颈部构成，其中瘤顶部最为薄弱，98%的动脉瘤出血部位为瘤顶部。

（二）病理

组织学检查发现动脉瘤壁仅存一层内膜，缺乏中层平滑肌组织，弹性纤维断裂或消失，巨大动脉瘤内常有血栓形成，甚至钙化。颅内动脉瘤为囊性，呈圆形或椭圆形，外观紫红色，瘤壁很薄，瘤内可见血流旋涡。

二、临床表现

（一）动脉瘤破裂出血症状

未破裂动脉瘤，临床可无任何症状。动脉瘤一旦破裂出血，表现为蛛网膜下隙出血，患者突然剧烈头痛、频繁呕吐、大汗淋漓、体温升高、颈项强直、克氏征阳性，重症者可出现意识障碍，甚至昏迷。部分患者出血前有劳累、情绪激动等诱因，亦有少部分患者无明显诱因或在睡眠中发病。约 1/3 的患者在动脉瘤破裂后病情进展迅速，且未及时恰当诊治导致呼吸循环衰竭而死亡。

多数动脉瘤破口周围会被凝血块封闭而暂时停止出血，病情逐渐稳定。随着动脉瘤破口周围血块溶解，动脉瘤可能再次破溃出血。再次出血多发生在第1次出血后2周内。血液破入蛛网膜下隙后，红细胞破坏分解可产生5-羟色胺、儿茶酚胺等多种血管活性物质，这些物质作用于其周围的脑血管，导致血管痉挛发生，发生率为21%~62%，多发生在出血后的3~15天。

（二）局灶症状

取决于颅内动脉瘤的部位、解剖结构、动脉瘤大小及破裂出血后形成较大血肿对周围脑组织的压迫。颈内动脉-后交通动脉瘤和大脑后动脉的动脉瘤常见动眼神经麻痹，表现为单侧眼睑下垂、瞳孔散大，内收、上、下视不能，直、间接光反应消失。有时局灶症状出现在蛛网膜下隙出血之前，被视为动脉瘤出血的前兆症状，此时应警惕随之而来的蛛网膜下隙出血，如轻微偏头痛、眼眶痛，继之出现动眼神经麻痹等。大脑中动脉的动脉瘤出血如形成血肿，或其他部位动脉瘤出血后可发生脑血管痉挛，出现偏瘫、失语、视力视野障碍等症状。

（三）破裂动脉瘤患者的Ⅰ临床分级

为了便于判断病情、预后及有否手术适应证，国际常采用Hunt五级分类法：

Ⅰ级：无症状，或有轻微头痛和颈强直。

Ⅱ级：头痛较重，颈强直，除动眼神经等脑神经麻痹外，无其他神经症状。

Ⅲ级：轻度意识障碍，躁动不安和轻度脑症状。

Ⅳ级：半昏迷、偏瘫，早期去脑强直和自主神经障碍。

Ⅴ级：深昏迷、去脑强直，濒危状态。

三、治疗要点

（一）治疗原则

颅内动脉瘤应进行手术治疗。采取保守治疗的患者约70%会死于动脉瘤二次出血。现代显微手术使颅内动脉瘤的手术死亡率已降至2%以下。

据Hunt五级分类法，病情在Ⅰ、Ⅱ级的患者应尽早进行造影和手术治疗。Ⅲ级以下患者出血后3~4天内手术夹闭动脉瘤，可以防止动脉瘤再次出血，减少血管痉挛发生。椎基底或巨大动脉瘤，病情Ⅲ级以上，提示出血严重或存在血管痉挛和脑积水，手术危险性大，应待病情好转后手术。

（二）手术治疗

1. 动脉瘤带夹闭术

开颅夹闭动脉瘤蒂是最理想的首选方法，它既不阻断载瘤动脉，又完全彻底清除动脉瘤，保持载瘤及供血动脉继续通畅，维持脑组织正常血运。

2. 动脉瘤孤立术

动脉瘤孤立术则是把载瘤动脉在瘤的远端及近端同时夹闭，使动脉瘤孤立于血液循环之外。但在未能证明脑的侧支供血良好时应慎用。

3. 动脉瘤包裹术

采用不同的材料加固动脉瘤壁，虽可减少破裂的机会，但疗效不肯定，应尽量少用。

4. 血管内介入治疗

利用股动脉、颈动脉、桡动脉穿刺，将纤细的微导管放置于动脉瘤腔内或瘤颈部位，再经过微导管将柔软的钛合金弹簧圈送入动脉瘤腔内并将其充满，使得动脉瘤腔内血流消失，从而消除再次破裂出血的风险。

四、护理措施

（一）术前护理

目的在于防止再出血和预防血管痉挛。

1. 卧床休息

绝对卧床休息，适当抬高头部，保持患者安静，对患者及其家属进行健康教育，为患者创造一个安静、清新、舒适的休养环境。

2. 减轻焦虑

评估患者焦虑的程度，给患者提供适当的环境，让患者能够表达自己的焦虑，并且加强患者对疾病知识，尤其是疾病治疗方法及预后的了解。保持患者情绪稳定，避免不良刺激，任何负性情绪都可能导致瘤体破裂，危及患者生命。

3. 控制血压

降低血压是减少再出血的重要措施之一。通常降低基础血压的10%～20%，高血压患者则可降低动脉收缩压的30%～50%。若出现头晕、意识障碍等缺血症状，应适当回升血压。

4. 对症护理

严密观察患者血压、脉搏、体温、呼吸、瞳孔、意识状态及神经功能变化，预防再次破裂出血。遵医嘱正确应用降血压、降颅压、镇痛、镇静、抗纤维蛋白溶解剂及钙离子拮抗剂。

5. 大小便管理

防止便秘，避免增加腹压而反射性增加颅内压导致的瘤体破裂。予营养丰富饮食，多食蔬菜和水果，避免辛辣食物，戒烟酒。遵医嘱应用缓泻剂。对不适应卧位小便者，予以指导进行排尿训练或留置导尿管。

6. 预防和治疗脑血管痉挛

遵医嘱应用钙离子拮抗剂，改善微循环。

（二）术后护理

1. 一般护理

全麻后取去枕平卧位，头偏向健侧，保持呼吸道通畅；患者清醒后，血压平稳者床头抬高 15°~30°；持续低流量吸氧，床旁心电监护，密切观察意识、瞳孔、生命体征、四肢活动及血氧饱和度情况；特别注意血压变化，根据医嘱控制血压在适当范围，防止术后发生出血；若患者出现头晕、头痛、呕吐、失语、肌力下降等症状，应立即报告医生，尽快采取紧急处理措施。

2. 平稳度过水肿期

由于手术创伤、牵拉致脑组织受刺激，术后 2~4 天可发生脑组织水肿，应准确记录液体出入量，控制入液量，正确应用脱水剂，维持水、电解质平衡。术后高热患者及时采取降温措施，如头部冰帽、间断酒精擦浴、温水擦浴等，因高热易造成脑组织相对低氧、水肿，加重脑损害。

3. 营养支持

营养治疗是临床治疗的重要组成部分，也是一种基本治疗手段。因此，必须及时有效地补充能量和蛋白质，以减轻机体损耗。评估患者营养状况，如体重、氮平衡、血浆蛋白、血糖、电解质等，以便及时调整营养素供给量和配方，做好饮食指导。便秘者应多食富含纤维素的食物和蔬菜，必要时服用缓泻剂。

4. 用药护理

及时观察药物治疗效果及发现不良反应。常规用药应掌握用药的方法及注意事项如下。①止血药物：用药期间注意肢体活动情况，抬高患肢，不在下肢静脉滴注此类药物，防止深静脉血栓形成。②防治脑血管痉挛药物：尼莫地平能优先作用于脑部小血管，改善脑供血，但在治疗过程中可出现头晕、血压下降、头痛、胃肠不适、皮肤发红、多汗、心动过缓等症状，应注意密切观察，防止低血压的发生；应静脉微量泵注入，避光使用，以3~5 mL/h速度持续泵入，尼莫地平10mg静脉滴注需要10~12 h，如为紧张造成血压升高，可适当增加流速，维持在术前平均血压水平；因尼莫地平制剂中含有一定浓度的乙醇，若患者出现心率增快、面色潮红、头疼、头晕及胸闷等不适症状，应适当减慢流速。

5. 并发症的预防和护理

（1）脑血管痉挛

术后脑血管痉挛的发生率为41%~47%，由此引起的延迟性脑缺血及脑水肿，是颅内动脉瘤术后死亡或致残的主要原因。护理的重点是术后动态观察患者的意识状况，观察有无新增神经功能障碍表现或原有神经症状的恶化等。脑血管痉挛的预防措施有：①应用特异性解痉剂尼莫地平或法舒地尔；②提高脑血流的灌注压，提高血压和扩容；③改善血流变学，降低血液黏滞度；④调节控制吸氧浓度。

（2）再出血

术后搬运患者时，应注意保护头部，防止外力作用引起出血，头部引流管一般于术后24~48 h拔除，在此期间，应密切观察并记录引流液的颜色、性质、量及切口渗血情况。避免一切引起颅内压升高的因素，如用力咳嗽、排便、情绪激动等。注意观察患者有无突发的头痛、呕吐、意识障碍、脑膜刺激征等再出血征象。

（3）脑积水

遵医嘱准确应用脱水剂，并严密观察患者意识，瞳孔、生命体征，及时发现有无颅内压升高的症状。如果患者出现脑积水症状，如智力减退、记忆力减退、步态不稳及大小便失禁等，应及时通知医生，做好术前准备，配合医生尽早行“脑室-腹腔分流手术”治疗。

（4）颅内感染

保持伤口敷料清洁、干燥，无污染。观察患者体温、血象变化，有无脑膜刺激征。如果患者出现切口感染伴颅内感染，根据医嘱做皮下积液、脑脊液和血培养，根据培养结果选择有效抗生素，并按时、按量给药，保证血药浓度，同时观察疗效；高热患者给予物理降温；腰穿持续引流的患者，做好引流管的护理。

6. 介入治疗术后护理

（1）预防出血

介入术后穿刺侧下肢应伸直并制动24 h，穿刺点用压迫止血器或消毒纱布卷及弹性绷带加压包扎固定24 h，密切观察穿刺部位局部有无渗血及血肿，观察术侧足背动脉搏动、足部皮肤色泽、肢体温度、痛觉及末梢循环等情况，并与对侧肢体比较，如有异常应及时报告医师处理。

（2）饮食护理

根据患者情况嘱患者多饮水，每日在1500mL以上，或遵医嘱给予利尿剂，促进造影剂的排出，术后6 h后嘱其进易消化饮食。

（3）过度灌注综合征

主要是由于颅内血管长期处于低血流灌注状态，一旦血管突然扩张，血流明显增多可发生脑过度灌注综合征。护理上需观察患者有无头疼、头胀、恶心呕吐、癫痫和意识障碍等症状；监测血压、心率、呼吸、血氧饱和度的变化并记录；遵医嘱有效控制血压。

（4）急性脑梗死

栓塞术后脑梗死是严重的并发症之一，轻者发生偏瘫，重者导致死亡。其主要原因多由于导管在血管内停留时间过长，损伤内皮组织，还与球囊微导管弹簧圈过早脱离等因素有关。因此术后应严密观察患者的语言、运动、感觉功能的变化，病情有变化，及时通知医生。

（5）剧烈头痛

栓塞后第1天发生剧烈头痛是颅脑介入栓塞治疗术后常见的并发症，一般反应轻者1~2天即痊愈，严重者可达1周以上。患者突发头痛并加重，应特别给予重视，及时发现病情变化报告医生，正确遵医嘱应用20%甘露醇125~250 mL静脉滴注或泵入血管解痉剂。

五、健康指导

（一）服药

指导患者用药方法和注意事项，遵医嘱服用药物，若服用降压药、抗癫痫类及抗血管痉挛类药物，不可擅自减量。服抗凝药期间注意观察出血情况，定期复查凝血三项及肝肾功能。

（二）饮食

指导患者多吃富含维生素A、维生素C的绿色蔬菜和水果，如胡萝卜、菠菜、白菜、番茄、苹果、杭果；常吃瘦肉、鸡蛋、新鲜的奶制品及深海鱼类等；低盐低脂饮食，少食胆固醇较高的食物，如蛋黄、动物内脏、猪油等。防止动脉硬化。

（三）运动

出院后注意休息，3 个月后可做些简单的家务活，避免重体力劳动。适当锻炼，在体力允许的情况下逐渐增加活动量。出院后注意休息，在身体尚未恢复前，少去公共场所，注意自我保护，防止感染其他疾病。

（四）良好的生活习惯

注意戒烟，适当饮酒，保证充足的睡眠，保持愉快的心情。

（五）复诊

出院后遵医嘱到门诊复查。出现以下症状，应立即就诊：①头痛逐渐加重、恶心、呕吐；②癫痫、失语及肢体功能障碍加重；③精神萎靡不振，意识障碍等。

第五节 颈内动脉狭窄患者的护理

一、病因和病理

颈动脉狭窄最好发部位为颈总动脉分叉处，其次为颈内动脉起始段，此外还有颈内动脉虹吸部、大脑中动脉及大脑前动脉等部位。一般认为，颈动脉斑块主要通过以下两种途径引起脑缺血：一条途径是严重狭窄的颈动脉造成血流动力学的改变，导致大脑相应部位的低灌注；另一条途径是斑块中微栓子或斑块表面的微血栓脱落引起脑栓塞。上述两种机制何者更占优势尚无定论，大多数认为斑块狭窄度、斑块形态学特征均与脑缺血症状之间密切相关，二者共同作用诱发神经症状，而狭窄度与症状间关系可更为密切。

二、临床表现

（一）有症状性颈动脉狭窄

脑部缺血症状：可有耳鸣、眩晕、视物模糊、头晕、头痛、失眠、记忆力减退、嗜睡、多梦等症状。眼部缺血表现为视力下降、偏盲、复视等。

短暂性脑缺血发作（transient ischemic attack，TIA）：局部的神经功能一过性丧失，临床表现为一侧肢体感觉或运动功能短暂障碍，一过性单眼失明或失语等，一般仅持续数分钟，发病后24小时内完全恢复。影像学检查无局灶性改变。

缺血性脑卒中：常见临床症状有一侧肢体感觉障碍、偏瘫、失语等，严重者出现昏迷，并具有相应的神经系统定位体征和影像学特征性改变。

（二）无症状性颈动脉狭窄

许多颈动脉狭窄患者临床上无任何神经系统的症状和体征，有时仅在体格检查时发现颈动脉搏动减弱或消失，颈根部或颈动脉行经处闻及血管杂音。无症状性颈动脉狭窄，尤其是重度狭窄活动性斑块或溃疡性斑块被公认为“高危病变”，必须引起重视。

三、治疗要点

颈动脉狭窄的治疗目的在于改善脑供血，纠正或缓解脑缺血的症状，预防TIA和缺血性卒中的发生。依据颈动脉狭窄的程度和患者的症状进行治疗，包括药物治疗、手术治疗和血管内介入治疗。

（一）药物治疗

多用于早期患者，以药物治疗和改善饮食结构的方法延缓病变的进展，降低围术期血栓形成的发生率。

（二）手术治疗

颈动脉内膜切除术（carotid endarterectomy，CEA）是切除增厚的颈动脉内膜粥样硬化斑块，以预防由于斑块脱落引起的脑卒中。目前，CEA是颈动脉颅外段闭塞性疾病的血管成形术的“金标准”。

（三）血管内介入治疗

颈动脉支架成形术（carotid angioplasty and stenting，CAS）是除颈动脉内膜切除术之外的又一种治疗颈动脉狭窄的方法。这种方法避免了与外科手术相关的并发症，如颈部神经和血管损伤。特别是对具有外科并发症高危因素的患者，与颈动脉内膜剥脱术相比具有创伤小、恢复快等优越性，但其狭窄再发率亦较高，且术后需长期服用氢氯吡格雷等较强的抗血小板聚集药物，有诱发出血性脑卒中等并发症的风险。

四、护理措施

（一）术前护理

1. 行 CAS 术前准备

抗血小板治疗：为防止血小板在粥样斑块上的沉积，并促使已形成的血栓自行化解，在支架释放过程中将栓子脱落的可能降至最低。拟行 CAS 的患者术前 7 天口服阿司匹林 100mg/d 和盐酸氢氯吡格雷 75mg/d。如为急诊行 CAS，首剂氢氯吡格雷 300mg、阿司匹林 300mgo 抗凝期间严密监测出凝血时间及观察有无出血倾向。

抗过敏：遵医嘱术前给予地塞米松 20mg 静脉注射，以预防造影剂过敏。

2. 危险因素的评估

包括全身危险因素、神经系统的危险因素及脑血管造影发生的危险因素的评估。

3. 血压观察

术前测血压 2 次/日，用药前后对比，双侧上肢对比，记录体温单中。准确掌握患者的血压波动范围，为术后调节血压提供有效的数据。

4. 心理护理

评估患者的心理反应，给患者提供适当的环境，让患者能够表达自己的焦虑，加强患者对疾病的认识，尤其是对疾病治疗方法及预后的了解。

5. 术前准备

建立 2 条静脉通路；手术时间较长者给予导尿；备好压力袋以便在手术中进行持续冲洗导引导管内腔，避免血栓形成；触摸足背动脉搏动，并在搏动最明显处做好标记，以便术后动态观察。

（二）术后护理

1. 卧位与休息

支架植入患者取仰卧或侧卧位，头部抬高小于 30°，注意患侧颈部不可过度前屈，颈部避免按压，以免影响脑血液循环。穿刺侧下肢平伸制动 8 h，穿刺处加压包扎 24 h，观察制动肢体的皮温、皮色及足背动脉搏动情况，观察有无渗血和血肿发生。卧床休息至少 3 天，限制活动 1 周，防止支架脱落。行颈内动脉内膜剥脱术的患者，需观察颈部伤口有无渗血和血肿发生，注意有无呼吸困难。

2. 术后血压调节

CAS后立即将血压降至正常，并稳定在一个水平，避免血压突然升高。血压控制是否理想，影响到高灌注综合征的发生率。

3. 观察有无出血倾向

为了防止血栓形成，应给予患者低分子肝素0.4 mL每12 h皮下注射1次，拜阿司匹林100mg、波立维75mg每日1次口服，注意观察有无出血倾向。

4. 改善患者的营养状况

监测肝脏功能及水、电解质情况，保持水、电解质及酸碱平衡；术后禁食6 h，之后评估患者状态逐步恢复到正常饮食，给予低盐、低脂、易消化饮食。

5. CEA术后体位

全麻未清醒时予去枕平卧，头偏向健侧，保持呼吸道通畅，防止颈部过度活动引起血管扭曲、牵拉及吻合口出血。

6. 潜在并发症的预防和护理

（1）脑出血

最严重的并发症，术中、术后常规使用抗凝药物增加了患者的出血风险，术后应该密切观察患者意识、语言、肢体活动、瞳孔及生命体征变化，注意观察患者有无头痛、呕吐等情况。有血压升高、呼吸或心率减慢应警惕颅内出血的发生。如发生出血应立即停用抗凝药物，适当控制血压，必要时遵医嘱予以脱水药物。

（2）高灌注综合征

高灌注综合征可在术后早期出现，也可以发生在术后1个月。是由于狭窄的动脉突然扩张使血流动力学发生改变，引起过度灌注而导致严重脑水肿，甚至颅内出血或蛛网膜下隙出血。护理措施包括：①观察患者有无同侧额颞部或眶周的搏动性或弥漫性头痛、恶心、呕吐、视力下降、意识障碍、谵妄、高血压、癫痫样发作以及局灶性神经功能缺损的症状；②根据患者血压的基础值控制血压，保证血压平稳；③按医嘱使用脱水剂及扩容药物，合理安排补液速度及监测中心静脉压。

（3）脑血管痉挛

由于介入材料、造影剂及术中刺激引起。尼莫地平能够有效地防治脑血管痉挛。注意观察有无头痛、头晕、癫痫发作、意识障碍、肢体麻木和无力等症状和体征。

（4）脑缺血

注意观察患者有无神经功能缺失的表现，如意识障碍、一侧肢体活动障碍、感觉障碍、失语或偏盲等。给予吸氧，监测动脉血氧饱和度；匀速静脉滴注，维持中心静脉压在 8~12cmH_2O，以保证脑灌注压，降低血液黏稠度及改善脑供氧。

（5）颈动脉窦反应

因支架的膨胀挤压或球囊扩张刺激颈动脉窦，大量传入冲动到达孤束核导致迷走神经张力增强，患者出现心动过速、心排血量减少、血压下降、严重时心搏骤停甚至死亡。术后行心电监护密切观察血压和心电图波形改变。当心率为 50 次/min，静脉推注阿托品 0.5 ~1.0mg，10~15min 即可恢复，当血压降至正常范围以下时，通知医生给予处理。但注意不要使血压提升太快和过高，以免发生高灌注综合征。

（6）造影剂过敏

轻度可表现为头痛、恶心、呕吐，重度可表现为呼吸困难、气管痉挛、四肢抽搐、休克。因此，介入手术后应多饮水，以利于造影剂的排出。

（7）出血倾向

协助医生定期监测凝血功能及血生化等指标。观察皮肤有无瘀斑、渗血等。同时还应观察身体各个部分有无出血倾向，如牙龈黏膜、穿刺部位、大小便等。若发生出血应暂停抗凝治疗。

（8）穿刺部位皮下血肿

多与抗凝治疗和过早活动有关，对局部血肿及凝血异常患者可增加压迫时间，提高压迫止血的准确率。24 h 后局部血肿部位可给予多磺酸黏多糖乳膏外涂。

（9）切口张力性水肿

由于术中全身肝素化，术后抗凝治疗，血液处于持续低凝状态，切口易出血及形成皮下血肿。注意观察切口敷料情况，术后切口局部压沙袋 8 h，保持颈部引流管固定、通畅，术后 24 h 内密切观察引流液颜色、量、性质及患者状态。嘱患者不能用力咳嗽、打喷嚏，以免增加颈部的压力而诱发出血。切口局部疼痛，吞咽困难，是血肿发生的早期标志，应及时处理，严重时要入手术室清除血肿。

（10）脑神经损伤

由于颈动脉周围神经组织丰富，手术中易造成舌下神经、面神经、喉返神经和喉上神经的损伤。仔细观察患者神经功能的异常变化，如观察同侧鼻唇沟有无变浅，让患者做伸舌、鼓腮动作等，了解舌下神经和面神经有无损伤，观察患者有无声音嘶哑及进食呛咳等症状，了解喉返神经和喉上神经的外侧支有无损伤。

（11）血管闭塞

主要原因是早期血管内血栓形成或远端动脉栓塞，后期常为吻合口内膜增生狭窄、继发血栓形成。观察有无脑缺血表现，如出现肢体活动障碍、意识障碍等情况时，应及时行超声多普勒、头部 CT 等检查以明确诊断。

五、健康指导

（一）用药

遵医嘱按时服药，为防止支架内壁血栓形成，服用抗凝药物至少 8 周。服药期间出现出血倾向，定期复查凝血三项及肝肾功能，如有异常，及时就医。

（二）饮食

应低盐低脂，多食用高蛋白质、富含维生素及纤维素的食物，忌油腻、辛辣、刺激性食物。

（三）养成良好习惯

戒烟戒酒；保证充足的睡眠，保持心情愉快，保持情绪稳定；活动时遵循循序渐进的原则，适当锻炼；定时监测血压；保持排便通畅，勿用力排便，便秘时服用缓泻剂。

第五章　呼吸内科护理

第一节　急性气管-支气管炎的护理

一、定义

急性气管-支气管炎是有生物、物理、化学刺激或过敏等因素引起的气管-支气管黏膜的急性炎症。临床主要症状有咳嗽和咳痰。常见于寒冷季节或气候突变时，也可由急性上呼吸道感染蔓延而来。

二、病因及发病机制

（一）病因

①微生物可以由病毒、细菌直接感染，也可因急性上呼吸道感染的病毒或细菌蔓延引起本病。常见病毒为腺病毒、流感病毒（甲型、乙型）、冠状病毒、鼻病毒、单纯疱疹病毒、呼吸道合胞病毒和副流感病毒。常见细菌为流感嗜血杆菌、肺炎链球菌、卡他莫拉菌等，衣原体和支原体感染有所增加。也可在病毒感染的基础上继发细菌感染。②物理、化学因素过冷空气、粉尘、刺激性气体或烟雾（如二氧化硫、二氧化氮、氨气、氯气等）的吸入，对气管-支气管黏膜急性刺激和损伤引起。③过敏反应常见的吸入致敏源包括花粉、有机粉尘、真菌孢子等；或对细菌蛋白质的过敏，引起气管-支气管炎症反应。

（二）病理

气管-支气管黏膜充血水肿，淋巴细胞和中性粒细胞浸润；同时伴有纤毛上皮细胞损伤、脱落；黏液腺体肥大、增生。合并感染时分泌物呈脓性。

三、临床表现

症状：起病较急，常先有急性上呼吸道感染症状。全身症状轻微，有轻度畏寒、发热、头痛及全身酸痛。开始咳嗽不重，呈刺激性，痰少。1~2天后咳嗽加剧，痰由黏液转为黏液脓性，偶伴血痰。支气管痉挛时可有气急。咳嗽咳痰可延续2~3周，如迁延不愈，可演变成慢性支气管炎。

体征：查体可无明显阳性体征。也可在两肺听到散在干湿啰音，部位不固定。用力咳嗽或咳痰后，啰音的性质与部位可改变或消失。

四、护理要点

（一）基础护理

1. 环境与休息

保持室内清洁、空气流通及适宜的温湿度，为患者提供安静、整洁、舒适的病房环境。维持合适的室温（18~20℃）和相对湿度（50%~60%），以充分发挥呼吸道的自然防御功能。

2. 饮食护理

急性气管-支气管炎患者常因发热、咳嗽使能量消耗增加，应给予高蛋白质、高维生素、足够热量的饮食。注意患者的饮食习惯，避免油腻、辛辣刺激食物。如患者无心肾功能障碍，应鼓励患者多饮水，使患者饮水量达到1.5~2L，有利于呼吸道黏膜的湿润和病变黏膜的修复，利于痰液稀释和排出。鼓励患者多饮水，给予营养丰富的食品，避免刺激性食物和饮料。

慢性咳嗽者，能量消耗增加，应给予高蛋白质、高维生素、足够热量的饮食。注意患者的饮食习惯，避免油腻、辛辣刺激食物，影响呼吸道防御能力。每天饮水1500mL以上，足够的水分可保证呼吸道黏膜的湿润和病变黏膜的修复，利于痰液稀释和排出。

3. 保持口腔清洁

由于急性气管-支气管炎患者常伴有咳嗽、发热、痰多且黏稠，咳嗽剧烈时引起呕吐等，故要保持口腔卫生，预防感染，增加舒适感，增进食欲。

4. 发热护理

低热不需特殊处理，体温在38.5℃以上时可采用物理降温或药物降温措施，以逐渐降温为宜，防止大量出汗而虚脱。儿童要预防惊厥，不宜用阿司匹林或其他解热药，以免大汗、脱水和干扰热型观察。患者出汗时，及时协助患者擦汗、更换衣服，避免受凉。给予能提供足够热量、蛋白质和维生素的流质或半流质饮食，以补充高热引起的营养物质消耗。

（二）咳嗽咳痰护理

咳嗽剧烈者予以止咳药，痰液黏稠不易咳出者，可以通过包括深呼吸、咳嗽、胸部叩击、体位引流和机械吸痰等胸部物理治疗措施促进痰液排出。

1. 有效咳嗽

有效咳嗽的作用在于加大呼吸压力、增强呼气流速以提高咳嗽的效率，适用于神志清醒、一般状况良好、能够配合的患者。指导患者掌握正确有效咳嗽的方法。

2. 气道湿化

适用于痰液黏稠不易咳出者。气道湿化包括湿化治疗和雾化治疗两种方法。

3. 胸部叩击

是一种借助叩击所产生的震动和重力作用，使滞留在气道内的分泌物松动，并移行到中心气道，最后通过咳嗽排出体外的胸部物理治疗方法。该方法适用于久病体弱、长期卧床、排痰无力者。

4. 体位引流

体位引流是利用重力作用使肺、支气管内分泌物排出体外的胸部物理疗法之一，又称重力引流。适用于肺脓肿、支气管扩张症等有大量痰液排出不畅时。

5. 机械吸痰

适用于痰液黏稠无力咳出、意识不清或建立人工气道者。

（三）健康指导

1. 疾病预防

指导识别急性上呼吸道感染等诱发因素。增强体质，根据患者情况选择合适的体育活动，如健身操、太极拳、跑步等；可增加耐寒训练，如冷水洗脸、冬泳等。

2. 疾病知识

指导患病期间注意休息，避免劳累；多饮水，进食清淡、富有营养的饮食。避免疾病复发。保持室内环境适宜，保持适当的温湿度；改善劳动生活环境，防止有害气体污染，避免烟雾、化学物质等有害理化因素的刺激，避免吸入环境中的过敏原。

第二节　肺炎的护理

一、葡萄球菌肺炎的护理

（一）定义

葡萄球菌肺炎是致病性葡萄球菌引起的肺部急性炎症。临床病情较重，细菌耐药率较高，预后多较凶险。金黄色葡萄球菌是葡萄球菌属中最重要的致病菌，致病力极强。金黄色葡萄球菌肺炎是社区获得性肺炎（CAP）重要的病原体，在非流行性感冒期间金黄色葡萄球菌感染占细菌性肺炎的1%～5%，但在流感时期，金黄色葡萄球菌感染可占CAP的25%，耐甲氧西林的金黄色葡萄球菌（MRSA）为CAP的较少见的病原菌，然而一旦诊断，则成为社区的大问题。

（二）发病机制

下列患者易患这种肺炎：婴儿和老年人；住院患者和体质严重虚弱，尤其是气管切开、气管插管、免疫抑制或近期做过手术的患者；患有囊性纤维化或肉芽肿性疾病的儿童和青年；病毒性肺炎，特别是甲型、乙型流感后发生细菌性感染的患者；静脉吸毒者。

葡萄球菌性肺炎尽管来势凶猛，但有些病情并不严重，个别病程较为缓慢，有时形成慢性肺炎或慢性肺脓肿。临床症状与肺炎球菌性肺炎的临床症状相似。葡萄球菌性肺炎的特点是容易引起反复寒战、组织坏死伴脓肿形成和肺囊肿（大多见于婴幼儿）：病情急且有明显衰竭。脓胸较常见。金黄色葡萄球菌主要存在于胸廓切开后的脓胸或胸壁外伤后血胸使用引流的脓胸中。

（三）临床表现

①多数急性起病，血源性金黄色葡萄球菌肺炎常有皮肤痈史，皮肤烧伤、裂伤、破损等葡萄球菌感染史。有血管导管留置史者易并发感染性心内膜炎，患者有明显胸痛、呼吸困难、高热、寒战，而咳嗽、咳痰较少见，可有心悸、心力衰竭等表现。一部分患者有金黄色葡萄球菌败血症史，但找不到原发病灶。②通常全身中毒症状突出，急起高热、乏力、大汗、肌肉关节痛，多为高热或过高热，呈稽留热型，伴寒战，咳嗽，咳黄脓痰、脓血痰、粉红色乳样痰，无臭味。胸痛和呼吸困难进行性加重，发绀，重者出现呼吸窘迫及

血压下降、少尿等末梢循环衰竭表现。少部分患者肺炎症状不典型，可亚急性起病。③血行播散者早期以中毒表现为主，呼吸道症状不明显。患有慢性疾病者及老年人、某些不典型病例可呈亚急性起病。④早期呼吸道症状轻微与其严重的全身中毒症状不相称为其临床特点，不同病情及病期体征不同，典型大片实变少见。合并脓胸、气胸时，因程度不同可有不同的体征。部分患者有肺外感染灶、皮疹等。

（四）治疗

1. 抗菌治疗

经验性治疗需根据当地金黄色葡萄球菌流行趋势和病原菌可能来源选药。社区获得性金黄色葡萄球菌肺炎不首选青霉素，可考虑应用苯唑西林、头孢唑啉；若效果不好，进一步进行病原学检查并可考虑糖肽类抗生素。住院患者则考虑首选糖肽类抗生素。在经验性治疗中应尽可能获得病原学资料，并根据药敏试验结果及时修改治疗方案。针对性治疗是指已通过细菌学检查确认了病原菌并取得了药物敏感资料，根据细菌药物敏感性针对性选药。对青霉素敏感菌株，首选大剂量青霉素，过敏者可选用大环内酯类、林可霉素、半合成青霉素、四环素类、第一代头孢菌素；大多数金黄色葡萄球菌产青霉素酶，且对甲氧西林耐药菌株不断增加，若为甲氧西林敏感菌株可选用氯唑西林、苯唑西林；另一类主要药物为头孢噻吩或头孢孟多 2g，静脉滴注，每 4~6 h 一次；头孢唑啉 0.5~1.0g，静脉滴注，每 8 h 一次；头孢呋辛 750mg，静脉滴注，每 6~8 h 一次。另外，林可霉素 600mg，静脉滴注，每 6~8 h 一次，对 90%~95%患者有效。一般对甲氧西林耐药的菌株对所有 β 内酰胺类抗生素均耐药，首选糖肽类抗生素。万古霉素，成人剂量 2g/d，分两次静脉滴注；去甲万古霉素，成人剂量 1.6g/d，分两次静脉滴注；替考拉宁，成人剂量 0.4g 静脉滴注，首次 3 个剂量每 12 h 一次给药，以后维持剂量 0.4g 静脉滴注，每日一次给药。

2. 体位引流

脓（气）胸应及早胸腔置管引流。肺脓肿应告知患者按病变部位和全身情况做适当体位引流。

3. 其他

营养支持和心肺功能维护十分重要。伴随葡萄球菌心内膜炎的患者应在抗生素治疗症状有改善时及早进行心脏赘生物的手术治疗。

（五）护理要点

1. 基础护理

（1）环境

环境清洁安静，空气清新。室内通风每日2次，每次15~30 min，避免患者直接吹风，室温保持18~20℃，相对湿度以55%~60%为宜，防止空气干燥。

（2）休息与活动

急性期患者卧床休息，以减少组织耗氧量，病情缓解后逐渐增加机体活动量，以活动后不感心慌、气急、劳累为原则。

（3）饮食

给予清淡易消化的高热量、高维生素、高蛋白质或半流质饮食，鼓励患者多饮水，每日1000~2000mL，以补充液体、稀释痰液。

（4）口腔护理

高热时口腔黏膜干燥，同时机体抵抗力下降，易引起口唇干裂、口腔溃疡等，应在餐后、睡前进行口腔清洁，保持口腔湿润、舒适。

2. 专科护理

（1）高热护理

①高热时可用乙醇（酒精）擦浴、冰袋、冰帽等措施物理降温，以逐渐降温为宜，防止大量出汗而虚脱。儿童要预防惊厥，不宜用阿司匹林或其他解热药，以免大汗、脱水和干扰热型观察。患者出汗时，及时协助患者擦汗、更换衣服，避免受凉。②必要时遵医嘱使用退热药。较轻患者无须静脉补液，失水明显者可遵医嘱静脉补液，补充因发热而丢失较多的水和盐，加快毒素排泄和热量散发，尤其是食欲差或不能进食者。心脏病或老年人应注意补液速度，避免过快导致急性肺水肿。

（2）促进排痰

采取有效咳嗽、翻身、拍背、雾化吸入等，必要时遵医嘱予患者祛痰药等方法促进排痰。

（3）胸痛的护理

评估疼痛的部位、性质、程度等，患者胸痛常随呼吸、咳嗽而加重，可采取患侧卧位，或用多头带固定患侧胸廓以减轻疼痛，必要时遵医嘱予止痛药。

3. 用药护理

抗感染治疗是肺炎最主要的治疗环节，应遵医嘱早期、足量应用有效抗感染药物，并注意观察疗效及不良反应。

4. **并发症护理**

重症肺炎出现中毒性休克时的护理措施。

①严密观察病情，及早发现休克征象，及时抢救。②迅速给予高流量吸氧，改善组织缺氧状态。③尽快建立两条静脉通道，保持通畅，遵医嘱给予扩容药、血管活性药物等，以维持有效血容量，恢复组织灌注，改善微循环功能，控制感染，注意防止液体渗出引起局部组织坏死和影响疗效。④密切监测患者血压、脉搏、呼吸、体温、意识、尿量、皮肤、黏膜的变化，判断病情转归。

5. **心理护理**

由于起病急、病情重，患者及家属常焦躁不安，病情危重者甚至表现为恐惧，应多与患者主动沟通，鼓励其说出心理感受，给予关心和尊重，操作时应沉着冷静，给患者以安全感和信任感。

6. **健康指导**

①预防指导。向患者宣传肺炎的基本知识，告知其病因及诱因，使其避免受凉、淋雨、吸烟、喝酒及过度劳累。②生活指导。指导患者摄入足够的营养物质，情绪稳定，生活规律，充分休息，劳逸结合，适当锻炼，增强体质。③用药指导。告知肺炎治疗药物的疗效、用法、疗程、不良反应，指导患者遵医嘱按时服药，防止自行停药或减量，定期随访。

二、病毒性肺炎的护理

（一）定义

病毒性肺炎是由上呼吸道病毒感染向下蔓延所致的肺部炎症。可发生在免疫功能正常或抑制的儿童和成人。本病大多发生于冬春季节，可暴发或散发流行。密切接触的人群或有心肺疾病者容易罹患。需住院的社区获得性肺炎约8%为病毒性肺炎。婴幼儿、老人、妊娠妇女或原有慢性心肺疾病者，病情较重，甚至导致死亡。

（二）病因

引起成人肺炎的常见病毒为甲/乙型流感病毒、腺病毒、副流感病毒、呼吸道合孢病毒和冠状病毒等。免疫抑制宿主为疱疹病毒肺炎和麻疹病毒的易感者；骨髓移植和器官移植接受者易患疱疹病毒和巨细胞病毒肺炎。患者可同时受一种以上病毒感染，并常继发细菌感染，免疫抑制宿主还常继发真菌和原虫感染。呼吸道病毒可通过飞沫与直接接触传播，且传播迅速、传播面广。病毒性肺炎为吸入性感染，常有气管-支气管炎。

（三）临床表现

各种病毒感染起始症状各异。起病缓慢，症状较轻，有头痛、乏力、发热、咳嗽，并咳少量黏痰或血痰。少数可急性起病，肺炎进展迅速，体征往往缺如。X线检查肺部炎症呈间质性改变，亦见斑点状或毛玻璃样均匀的阴影，病变侵犯多叶或双肺弥漫性病变，偶出现少量胸腔积液。白细胞总数可正常、减少或略增加，病程一般为1~2周。在免疫缺陷的患者，病毒性肺炎常比较严重，有持续性高热、心悸、气急、极度衰竭，可伴休克、心力衰竭和氮质血症。由于肺泡间质和肺泡内水肿，严重者会发生呼吸窘迫综合征。肺部听诊可闻及湿啰音。X线检查常显示双肺网状结节性浸润，无特征性，偶见局部实变阴影。

（四）治疗

1. 一般治疗

应嘱患者注意休息、适量饮水、清淡饮食，注意预防交叉感染，保持呼吸道通畅。

2. 药物治疗

抗病毒药物如金刚烷胺、利巴韦林、阿糖腺苷等可试用，某些中草药也有一定疗效。除非并发细菌性感染，抗生素一般无须使用。对呼吸道合孢病毒、腺病毒、副流感病毒、流感病毒等可用利巴韦林，每日0.8~1.0g，分次口服；或用利巴韦林10~15mg，每日2次，肌内注射。对疱疹病毒、水痘病毒感染及免疫缺陷者可用阿昔洛韦以每次5mg/kg静脉注射，每日3次，连续用7日。对流感病毒感染者，亦可用金刚烷胺每次100mg，每日2次，口服。

（五）护理要点

1. 基础护理

（1）环境与休息

保持病室环境的清洁、安静，注意通风，保持一定的温度与湿度。护理人员要尽量使各种操作集中进行，以免影响患者休息。

（2）营养护理

提供适合患者口味的高蛋白质、高热量、高维生素、易消化的流质或半流质饮食。嘱患者多饮水，注意出入量保持平衡，防止高热后大汗致液体丢失过多。对老年人补充液体要观察尿量的变化，以防影响心功能。

（3）口腔护理

应在清晨、餐前、餐后、睡前协助患者清洁口腔，以使其感到舒适，增进食欲，口唇干裂时可涂液状石蜡。根据口腔状态选择漱口液，如发现口腔黏膜改变及时做细菌培养。

2. 专科护理

（1）观察病情变化

观察患者咳嗽、咳痰的变化：定时监测和记录体温、呼吸、脉搏、血压、尿量：注意患者意识和尿量的改变；如发现高热患者体温骤降至正常体温以下、脉搏细速、脉压变小、呼吸浅快、烦躁不安、面色苍白、四肢厥冷、尿量减少（<30mL/h）等病情变化，应立即告知医师，及时采取救治措施。

（2）维持呼吸道通畅

嘱患者尽量患侧卧位，以利于痰液引流。气急、发绀者用鼻导管给氧，纠正组织缺氧，改善呼吸困难。

（3）高热护理

患者应卧床休息，以减轻头痛、乏力、肌肉酸痛症状；定时监测体温；保持口腔、皮肤清洁。了解血常规、电解质等变化，在患者大量出汗、食欲缺乏及呕吐时，应密切观察有无脱水现象：注意观察患者末梢循环情况，四肢厥冷、发绀等提示病情加重。

（4）咳嗽、咳痰的护理

鼓励患者多饮水，指导患者有效的咳嗽、咳痰，遵医嘱给予祛痰药和雾化吸入，无力咳痰者给予吸痰，并严格执行无菌操作。

（5）胸痛的护理

协助患者取舒适卧位，避免诱发和加重疼痛因素，指导患者使用放松疗法或分散患者注意力。

（6）呼吸道隔离

交叉感染是造成病情恶化或死亡的重要原因之一。抵抗力低的患者极易继发细菌感染，应注意隔离。

3. 用药护理

遵医嘱选用有效的病毒抑制剂，注意观察疗效和不良反应。

4. 并发症休克性肺炎的护理

给予去枕平卧位，保持脑部血流供应，密切观察意识状态、血压、脉搏、呼吸、尿量、体温、皮肤黏膜色泽及温湿度。遵医嘱给予合理氧疗，出现末梢循环衰竭时，应迅速建立两条静脉通路，补充血容量，保证正常组织灌注。

5. 心理护理

主动询问和关心患者的需求，鼓励患者说出内心感受，与患者进行积极有效的沟通。

6. 健康指导

（1）疾病知识指导

向患者及家属介绍病毒性肺炎的病因及诱因，告知患者有痰尽量咳出，对卧床患者要勤翻身、叩背以协助排痰。

（2）生活指导指导

患者注意休息，劳逸结合，生活有规律性，提供足够营养物质。适当参加体育锻炼，增强机体抵抗力。慢性病、长期卧床、年老体弱者，应注意经常改变体位、翻身拍背，咳出痰液。

（3）用药指导

遵医嘱按时服药，了解药物的作用、用法、疗程和不良反应。

三、肺炎衣原体肺炎的护理

（一）定义

肺炎衣原体肺炎是由肺炎衣原体引起的急性肺部炎症，常累及上、下呼吸道。肺炎衣原体感染是世界性的，随年龄的增加感染率迅速上升，青壮年为50%~60%，老年可达70%~80%，四季均可流行。肺炎衣原体的感染方式可能为人与人之间通过呼吸道传播。因此，在半封闭的环境如家庭、学校、部队等可出现小范围的流行。

（二）病因及发病机制

肺炎衣原体常在儿童和成人中产生呼吸道感染，感染方式可能为人与人之间通过呼吸道分泌物传播，发病机制基本不清楚。

（三）临床表现

起病多隐袭，最早出现的是上呼吸道感染症状，表现为咽喉炎者有咽喉痛、声音嘶哑。数天或数周后，上呼吸道感染症状逐渐减退，出现干咳、胸痛、头痛、不适和疲劳，提示下呼吸道受累，此时临床表现以支气管炎和肺炎为主，病变部位偶可闻及干湿啰音。

（四）治疗

四环素和红霉素为首选抗生素，成人每天 2g，疗程 2~3 周。儿童红霉素每天 40mg/kg，疗程 2~3 周。肺炎衣原体对于四环素类抗生素或大环内酯类抗生素敏感，但临床疗效往往不显著。治疗失败的患者，特别是应用红霉素治疗者，更换多西环素仍可有效。阿奇霉素因其半衰期更长，且胃肠道副作用更小，目前越来越多地应用于肺炎衣原体治疗。

（五）护理要点

1. 基础护理

给患者提供安静舒适的环境，最好是单间，防止交叉感染，做好生活护理。

2. 专科护理

（1）高热护理

密切监测体温变化，必要时可采用温水擦浴、冰敷等物理降温措施，遵医嘱使用退热药物，观察药物疗效及不良反应。

（2）咳嗽、咳痰的护理

鼓励患者多饮水，指导患者咳嗽、咳痰，遵医嘱给予祛痰药、镇咳药和雾化吸入，无力咳痰者给予吸痰，并严格执行无菌操作。

（3）呼吸道隔离

肺炎衣原体的感染可通过人与人之间呼吸道传播，因此在半封闭的环境如家庭、学校、部队等应注意呼吸道隔离，避免交叉感染。

3. 健康指导

（1）疾病知识指导

向患者及家属介绍衣原体肺炎的病因及诱因，注意休息，保持呼吸道通畅，经常翻身更换体位。发病期间要注意隔离，以防传染给他人。

（2）生活指导

告知患者应定期开窗通风，保持室内空气流通及环境清洁卫生。多饮水，饮食以易消化、营养丰富的食物为宜。多开展户外活动，锻炼身体，尤其加强呼吸运动锻炼，以改善呼吸功能。

（3）用药指导

遵医嘱按时服药，了解药物的作用、用法、疗程和不良反应。

第三节　支气管扩张症的护理

一、定义

支气管扩张症简称支扩，是支气管或细支气管管壁受损呈永久性扩张和变形所引起的病症。常起病于儿童期和青少年期，男、女发病率无明显差异。支气管扩张症可是全身性疾病（如囊性纤维化、免疫球蛋白缺乏症等）的局部表现。临床主要表现为慢性咳嗽，咳大量脓痰和反复咯血。目前该病已明显减少。

二、病因

病因可分为先天性和继发性，继发者多见病因有幼年时曾患呼吸系统严重感染（如麻疹性肺炎、百日咳等）、肺结核、吸入异物或有毒气体等。

三、临床表现

（一）症状

1. 慢性咳嗽、咳大量脓痰

一般多为阵发性，每日痰量可达100~400mL，咳痰多在起床及就寝等体位改变时最多。产生此现象的原因是支气管扩张感染后，管壁黏膜被破坏，丧失了清除分泌物的功能，导致分泌物积聚。当体位改变时，分泌物受重力作用而移动，从而接触到正常黏膜，引起刺激，出现咳嗽及咳大量脓痰。患者的痰液呈黄色脓样，伴厌氧菌混合感染时尚有臭味。收集痰液于玻璃瓶中静置，数小时后有分层现象：上层为泡沫，下悬脓性黏液，中层为混浊黏液，下层为坏死组织沉淀物。

2. 反复咯血

50%~70%的患者有反复咯血史，血量不等，可为痰中带血或小量咯血，亦可表现为大量咯血。咯血的原因是支气管表层的肉芽组织创面小血管或管壁扩张的小血管破裂出血所致。咯血最常见的诱因是呼吸道感染。

3. 反复肺部感染

患者常于同一肺段反复发生肺炎并迁延不愈。多数由上呼吸道感染向下蔓延，致使支气管感染加重，且因痰液引流不畅，最终使炎症扩散至病变支气管周围的肺组织。发生感染时，患者可出现发热，且咳嗽加剧、痰量增多，感染较重时患者尚有胸闷、胸痛等症状。

4. 慢性感染的全身表现

患者反复继发肺部感染。病程较长时，则可引起全身中毒症状，如发热、盗汗、食欲下降、消瘦、贫血等；并发肺纤维化、肺气肿或慢性肺源性心脏病时可出现呼吸困难等相应症状；若为儿童尚可影响其发育。

（二）体征

支气管扩张早期可无异常体征。当病变严重或继发感染使渗出物积聚时，可闻及持久的部位固定的湿啰音，痰液咳出后湿啰音仅可暂时性减少或消失；并发肺炎时，则在相应部位可有叩诊浊音及呼吸音减弱等肺炎体征。随着并发症，如支气管肺炎、肺纤维化、胸膜增厚与肺气肿等的发生，可出现相应的体征。此外，慢性支气管扩张患者可有发绀、杵状指（趾），病程长者可有营养不良。

四、治疗

（一）内科治疗

戒烟，避免受凉，加强营养，纠正贫血，增强体质，预防呼吸道感染。

1. 保持呼吸道引流通畅

祛痰药及支气管扩张剂稀释脓痰和促进排痰，再经体位引流清除痰液，以减少继发感染和减轻全身中毒症状。

（1）祛痰药

可选用溴己新每次 8~16mg 或盐酸氨溴索每次 30mg，每日 3 次。

（2）支气管扩张剂

部分患者由于支气管反应性增高或炎症的刺激，可出现支气管痉挛，影响痰液排出。可用 β_2 受体激动剂或异丙托溴铵喷雾吸入，或口服氨茶碱每次 0. 1g，每日 3~4 次或其他缓释茶碱制剂。

（3）体位引流

体位引流是根据病变的部位采取不同的体位，原则上应使患肺处于高位，引流支气管开口朝下，以利于痰液流入大支气管和气管排出。每日 2~4 次，每次 15~30 min。体位引流时，间歇做深呼吸后用力咳痰，同时旁人协助用手轻拍患部，可提高引流效果。

(4) 纤维支气管镜吸痰

如体位引流痰液仍难排出，可经纤维支气管镜吸痰及用生理盐水冲洗稀释痰液，也可局部注入抗生素。

2. 控制感染

是急性感染期的主要治疗措施。应根据症状、体征、痰液性状，必要时需参考细菌培养及药物敏感试验结果选用抗菌药物。轻症者一般可选用口服阿莫西林，每次0.5g，每日4次，或第一、二代头孢菌素；喹诺酮类药物、磺胺类药物也有一定疗效。重症患者特别是假单胞菌属细菌感染者，需选用抗假单胞菌抗生素，常需静脉用药，如头孢他啶、头孢吡肟和亚胺培南等。如有厌氧菌混合感染，加用甲硝唑（灭滴灵）或替硝唑或克林霉素。雾化吸入庆大霉素或妥布霉素可改善气管分泌和炎症。

（二）手术治疗

适用于反复呼吸道急性感染或大咯血，病变范围局限在一叶或一侧肺组织，尤以局限性病变反复发生威胁生命的大咯血，经药物治疗不易控制，全身情况良好的患者。可根据病变范围行肺段或肺叶切除术，但在手术前必须十分明确出血的部位。

五、护理要点

（一）基础护理

1. 环境与休息

保持室内空气新鲜，定时通风，维持适宜的温湿度，避免诱发咳嗽的因素。急性感染或病情严重者应卧床休息，减少活动，避免诱发咯血。

2. 饮食护理

提供高热量、高蛋白质、高维生素饮食，少量多餐，避免进食生冷食物。鼓励患者多饮水，每日1500mL以上，以提供充足水分，使痰液稀释，利于排痰。

3. 保持口腔清洁

因为有大量痰液产生，故在饭前饭后清洁口腔，咳痰后用清水或漱口液漱口。

（二）保持呼吸道通畅

保持呼吸道引流通畅是支气管扩张症最重要的治疗措施之一。遵医嘱予患者雾化吸入，指导患者深呼吸及有效咳嗽，辅以拍背、体位引流等，使患者将痰液咳出。

1. 体位引流

①根据正侧位胸片、HRCT等明确需要引流的部位，根据病变部位采取相应的引流体位。同时考虑患者的耐受程度，如不能耐受，应及时调整姿势。引流前向患者说明体位引流的目的、过程、注意事项，以消除顾虑，取得患者合作。引流前予患者测量生命体征。对于痰液黏稠不易咳出者，可先遵医嘱予患者雾化吸入以湿化气道。有支气管痉挛的患者，在体位引流前可先给予支气管扩张剂，以提高引流效果。②体位引流一般在饭前进行，在早晨清醒后立即进行效果最好，每次引流15~30 min，每日2~3次，总治疗时间为30~45 min，如果有多个体位需要引流，可先从病变严重或积痰较多的部位开始，逐一进行。头低脚高位引流时，为了预防胃食管反流、恶心、呕吐，应在饭后1~2 h进行，尤其是留置胃管患者。③引流过程中应有护士或家属协助，以便及时发现异常。注意观察患者有无头晕、出汗、脉搏细弱、面色苍白等表现，评估患者的耐受程度，如果患者心率超过120次/分，或出现心律失常、高血压、低血压等，应立即停止引流，同时通知医生。在引流过程中可进行叩拍，并嘱患者深吸气，促进痰液排出。引流后应进行有意识的咳嗽或用力呼气，排出大气道的分泌物。引流结束后协助患者采取舒适体位，协助漱口，以保持口腔清洁。记录排出的痰液量和性状，必要时送检。

2. 深呼吸和有效咳嗽

①患者坐位，双脚着地。身体稍前倾，双手环抱一个枕头，进行数次深而缓慢的腹式呼吸，深吸气末屏气，然后缩唇（噘嘴），缓慢呼气，在深吸一口气后屏气3~5 s，身体前倾，从胸腔进行2~3次短促有力咳嗽，张口咳出痰液，咳嗽时收缩腹肌，或用自己的手按压上腹部，帮助咳嗽。②胸部叩击法：叩击时避开乳房、心脏和骨突部位，患者侧卧位，叩击者使掌侧呈杯状，以手腕力量，从肺底自下而上、由外向内迅速而有节律地叩击5~15分钟。

3. 潜在并发症

大咯血、窒息。

①休息与卧位：小量咯血患者以卧床休息为主，大咯血患者应绝对卧床，头偏向一侧，防止窒息。②监测病情：密切观察患者有无胸闷、烦躁不安、面色苍白、口唇发绀、大汗淋漓等窒息先兆。监测生命体征，记录咯血量、痰量及其性质。③饮食护理：大咯血者禁食，小量咯血者进少量温凉饮食，因过冷或过热食物均易诱发或加重咯血。多饮水，多食富含纤维素食物，以保持排便通畅，避免排便时负压增加而引起再度咯血。④专人护理：安排专人护理并安慰患者。保持口腔清洁、舒适，咯血后为患者漱口，擦净血迹，防止因口咽部异味刺激引起剧烈咳嗽而诱发再次咯血。及时清理患者咯出的血块及污染的衣

物、被褥，有助于稳定情绪、增加安全感，避免因患者过度紧张而加重病情。对精神极度紧张、咳嗽剧烈的患者，可建议给予小剂量镇静药或镇咳药。⑤保持患者呼吸道通畅：对于痰液黏稠不易咳出者，可经鼻腔吸痰。重症患者在吸痰前提高吸氧浓度，以防吸痰时发生低氧血症。咯血时轻拍健侧背部，嘱患者不要屏气，以免诱发喉头痉挛，使血液引流不畅形成血块，导致窒息。

（三）用药护理

①咯血患者常用垂体后叶素止血治疗，垂体后叶素可收缩小动脉，减少肺血流量，从而减轻咯血。但也能引起子宫、肠道平滑肌收缩和冠状动脉收缩，故冠心病、高血压患者及孕妇忌用。静脉滴注时速度勿过快，以免引起恶心、便意、心悸、面色苍白等不良反应。②年老体弱、肺功能不全患者在应用镇静药和镇咳药后，应注意观察呼吸中枢和咳嗽反射受抑制情况，以早期发现因呼吸抑制导致的呼吸衰竭和不能咳出血块而发生窒息。③支气管扩张剂：常用的药物为异丙托溴铵和沙丁胺醇。异丙托溴铵常见的不良反应为眼压升高、头痛、恶心、口干、局部刺激等，青光眼患者慎用。沙丁胺醇主要不良反应为头痛、震颤、心动过速等，用药前向患者讲解药物相关不良反应，观察患者生命体征、可否耐受等。

（四）心理护理

支气管扩张患者因长期咳嗽、咳大量脓性痰和反复咯血，经常会有各种消极的心理变化。尤其是大咯血的患者，对其突然的大咯血毫无思想准备，往往会产生很大的心理压力，表现为恐惧、紧张、焦虑、失望乃至绝望等。因此，护理人员应做好患者的心理护理工作。首先应该让患者镇静下来，尽量避免容易造成患者紧张恐惧的因素。多与患者及家属沟通，多关心患者，为患者讲解疾病相关知识，让患者树立战胜疾病的信心，促进疾病康复。

（五）健康指导

①预防保健：保持居室内空气新鲜，定时通风，避免烟雾、灰尘及刺激性气体的刺激；积极防治麻疹、百日咳、支气管炎及肺结核等急慢性呼吸道感染；戒烟、戒酒，因为香烟、酒精刺激大，容易出现剧烈咳嗽，导致支气管扩张咳脓痰及咯血的发生与加重。选择合适的体育锻炼项目，提高机体免疫力，从而减少支气管扩张反复感染的机会。②自我监测病情：观察体温变化；观察痰液的颜色、性状、气味和量的变化；必要时留痰标本送检；观察病情变化，如有无感染与咯血：了解窒息的先兆症状，如胸闷、气急、呼吸困难、咯血不畅、喉头有痰鸣音等，及时采取措施；了解各种药物的作用和不良反应。③强

调排痰对于减轻症状、控制感染的重要性；指导患者及家属学习和掌握有效咳嗽、胸部叩击及体位引流的方法，长期坚持，以控制病情的进展。

第四节 支气管哮喘的护理

一、定义

支气管哮喘是致敏因素或非致敏因素作用于机体引起可逆的支气管平滑肌痉挛、黏膜水肿、黏液分泌增多等病理变化，是由多种细胞特别是肥大细胞、T淋巴细胞参与的气道炎症，本病常发生于过敏体质和支气管反应过度增高的人，支气管哮喘与变态反应关系密切，在易感者中此处炎症可引起反复发作的喘息、气促、胸闷或咳嗽等症状，多在夜间和凌晨发生，本病后期可继发慢性阻塞性肺气肿及慢性肺心病，可严重影响心肺功能，已成为严重威胁公众健康的一种主要慢性疾病，我国哮喘的患病率约为1%，儿童可达3%，据测算全国约有1000万以上哮喘患者。

二、病因及发病机制

本病的病因还不十分清楚，目前认为哮喘是多基因遗传病，受遗传因素和环境因素双重影响。

遗传因素：哮喘患者的亲属患病率高于群体患病率，且亲缘关系越近病情越严重，其亲属患病率也越高。有研究表明，与气道高反应、IgE调节和特应性反应相关的基因在哮喘的发病中起着重要作用。

环境因素：主要为哮喘的激发因素，包括：①吸入性变应原，如尘螨、花粉、真菌、动物毛屑、二氧化硫、氨气等各种特异和非特异性吸入物。②感染，如细菌、病毒、原虫、寄生虫等。③食物，如鱼、虾、蟹、蛋类、牛奶等。④药物，如普萘洛尔（心得安）、阿司匹林等。⑤其他如气候改变、运动、妊娠等。

三、临床表现

（一）症状

典型的支气管哮喘，发作前有先兆症状如打喷嚏、流涕、咳嗽、胸闷等，如不及时处理，可因支气管阻塞加重而出现呼吸困难，严重者被迫采取坐位或呈端坐呼吸；干咳或咳大量白色泡沫痰，甚至出现发绀等。一般可自行缓解或用平喘药物等治疗后缓解。某些患者在缓解数小时后可再次发作，甚至导致重度急性发作。

此外，在临床上还存在非典型表现的哮喘。如咳嗽变异型哮喘，患者在无明显诱因咳嗽2个月以上，常于夜间及凌晨发作，运动、冷空气等诱发加重，气道反应性测定存在高反应性，抗生素或镇咳药、祛痰药治疗无效，使用支气管解痉剂或皮质激素有效，但需排除引起咳嗽的其他疾病。

（二）体征

发作时，体检可见患者取坐位，双手前撑，双肩耸起，鼻翼扇动，辅助呼吸肌参与活动，颈静脉压力呼气相升高（由于呼气相用力，使胸腔内压升高），胸部呈过度充气状态，两肺可闻及哮鸣音，呼气延长。

重度或危重型哮喘时，患者在静息时气促，取前倾坐位，讲话断续或不能讲话，常有焦虑或烦躁。危重时则嗜睡或意识模糊，大汗淋漓，呼吸增快多大于30次/分，心率增快达120次/分，胸廓下部凹陷或出现胸腹矛盾运动，喘鸣危重时哮鸣音反而减轻或消失。也可出现心动过缓，有奇脉。

四、治疗

（一）发作期治疗

1. 茶碱

有扩张支气管平滑肌作用，并具强心、利尿、扩张冠状动脉作用，尚可兴奋呼吸中枢和呼吸肌。研究表明茶碱有抗炎和免疫调节功能。①氨茶碱，为茶碱与乙二胺的合成物，口服一般剂量为每次0.1g，每日3次。为减轻对胃肠刺激，可在餐后服用，亦可用肠溶片。注射用氨茶碱0.125~0.25g加入葡萄糖溶液20~40mL缓慢静脉注射（注射时间不得少于15 min），此后可以0.4~0.6mg/（kg·h）静脉点滴以维持平喘。②茶碱控释片，平喘作用同氨茶碱，但血浆茶碱半衰期长达12h，且昼夜血液浓度稳定，作用持久，尤其适用于控制夜间哮喘发作。由于茶碱的有效血浓度与中毒血浓度十分接近，且个体差异较大，因此用药前需询问近期是否用过茶碱，有条件时最好做茶碱血药浓度监测，静脉用药时务必注意浓度不能过高，速度不能过快，以免引起心律失常、血压下降甚至突然死亡。某些药物如喹诺酮类、大环内酯类、西咪替丁等能延长茶碱半衰期，可造成茶碱毒性增加，应引起注意。茶碱慎与β_2受体激动剂联用，否则易致心律失常，如需两药合用则应适当减少剂量。

2. 抗胆碱能药物

包括阿托品、东莨菪碱、山莨菪碱、异丙托溴铵等。做平喘应用时，主要以雾化吸入形式给药，可阻断节后迷走神经传出，通过降低迷走神经张力而舒张支气管，还可防止吸入刺激物引起反射性支气管痉挛，尤其适用于夜间哮喘及痰多哮喘，与 β_2 受体激动剂合用能增强疗效。其中异丙托溴铵疗效好，不良反应小。有气雾剂和溶液剂两种，前者每日喷 3 次，每次 25~75μg：后者为 250μg/mL 浓度的溶液，每日 3 次，每次 2mL，雾化吸入。

3. 肾上腺糖皮质激素（简称激素）

激素能干扰花生四烯酸代谢，干扰白三烯及前列腺素的合成，抑制组胺生成，减少微血管渗漏，抑制某些与哮喘气道炎症相关的细胞因子的生成及炎性细胞趋化，并增加支气管平滑肌对 β_2 受体激动剂的敏感性。因此激素是治疗哮喘的慢性气道炎症及气道高反应性的最重要、最有效的药物。有气道及气道外给药两种方式，前者通过气雾剂喷药或溶液雾化给药，疗效好，全身不良反应小；后者通过口服或静脉给药，疗效更好，但长期大量应用可发生很多不良反应，严重者可致库欣综合征、二重感染、上消化道出血等严重并发症。气雾剂目前主要有二丙酸倍氯米松和布地奈德两种，适用于轻、中、重度哮喘的抗炎治疗，剂量为每日 100~600μg，需长期用，喷药后应清水漱口以减轻和避免口咽部念珠菌感染和声音嘶哑。在气管给药哮喘不能控制、重症哮喘或哮喘患者需手术时，估计有肾上腺皮质功能不足等情况下，可先静脉注射琥珀酸钠氢化可的松 100~200mg，其后可用氢化可的松 200~300mg 或地塞米松 5~10mg 静脉滴注，每日用量视病情而定，待病情稳定后可改用泼尼松每日清晨顿服 30~40mg，哮喘控制后，逐渐减量。可配用气雾剂，以求替代口服或把泼尼松剂量控制在每日 10mg 以下。

4. 钙通道阻滞剂

硝苯地平，每次 10~20mg，每日 3 次，口服或舌下含服或气雾吸入，有一定平喘作用，此外维拉帕米、地尔硫䓬也可试用。其作用机制为，此类药物能阻止钙离子进入肥大细胞，抑制生物活性物质释放。

（二）缓解期治疗

为巩固疗效，维持患者长期稳定，以避免肺气肿等严重并发症发生，应强调缓解期的治疗。

①根据患者具体情况，包括诱因和以往发作规律，进行有效预防。如避免接触过敏原，增强体质，防止受凉等。②发作期病情缓解后，应继续吸入维持剂量糖皮质激素至少 3~6 个月。③保持医生与患者联系，对患者加强自我管理教育，监视病情变化，逐日测量

PEF，一旦出现先兆，及时用药以减轻哮喘发作症状。④色甘酸钠雾化吸入，酮替芬口服有抗过敏作用，对外源性哮喘有一定预防价值。⑤特异性免疫治疗：通过以上治疗基本上可满意地控制哮喘，在无法避免接触过敏原或药物治疗无效者，可将特异性致敏原制成不同浓度浸出液，做皮内注射，进行脱敏。一般用1∶5000、1∶1000、1∶100等几种浓度，首先以低浓度0.1mL开始，每周1~2次，每周递增0.1mL直至0.5mL，然后提高一个浓度再按上法注射。15周为1疗程，连续1~2疗程或更长。但应注意制剂标准化及可能出现的全身过敏反应和哮喘严重发作。

（三）重度哮喘的处理

重度及危重哮喘均有呼吸衰竭等严重并发症，可危及生命，应立即正确处理。

1. 氧疗

可给予鼻导管吸氧，当低氧又伴有低碳酸血症，PaO_2<8.0kPa（60mmHg），PaO_2<4.7kPa（35mmHg），可面罩给氧。若以上氧疗及各种处理无效，病情进一步恶化，出现意识障碍甚至昏迷者，则应及早应用压力支持等模式机械通气。氧疗要注意湿化。

2. 补液

通气增加，大量出汗，往往脱水致痰液黏稠，甚至痰栓形成，严重阻塞气道是重度哮喘重要发病原因之一，补液非常重要。一般用等渗液体每日2000~3000mL，以纠正失水，稀释痰液。补液同时应注意纠正电解质紊乱。

3. 糖皮质激素

静脉滴注氢化可的松100~200mg，静脉注射后4~6 h才能起效。每日剂量300~600mg，个别可用1000mg。还可选用甲泼尼龙每次40~120mg，静脉滴注或肌内注射，6~8 h后可重复应用。

4. 氨茶碱

如患者在8~12 h内未用过氨茶碱可0.25g加入葡萄糖溶液40mL缓慢静脉注射（15 min以上注射完），此后可按0.75mg/（kg·h）的维持量静脉滴注。若6 h内用过以上静脉注射剂量者可用维持量静脉滴注。若6 h内未用到以上剂量则可补足剂量再用维持量。

5. β_2受体激动剂

使用气雾剂喷入，或用氧气为气源雾化吸入，合用异丙托溴铵气道吸入可增加平喘效果。

6. 纠正酸碱失衡

可根据血气酸碱分析及电解质测定，分析酸碱失衡类型决定治疗方案，如单纯代谢性酸中毒可酌情给予5%碳酸氢钠100~250mL静脉滴入。

7. 抗生素

重度哮喘往往并发呼吸系统感染，合理应用抗生素是必要的。

五、护理要点

（一）基础护理

1. 环境与休息

有明确过敏原者，应尽快脱离。保持室内清洁、空气流通。根据患者病情提供舒适体位，如为端坐呼吸患者提供床旁桌支撑身体，以减少体力消耗。病室不宜摆放花草，避免使用皮毛、羽绒或蚕丝织物。

2. 饮食护理

大约20%的成年患者和50%的患儿可因不适当饮食而诱发或加重哮喘，应提供清淡、易消化、足够热量的饮食。若能找出与哮喘发作有关的食物，如鱼、虾、蟹、蛋类、牛奶等，应避免食用。某些食物添加剂如酒石黄、亚硝酸盐（制作糖果、糕点中用于漂白或防腐）也可诱发哮喘发作，应当引起注意。戒酒、戒烟。

3. 口腔与皮肤护理

哮喘发作时，患者常会大量出汗，应每天以温水擦浴，勤换衣服和床单，保持皮肤的清洁、干燥和舒适。协助并鼓励患者咳嗽后用温水漱口，保持口腔清洁。

（二）专科护理

1. 氧疗护理

重症哮喘患者常伴有不同程度的低氧血症，应遵医嘱给予鼻导管或面罩吸氧，吸氧流量为每分钟1~3L，吸入氧浓度一般不超过40%。为避免气道干燥和寒冷气流的刺激而导致气道痉挛，吸入的氧气应尽量温暖湿润。如哮喘严重发作，经一般药物治疗无效，或患者出现神志改变，PaO_2<60mmHg、$PaCO_2$>50mmHg时，应准备进行机械通气。

2. 保持呼吸道通畅

①补充水分：哮喘急性发作时，患者呼吸增快、出汗，常伴脱水、痰液黏稠，应鼓励患者每天饮水2500~3000mL，以补充丢失的水分，稀释痰液。重症者应建立静脉通道，遵医嘱及时、充分补液，纠正水、电解质和酸碱平衡紊乱。②促进排痰：痰液黏稠者可定时

给予雾化吸入。指导患者进行有效咳嗽、协助叩背有利于痰液排出。无效者可用负压吸引器吸痰。

（三）用药护理

1. 观察药物疗效和不良反应

糖皮质激素：吸入药物治疗，少数患者可出现口腔念珠菌感染、声音嘶哑或呼吸道不适，指导患者喷药后必须立即用清水充分漱口以减轻局部反应和胃肠吸收。口服用药宜在饭后服用，以减少对胃肠道黏膜的刺激。气雾吸入糖皮质激素可减少其口服量，当用吸入剂代替口服剂时，通常需同时使用 2 周后再逐步减少口服量。指导患者遵医嘱用药，不得自行减量或停药。

茶碱类：静脉注射时浓度不宜过高，速度不宜过快，注射时间宜在 10 min 以上，以防中毒症状发生。其不良反应有恶心、呕吐等胃肠道症状，心律失常、血压下降和兴奋呼吸中枢作用，严重者可致抽搐甚至死亡。用药时监测血药浓度可减少不良反应的发生。发热、妊娠、小儿或老年有心、肝、肾功能障碍及甲状腺功能亢进者不良反应易发。合用西咪替丁（甲氰米胍）、喹诺酮类、大环内酯类等可影响茶碱代谢而使其排泄减慢，应加强观察。茶碱缓（控）释片有控释材料，不能嚼服，必须整片吞服。

2. 用药指导

定量雾化吸入器（MDI）及干粉吸入器：使用时需要患者协调呼吸动作，正确使用是保证吸入治疗成功的关键。应向患者介绍雾化吸入器具及干粉吸入器的使用方法，医护人员演示后，指导患者反复练习，直至患者完全掌握。对不易掌握 MDI 吸入方法的儿童或重症患者，可在 MDI 上加储药罐，可以简化操作。

碟式吸入器：指导患者正确将药物转盘装进吸入器中，打开上盖至垂直部位（刺破胶囊），用口唇含住吸嘴用力深吸气，屏气数秒。重复上述动作 3～5 次，直至药粉吸尽为止。完全拉开滑盘，再推回原位，此时旋转盘转至一个新囊泡备用。

环保装置：使用时移去瓶盖，一手垂直握住瓶体，另一手握住盖底，先右转再向左旋至听到“喀”的一声备用。吸入前先呼气，然后含住吸嘴，仰头，用力深吸气，屏气 5～10 s。

推纳器：使用时一手握住外壳，另一手的大拇指放在拇指柄上向外推动至完全打开，推动滑杆至听到“咔嚓”一声，将吸嘴放入口中，经口深吸气，屏气 10 s。

（四）心理护理

心理护理是支气管哮喘患者在治疗和护理中必不可少的内容，直接关系到患者的治疗程度。患者大多存在恐慌、焦躁、心烦、抑郁等心理，多数支气管哮喘患者害怕自己的疾病支出过多医疗费用，又害怕引起家人的厌烦嫌弃，同时伴有身体不适，害怕疾病严重影响自己的生命健康，所以常有自卑感，有些患者甚至选择轻生。这时应该积极和患者交谈，交谈时应注意语气温和，尊重患者，告诉患者积极配合治疗可以减轻痛苦，可以减少医疗费用，减少生活压力，对疾病的恢复起到重要的作用，同时应告诉患者家属关心患者、照顾患者，可以给患者安排适当的工作，让患者体会到自己存在的意义。

（五）健康指导

1. 疾病知识指导

指导患者增加对哮喘的激发因素、发病机制、控制目的和效果的认识，以提高患者在治疗中的依从性。通过教育使患者懂得哮喘虽不能彻底治愈，但只要坚持充分的正规治疗，完全可以有效地控制哮喘的发作，能坚持日常工作和学习。

2. 避免诱发因素

对个体情况，指导患者有效控制可诱发哮喘发作的各种因素，如避免摄入引起过敏的食物；避免强烈的精神刺激和剧烈运动：避免持续的喊叫等过度换气动作；不养宠物：避免接触刺激性气体及预防呼吸道感染；戴围巾或口罩避免冷空气刺激；在缓解期应加强体育锻炼、耐寒锻炼及耐力训练，以增强体质。

3. 自我监测病情

指导患者识别哮喘发作的先兆表现和病情加重的征象，学会哮喘发作时进行简单的紧急自我处理方法。

4. 用药指导

哮喘患者应了解自己所用各种药物的名称、用法、用量及注意事项，了解药物的主要不良反应及如何采取相应的措施来避免。指导患者或家属掌握正确的药物吸入技术，与患者共同制订长期管理、防止复发的计划。

第五节　肺脓肿的护理

一、定义

肺脓肿指微生物引起的肺实质坏死性病变，形成包含坏死物或液化坏死物的脓腔，常表现有气-液平面。临床特征为高热、咳嗽，脓肿破溃进入支气管后咳出大量脓臭痰。自抗生素广泛应用以来，发病率有明显降低。肺脓肿可根据持续时间及相应的病原学特征进行分类。急性肺脓肿指发病时间小于6周的肺脓肿，慢性肺脓肿则持续时间长。感染的细菌一般与口腔、上呼吸道的常存细菌相一致，包括需氧、兼性厌氧和厌氧细菌。近十多年来，由于厌氧菌培养技术的进步，急性吸入性肺炎与肺脓肿的厌氧菌感染达85%~94%。有报道纯属厌氧菌感染的肺脓肿占58%；需氧与厌氧菌混合感染占42%。较重要的厌氧菌有胨链球菌、胨球菌、核粒梭形杆菌、产黑色素杆菌、口腔炎杆菌和韦荣球菌等；常见的需氧和兼性厌氧菌为肺炎球菌、金黄色葡萄球菌、溶血性链球菌、克雷白杆菌、大肠埃希菌、铜绿假单胞菌、变形杆菌等。根据感染途径，肺脓肿可分为以下类型：吸入性肺脓肿、继发性肺脓肿、血源性肺脓肿。

二、发病机制

细支气管受感染物阻塞、小血管炎性栓塞，肺组织化脓性炎症、坏死，形成肺脓肿，继而坏死组织液化破溃到支气管，脓液部分排出，形成有液平的脓腔，空洞壁表面常见残留坏死组织。镜检示急性肺脓肿有大量中性粒细胞浸润，伴不等量的大单核细胞，有向周围扩展的倾向，甚至超越叶间裂，延及邻接的肺段。若脓肿靠近胸膜，可发生局限性纤维蛋白性胸膜炎，发生胸膜粘连；如张力性脓肿，破溃到胸膜腔，则可形成脓气胸。急性肺脓肿经积极抗生素的治疗，若气道通畅，则脓液经气道排出，而脓腔逐渐消失。慢性肺脓肿是由于急性期治疗不彻底，或支气管引流不畅，大量坏死组织残留脓腔，脓腔壁成纤维细胞增生，肉芽组织使脓腔壁增厚。在肺脓肿形成过程中，坏死组织中残存的血管失去肺组织的支持，管壁损伤部分可形成血管瘤，此为反复中大量咯血的病理基础。腔壁表面肉芽组织血管较丰富，亦可引起咳脓血痰或小量咯血。肺脓肿的上述病理改变可累及周围细支气管，致其变形或扩张。临床上对3~6个月或更久不能愈合的脓肿称之为慢性肺脓肿。

三、临床表现

（一）吸入性肺脓肿

病原体经口、鼻、咽腔吸入为肺脓肿发病的最主要原因。正常情况下，呼吸道有灵敏的咳嗽反射，可以防止误吸。但当有扁桃体炎、鼻窦炎、龋病等脓性分泌物，口、鼻、咽部手术后的血块，齿垢或呕吐物等，在神志昏迷、麻醉等情况下，或由于受寒、极度疲劳等诱因的影响，全身免疫与呼吸道防御功能降低，在深睡时可将各种污染物经气管被吸入肺内，造成细支气管阻塞，病原菌繁殖而发病。吸入性肺脓肿常为单发性，其发病部位与解剖结构和部位有关。右主支气管较陡直，且管径较粗大，吸入物易吸入右肺。在仰卧位时，好发于上叶后段或下叶背段；坐位时误吸，好发于下叶后基底段；右侧位时，则好发于右上叶前段或后段形成的腋亚段。急性吸入性肺脓肿，起病急，患者畏寒、高热，体温可高达 39~40℃，伴咳嗽、咳黏液痰或黏液脓痰，炎症累及胸膜可引起胸痛，且与呼吸有关。病变范围大，会出现气急。同时还有精神不振、全身乏力、食欲减退等全身毒性症状。7~10 天后，咳嗽加剧，脓肿破溃于支气管，咳出大量脓臭痰，每日可达 300~500mL，随后体温旋即下降。由于病菌多为厌氧菌，故痰带腥臭味，约占 60%。约有 1/3 患者有不同程度的咯血，偶有中大量咯血而突然窒息致死。慢性肺脓肿患者有慢性咳嗽、咳脓痰、反复咯血、继发感染和不规则发热等，常呈贫血、消瘦等慢性消耗病态。

（二）继发性肺脓肿

在某些细菌性肺炎、支气管扩张症、支气管囊肿、支气管肺癌、肺结核空洞等继发感染所致的继发性肺脓肿；肺部邻近器官化脓性病变，如膈下脓肿、肾周围脓肿、脊柱脓肿或食管穿孔感染穿破至肺所形成肺脓肿；要注意的是阿米巴肝脓肿好发于右肝顶部，易穿破膈至右肺下叶，形成阿米巴肺脓肿。

（三）血源性肺脓肿

血源性肺脓肿为因皮肤外伤感染、骨髓所致的败血症、脓毒菌栓经血行播散到肺，引起小血管栓塞、炎症、坏死而形成肺脓肿。常为两肺外周部的多发性病变。致病菌以金黄色葡萄球菌为常见。多先有原发病灶引起的畏寒、高热等全身脓毒血症的症状。经数日至 2 周才出现肺部症状，如咳嗽、咳痰等，通常痰量不多，极少咯血。初始肺部可无阳性体征发现，或于患侧出现湿啰音。随后出现实变体征，可闻及支气管呼吸音，肺脓腔较大时，支气管呼吸音更为明显，可能有空瓮声。病变累及胸膜可闻及摩擦音，产生脓胸、气胸可出现相应体征，慢性肺脓肿可有杵状指（趾）。

体征与肺脓肿的大小、部位有关。病变较小或位于肺脏深部，多无异常体征；病变较大，脓肿周围有大量炎症，叩诊呈浊音或实音，因气道不畅使呼吸音减低，有时可闻及湿啰音：并发胸膜炎时，可闻及胸膜摩擦音或胸腔积液的体征。慢性肺脓肿常有杵状指（趾）。血源性肺脓肿体征大多阴性。

四、治疗

（一）一般治疗

卧床休息，给予高热量易消化饮食，保证足够液体入量。高热者应予物理降温，剧咳者口服镇咳药物，痰液黏稠不易咳出者宜口服祛痰药，并配合雾化吸入糜蛋白酶等。

（二）体位引流

有助于脓液排出，要鼓励患者坚持进行，脓痰黏稠者可应用祛痰和稀化痰液药物，如溴己新每次16mg，每日3次，沙雷肽酶或α糜蛋白酶加庆大霉素及生理盐水超声雾化吸入等均有利于排痰。同时按脓肿位置采用适宜体位进行引流，原则是使病变置于高位，如上叶后段、下叶背段的脓肿可取俯卧头低位，基底段者取头低脚高俯卧位，宜稍向健侧倾斜，并轻轻拍击患部，便于脓液引流咳出，一般每日2~3次，每次15~20 min。

对病情重、衰竭和大咯血者暂不宜体位引流；对高血压及脑血管病者慎用；对于某些反复感染者，应排除支气管结构上或造成引流不畅的因素存在，如支气管异物、新生物、畸形狭窄等，应行纤维支气管镜检查明确原因。

（三）对症及支持治疗

一般包括解热、化痰止咳、祛痰和必要时吸氧。高热者应适当物理降温。由于本病患者体质消耗很大，应加强支持疗法，提供充足热量、水分、维生素和必需氨基酸等。必要时可静脉输入白蛋白、脂肪乳、新鲜血浆及新鲜全血。注意维持水和电解质及酸碱平衡。

（四）手术治疗

急性肺脓肿内科治疗3个月以上病变无明显吸收或反复发作的慢性肺脓肿者；大量咯血危及生命，内科治疗无效者；支气管阻塞引流不畅，使感染难以控制者；并发支气管扩张症、脓胸或支气管胸膜瘘者可考虑手术治疗。

（五）预防积极治疗

口咽部及上呼吸道感染灶，以防感染性分泌物误吸。对口腔及其他手术的患者应注意麻醉深度，及时清除口腔及呼吸道分泌物，慎用镇静、镇痛及镇咳药，鼓励咳嗽排痰，以防吸入性感染。积极治疗皮肤及肺外化脓性病灶，防止血源性肺脓肿发生。

五、护理要点

（一）基础护理

1. 环境与休息

急性期应绝对卧床休息，患者卧床时教患者双手上举，置于床垫上，以助胸部扩张，有利于痰液排出。痰量大、有恶臭味者，应注意保持环境清洁、卫生及房间空气流通，必要时应用空气清新剂。护理和治疗尽量安排在同一时间进行，使患者有充足的时间休息。环境应安静舒适。限制探视，使患者保持情绪稳定。

2. 饮食与营养

患者应增加营养，给予高蛋白质、高维生素、高热量、易消化的食物，以增强机体抵抗力。对慢性肺脓肿有消瘦、贫血等表现的患者营养补充更为重要。必要时可给予复方氨基酸等静脉营养。

3. 口腔护理

肺脓肿患者高热时间较长，唾液分泌较少，口腔黏膜干燥；又因咳大量脓臭痰，利于细菌繁殖，易引起口腔炎及黏膜溃疡；大量抗生素的应用，易因菌群失调诱发真菌感染。因此要在晨起、饭后、体位引流后、临睡前协助患者漱口，做好口腔护理。

4. 保持身体清洁和舒适

因患者发热会大量出汗，因此应给予清洁皮肤，勤更换衣服及床单，以确保皮肤的完整与身体的舒适。

（二）专科护理

1. 维持呼吸道通畅

指导患者进行有效咳嗽，促使痰液咳出，必要时可采用雾化吸入、体位引流、拍背等促进痰液的咳出，维持呼吸道通畅。

雾化吸入疗法：利用雾化器将药物加入湿化瓶中，使液体分散成极细的颗粒，吸入呼吸道以增强吸入气体的湿度，达到湿润气道黏膜、稀释气道痰液的作用。在湿化过程中，气道内黏稠的痰液和分泌物可湿化而膨胀，如不及时清除，有可能导致气道阻塞。在吸入疗法过程中，应密切观察病情，协助患者翻身、拍背，以促进痰液排出。

体位引流：按病灶部位，协助患者取适当体位，使病灶部位开口向下，利用重力作用，借助有效咳嗽和胸部叩击将分泌物排出体外。引流多在早餐后 1 h、晚餐前及睡前进行，每次 10~15 min，引流时防止头晕或意外危险发生，观察引流效果，注意神志、呼吸及有无发绀。对脓痰甚多且体质虚弱的患者应做监护，以免大量脓痰涌出但无力咳出而导致窒息。年老体弱、呼吸困难明显者或在高热、咯血期间不宜行体位引流。必要时，应用负压吸引器经口吸痰或支气管镜吸痰。痰量不多但中毒症状严重，提示引流不畅，应积极进行体位引流。

叩击法：通过叩击震动背部，间接地使附在肺泡周围及支气管壁的痰液松动脱落。

2. **脓胸患者的护理**

①遵医嘱合理应用抗生素。②协助实施胸腔闭式引流置管术，根据引流管及引流瓶的种类实施护理。③胸腔闭式引流护理：对距胸壁较近的肺脓肿应及早行经皮闭式引流治疗。护理要点包括准确记录每日引流量，观察引流液颜色，引流瓶内液应每天更换无菌蒸馏水或生理盐水，要保持引流管的密闭状态，防止引流液倒流和引流管开放，以防气体进入胸腔。避免脓栓、坏死物等阻塞引流管，定时挤压胸引管，必要时用生理盐水冲洗引流管。注意观察引流口皮肤，必要时涂氧化锌软膏，防止发生皮炎。④合理安排体位：取半坐卧位，以利呼吸和引流，有支气管胸膜瘘者取患侧卧位，以免脓液流向健侧或发生窒息。减轻疼痛，增加舒适感。当移动或更换体位时应避免牵引加重疼痛。止痛药的使用应以不会抑制呼吸或咳嗽反射而减轻疼痛为原则。鼓励患者有效地咳嗽、排痰、吹气球、呼吸功能训练，促使肺充分膨胀，增加通气容量。⑤高热者给予冷敷、酒精擦浴等物理降温措施，鼓励患者多饮水，必要时应用药物降温。⑥定期检查穿刺点伤口敷料情况，定时换药，保持伤口敷料干燥清洁。

（三）药物护理

肺脓肿患者应用抗生素时间较长，应向患者强调坚持治疗的重要性、疗程及可能出现的不良反应，使患者坚持治疗。用药期间密切观察药物疗效及不良反应。

（四）心理护理

肺脓肿患者经常因咳出大量脓痰而对个体产生不良刺激，导致患者出现焦虑、忧郁。

对此，护士应给予极大的关心，讲解疾病治疗的过程、配合方法，指导患者进行心理放松训练及有效咳嗽、咳痰技巧，减轻焦虑、紧张情绪，增加战胜疾病的信心，增强自信心。

（五）健康指导

1. 疾病预防指导

指导患者不要过度疲劳，定期到医院复诊，遵医嘱用药。患者应彻底治疗口腔、上呼吸道慢性感染病灶如龋齿、化脓性扁桃体炎、鼻窦炎、牙周溢脓等，以防止病灶分泌物吸入肺内诱发感染。重视口腔清洁，经常漱口，预防口腔炎的发生。积极治疗皮肤外伤感染、痈、疖等化脓性病灶，不挤压痈、疖，防止血源性肺脓肿的发生。

2. 疾病知识指导

向患者说明肺脓肿抗菌治疗的重要性及治疗疗程应足够长，以预防复发。采取体位引流的患者应向其说明重要性、目的及注意事项。指导患者练习深呼吸，鼓励患者以有效咳嗽方式进行排痰，保持呼吸道通畅，及时排出呼吸道异物，防止吸入性感染，保持呼吸道通畅，促进病变愈合。患者出现高热、咯血、呼吸困难等表现时应警惕大咯血、窒息的发生，需立即就诊。

第六节 肺结核的护理

一、定义

肺结核是由结核分枝杆菌感染引起的慢性肺部传染病，其基本病理特征为渗出、增生、干酪样坏死等，可形成空洞。临床上多表现为低热、盗汗、消瘦、乏力等全身症状与咳嗽、咯血等呼吸系统表现。结核菌属于分枝杆菌属，染色具有抗酸性，所以又叫抗酸杆菌。能引起人结核病的有 2 种，即人型结核菌和牛型结核菌，以人型为主。结核菌从患者或带菌者的呼吸道分泌物排出，并随灰尘飞扬于空中传与他人，尤其是开放型肺结核患者，其痰液更是主要的传播来源。再者，咳嗽、喷嚏也可污染空气。

二、临床表现

（一）症状

1. 全身症状

表现为午后低热、乏力、食欲减退、消瘦、盗汗等。若肺部病灶进展播散，常呈不规则高热。妇女可有月经失调或闭经。

2. 呼吸系统症状

通常为干咳或带少量黏液痰，继发感染时，痰呈黏液脓性。约 1/3 患者有不同程度咯血，痰中带血多因炎性病灶的毛细血管扩张所致；中等量以上咯血，则与小血管损伤或来自空洞的血管瘤破裂有关。咯血后常有低热，可能因小支气管内残留血块吸收或阻塞支气管引起的感染；若发热持续不退，则应考虑结核病灶播散。有时硬结钙化的结核病灶可因机械性损伤血管，或并发支气管扩张而咯血。大咯血时可发生失血性休克；偶因血块阻塞大气管引起窒息。此时患者极度烦躁、心情紧张、挣扎坐起、胸闷气促、发绀，应立即进行抢救。

病灶炎症累及壁层及胸膜时，相应胸壁有刺痛，一般多不剧烈，随呼吸及咳嗽而加重。慢性重症肺结核时，呼吸功能减退，常出现渐进性呼吸困难，甚至缺氧发绀。若并发气胸或大量胸腔积液，其呼吸困难症状尤为严重。

（二）体征

早期病灶小或位于肺组织深部，多无异常体征。若病变范围较大，患侧肺部呼吸运动减弱，叩诊呈浊音，听诊时呼吸音减低，或为支气管肺泡呼吸音。因肺结核好发于肺上叶尖后段及下叶背段，故锁骨上下、肩胛间区叩诊区浊，咳嗽后偶可闻及湿啰音，对诊断有参考意义。肺部病变发生广泛纤维化或胸膜粘连增厚时，患侧胸廓常呈下陷、肋间隙变窄、气管移位与叩浊，对侧可有代偿性肺气肿征。

三、治疗

（一）一般治疗

患者应注意休息，加强营养，以增强抵抗力。

（二）对症治疗

对有高热等严重毒性症状者，在抗结核的基础上，可用糖皮质激素治疗，如泼尼松每次5~10mg，每日3次，口服，但应注意，症状控制后逐渐减量，疗程应在1个月以内。如有咯血，则予以相应处理。

（三）外科治疗

目前仍有2%~5%的肺结核患者需要外科手术治疗。手术指征：①经过化疗9~12个月痰菌仍为阳性的厚壁空洞、干酪性病灶；②尚需鉴别诊断的肺结核球；③毁损肺；④结核性脓胸或支气管胸膜瘘；⑤肺结核并发大咯血；⑥自发性气胸、纵隔淋巴结结核或结核性支气管狭窄；⑦并发并怀疑肺癌的。

四、护理要点

（一）基础护理

1. 活动与休息

①早期中毒症状明显，需卧床休息，随体温恢复、症状减轻，可下床活动、参与户外活动及适度的体育锻炼。部分轻症患者可在坚持化疗下继续从事轻工作，以不引起疲劳或不适为宜。②肺结核患者症状明显，有咯血、高热等严重肺结核中毒症状，或结核性胸膜炎伴大量胸腔积液者，应卧床休息。③恢复期可适当增加户外活动，如散步、打太极拳、做保健操等，加强体育锻炼，充分调动人体内在的自身康复能力，增进机体免疫功能，提高机体的抗病能力。④轻症患者在坚持化学治疗的同时，可进行正常工作，但应避免劳累和重体力劳动，保证充足的睡眠和休息，做到劳逸结合。⑤痰涂阴性和经有效抗结核治疗4周以上的患者，没有传染性或只有极低的传染性，应鼓励患者过正常的家庭社会生活，有助于减轻肺结核患者的社会隔离感和因患病引起的焦虑情绪。

2. 保持环境的清洁与舒适

尽力改善患者的生活条件与居住环境，室内应定时通风，特别是晨起、午后、夜间睡觉前。有盗汗者应及时用温毛巾擦干汗液，勤换内衣，必要时每天更换床单，有条件者每天沐浴。注意个人卫生，严禁随地吐痰，不可面对他人打喷嚏，以防飞沫传播；在咳嗽或打喷嚏时，用双层纸巾遮住口鼻，用过的纸巾应焚烧处理。留置于容器中的痰液需经灭菌处理再弃去。接触痰液后用流动水清洗双手。餐具煮沸消毒或用消毒液浸泡消毒。患者外出时戴口罩。

3. 饮食护理

结核病是一种慢性消耗性疾病，加强营养很重要，需指导患者及家属采取良好的均衡饮食，多食肉类、蛋白、牛奶及水果等高蛋白质（100g/d）、富含钙和维生素的饮食，有助于增强抵抗力，增进机体的修复能力。若有大量盗汗，应监测患者液体摄入量与排出量，给予足够的液体。患者应多食用高热量、高蛋白质、维生素含量多的食物，如新鲜蔬菜、水果等，应忌食辛辣刺激食物，避免饮酒，因为这类食物易引起咳嗽、咳痰、咯血，使病情加重。咯血患者应进温凉流质或半流质饮食。

4. 消毒与隔离措施

肺结核菌具有很强的感染力，无论在家庭和医院都应单居一室，固定用品，消毒隔离方法如下：①餐具用后煮沸 5 min 再洗刷，剩饭剩菜煮沸 5 min 后倒掉，便器、痰具或其他用物可煮沸或用 0.1%过氧乙酸或用 84 消毒液浸泡 30~60 min 后清洗处理，被褥、书籍经常在阳光下暴晒，每次 2 h，衣服、毛巾等消毒后再清洗。②患者痰液用 20%石灰水浸泡 4~6 h，或 5%来苏儿、0.1%过氧乙酸、84 消毒液等浸泡 30~60 min，消毒后倒入污水中。③室内用 15W 紫外线灯每日照射 2 h，亦可用 1%~2%过氧乙酸、84 消毒液等加入水中喷雾消毒，每日 2 次。④患者不可随地吐痰、咳嗽，打喷嚏时要用手帕捂住口、鼻，以防飞沫喷出。将痰吐在有盖容器中，1%含氯消毒剂加入等量痰液内混合浸泡 1 h 以上，方可弃去；痰吐在纸上焚烧。保持口腔清洁，尤其在夜间入睡前。⑤医护人员及家属护理肺结核患者应注意自我保护和定期健康查体，护理患者应戴口罩，消毒双手，定期查痰、拍胸片等。

（二）症状护理

对伴有咯血者应保持安静、患侧卧位、绝对卧床休息，床头安置负压吸引器。鼓励患者在咯血时轻咳将血排出，不可屏气，防止血液阻塞支气管。对情绪紧张、烦躁不安者消除紧张情绪。遵医嘱及时应用止血药，如垂体后叶素、酚磺乙胺等。咯血量大、速度快、心理高度紧张者应记录咯血量和观察生命体征，定时观察体温、脉搏、呼吸、血压以了解病情变化。给予氧气吸入，补充水、电解质，必要时输血。当大咯血突然中止，随之出现胸闷、呼吸急促、精神紧张、发绀、牙关禁闭、神志模糊等窒息的先兆征象时，应迅速将患者置于头低足高位，向患侧卧位行体位引流，清除口腔积血，轻拍患者后背刺激咳嗽。准备好抢救用品，如吸引器、抢救车、吸痰管、开口器、气管切开包等，必要时请医生行气管镜检查吸引、气管内止血或气管插管来保持通气。

（三）用药护理

用药后患者症状很快消失，痰结核菌转阴，胸部 X 线检查见病灶吸收好转。抗结核药物疗程长，易发生药物不良反应，常在治疗最初 2 个月内发生，如过敏反应，出现皮疹、发热，重者可致剥脱性皮炎、急性肾衰竭。在联合用药时更易出现胃肠道反应及肝功能损害、不可逆转性听神经损害、视力障碍等。故用药前及用药过程中应定期检查肝功能及听力情况，一旦发现，及时停药，并与医生联系修订治疗方案。

（四）心理护理

热情向患者介绍有关结核病的用药知识、预防隔离知识，让患者认识到结核病是一种可以治愈的慢性病，使之保持良好的心态，能积极配合治疗，遵守化疗方案，规则用药，坚持全程化疗。

（五）健康指导

1. 疾病知识及预防指导

应对患者及家属进行结核病知识的宣传和教育。嘱患者戒烟戒酒；保证营养的补充；合理安排休息，避免劳累；避免情绪波动及呼吸道感染；住处应尽可能保持通风、干燥，有条件者可选择空气新鲜、气候温和处疗养。教会患者有关隔离的知识，养成不随地吐痰的良好卫生习惯，避免传染他人。患者不宜与儿童接触，尽量不到公共场所去，以免病菌扩散传染，影响他人健康。活动期间合理安排休息，居住环境注意空气流通，尽可能与家人分室、分床就寝，若无条件可分头睡觉，有单独一套用物。加强营养摄入，坚持合理化饮食。保护易感人群：给未受过结核分枝杆菌感染的新生儿、儿童及青少年接种卡介苗，使机体产生对结核分枝杆菌的获得性免疫力。卡介苗不能预防感染，但可减轻感染后的发病与病情。对受结核分枝杆菌感染易发病的高危人群，如 HIV 感染者、硅沉着病患者、糖尿病患者等，可应用预防性化学治疗。

2. 用药指导

向患者强调坚持规律、全程、合理用药的重要性，向患者讲解治疗方案及持续用药时间，家属随访胸部 X 线片、痰结核菌检查、肝肾功能检查。密切接触者行胸部 X 线检查或 OT 试验，及早发现疾病，及早治疗。

第七节　肺栓塞的护理

一、定义

肺栓塞（PE）是各种栓子堵塞肺动脉或其分支引起肺循环障碍的临床和病理生理综合征。包括肺血栓栓塞症、脂肪栓塞综合征、羊水栓塞、空气栓塞等，以肺血栓栓塞症最为多见。通常所称肺栓塞即指肺血栓栓塞症（PTE）。引起 PTE 的血栓主要来源于静脉系统或右心的血栓。常为深静脉血栓形成（DVT）的并发症，现代的共识是将肺栓塞与深静脉血栓形成视为同一病理过程的不同表现，统称为静脉血栓栓塞疾病（VTE）。

二、临床表现

（一）症状

PE 的临床症状缺乏特异性。可以从无症状到血流动力学不稳定，甚至发生猝死。主要表现为呼吸困难及气促，尤以活动后为明显；胸痛，包括胸膜炎性胸痛或心绞痛样疼痛；晕厥，可为 PE 的唯一或首发症状；烦躁不安、惊恐甚至濒死感；咯血，常为小量咯血，大咯血少见；咳嗽和心悸。部分患者可由于深静脉血栓形成，特别易出现在下肢，表现为患肢肿胀、疼痛或压痛，行走后患肢易疲劳或肿胀加重。临床上所谓肺栓塞肺梗死“三联征”（呼吸困难、胸痛及咯血）较少，发生率不足 30%。

（二）体征

呼吸急促和呼吸频率增快（>20 次/分）是最常见的体征。也可有心动过速、血压变化甚至休克、发绀、发热、颈静脉充盈或搏动。肺部可闻及哮鸣音和（或）细湿啰音，肺动脉瓣区第二音亢进或分裂（23%），三尖瓣区收缩期杂音，偶闻血管杂音。存在深静脉血栓时，可发现患肢肿胀、周径增粗、浅静脉扩张、皮肤色素沉着。

三、治疗

（一）一般处理

对高度疑诊或确诊 PTE 的患者，要求绝对卧床，保持大便通畅，避免用力以防止栓子再次脱落；对于有焦虑和惊恐症状的患者可适当使用镇静药；胸痛者可予止痛药；为预防肺内感染和治疗静脉炎可使用抗生素；对于发热、咳嗽等症状可给予相应的对症治疗。同时应进行监护，严密监测呼吸、心率、血压、静脉压、心电图及血气的变化等。

（二）急救措施

对有低氧血症的患者，采用吸氧后多数患者的 PaO_2 可达到 80mmHg 以上；但是合并严重的呼吸衰竭时，可使用经鼻（面）罩无创性机械通气或经气管插管行机械通气。可采用小潮气量策略或压力限制性通气方式等，降低正压通气对循环的不利影响。应避免做气管切开，以免在抗凝或溶栓过程中局部大量出血。

急性大面积肺血栓栓塞时，由于右心室后负荷急剧增加以及右心室缺血，导致右心功能衰竭；同时，右心室容量的增加而使左心室充盈减少，血流动力学受到严重损害，可产生急性循环衰竭。针对急性循环衰竭的治疗措施主要有扩容、正性肌力药物和血管活性药物的应用等。对于出现右心功能不全、心排血量下降但血压尚正常的病例，可予具有一定肺血管扩张作用和正性肌力作用的多巴酚丁胺和多巴胺。

（三）溶栓治疗

溶栓是治疗肺栓塞的基本方法，可迅速溶解部分或全部血栓，恢复肺组织再灌注，减小肺动脉阻力，降低肺动脉压，改善右心室功能，从而消除对左心室舒张的影响，临床症状改善快、并发症少，并降低严重 PTE 患者的死亡率和复发率。目前溶栓药物可以分成纤维蛋白特异性和非纤维蛋白特异性溶栓药两大类，前者常用药物如重组组织型纤溶酶原激活物，其具有纤维蛋白特异性，溶栓作用强，半衰期短，减少了出血的不良反应，用药后不会发生变态反应。后者如链激酶、尿激酶，其特征是溶栓作用较强，但缺乏溶栓特异性，即在溶解纤维蛋白的同时也降解纤维蛋白原，易导致严重的出血反应。

四、护理要点

（一）基础护理

1. 休息

肺栓塞活动期间绝对卧床，一般应在充分抗凝的前提下卧床 2~3 周；无明显症状且生活能自理者也应卧床。床上活动时避免突然坐起，并注意不要过度屈曲下肢，严禁挤压、按摩患肢，防止血栓脱落，造成再次栓塞。

2. 饮食护理

宜食用蛋白质、维生素、纤维素含量高的食品，少食油腻、高胆固醇的食物，禁食辛辣食物，保持平衡膳食和良好的饮食习惯。高脂饮食和富含维生素 K 的食物，如卷心菜、菜花、莴笋、绿萝卜、洋葱、鱼肉等，可以干扰华法林的药效。因此，在口服抗凝药期间应减少食用富含维生素 K 的食物。

3. 预防便秘

保持大便通畅，以免因腹腔压力突然增高使静脉血栓脱落，必要时给予缓泻药。

4. 皮肤护理

由于急性期限制患者活动，以卧床休息为主，应注意观察患者受压部位皮肤颜色的变化，保持床单的清洁、干燥，可以在患者受压的骨隆突处使用压疮贴，以防止压疮的发生。告知患者避免创伤和出血，应用软毛刷刷牙，使用电动剃须刀刮胡子。

（二）专科护理

1. 低氧血症的护理

对有低氧血症的患者可经鼻导管或面罩吸氧。当合并严重呼吸衰竭时，可采用经鼻（面）罩无创机械通气，或经气管插管机械通气治疗。避免气管切开，以免在抗凝过程中发生局部不易控制的大出血。

2. 抗凝治疗并发症的护理

出血和血小板减少是 PTE 治疗中的常见并发症。严重出血特别是颅内出血可直接导致患者死亡，普通肝素和低分子肝素均有一定程度的严重出血的发生。所以在抗凝治疗过程中要密切观察患者神志、生命体征的变化，及时发现各部位的出血并及时处理。华法林过量可导致机体任何部位出血，局部组织器官，如皮肤、泌尿系统、溃疡病变等出血多见。出血的风险与 INR 的延长有关，普通肝素可能引起血小板减少症，应监测血小板的变化。但对大多数患者来说皮下注射低分子肝素无须常规监测，血小板减少症并不常见。

（三）用药护理

由于低分子肝素的抗凝作用，可在注射部位出现小血肿及坚硬的小结。为了避免上述不良反应的发生，对皮下注射低分子肝素的方法有其特殊要求，有别于常规皮下注射操作。其注射要点如下：①注射部位为脐部周围，距脐左右 5cm，除外脐周 1cm，每针上下相距 2cm，左右交替注射。如果注射的次数多，选择以脐为界，位置横向距脐左右 10cm，纵向距脐5cm，除外脐周1cm，每针上下仍相距2cm，左右交替注射，禁止在任何有损伤的部位注射。②轻轻捏起皮肤，形成皱褶，并保持到注射完毕再放松皮肤，小心操作。③垂直进针缓慢注射完毕。④注射完毕后不用棉签压迫注射部位，特别是不能增加外力压迫，如果注射部位有药液溢出时，将棉签轻轻停留在注射部位5~10 s，即可停止渗液。

（四）心理护理

肺栓塞患者由于其呼吸困难、胸痛、咯血等症状及有发生晕厥甚至濒死感、猝死的可能，所以患者易产生恐惧心理。因此，我们应加强沟通，鼓励患者表达自己恐惧的心理，并对患者进行心理疏导，多去患者床旁陪伴，多关心患者，多给患者安全感，并鼓励患者家属理解和支持患者，以增加患者的信心，使患者更好地配合治疗。

（五）健康指导

1. 降低血液凝固

避免吸烟（引起缺氧及血液黏稠度增加），应多饮水，保持湿度，防止脱水，但避免饮用酒精性或咖啡因饮料及碳酸饮料（因其使胃肠道扩张，膈肌向下活动，影响下肢静脉回流）。适当增加液体摄入，防止血液凝缩。有高血脂、糖尿病等导致高血液凝固性病史的患者应积极治疗原发病。

2. 预防肺栓塞

方法通常包括药物方法和物理方法两种。

（1）药物方法

包括低分子肝素、低剂量肝素、华法林等。药物预防一般需在医生指导下进行。

（2）物理方法

包括序贯加压袜和间歇充气压缩泵等。①物理方法是护士在预防肺栓塞中能做到的。首先护士要了解肺栓塞有哪些易患因素，针对易患因素进行预防。例如经济舱综合征的预防，在长途旅行时，应衣着宽松，身心放松，经常做腿部及全身活动，如有可能每隔一小时起来走动走动。②使用分级弹力袜、间歇充气压缩泵等机械方法也能够增加下肢血流、减少血液淤滞，有研究显示机械方法能够减少肺栓塞的发生。其主要优势在于无出血危险，可作为抗凝剂预防肺栓塞的辅助方法。③鼓励卧床患者进行床上的肢体活动，不能自主活动的患者需进行被动关节活动，病情允许时需协助早下地活动和走路。不能活动的患者，将腿抬高至心脏以上水平，可以促进下肢静脉血液回流。以上这些预防肺栓塞的方法安全、有效、容易使用、便宜、监测简单，患者、护士和医生都可接受。

第六章 妇产科护理

第一节 妇产科护理技术

一、产前检查

产前检查（antenatal care）是孕期监护的重要内容，分为首次产前检查及复诊产前检查。首次产前检查包括病史采集、全身检查、产科检查（腹部检查、骨盆测量、阴道检查及肛门检查）及必要的辅助检查。复诊产前检查包括了解孕妇前次检查后有无异常情况（阴道流血、头痛、眼花、下肢水肿等）、测量孕妇血压及体重、检查有无下肢水肿或其他异常、检查胎心率、胎儿大小、胎位、胎动及羊水量，进行尿蛋白的检查以及进行卫生宣教并预约下次复诊日期。

（一）适宜时间

首次产前检查应从确诊妊娠时开始。若检查后未发现异常者，复诊产前检查应于妊娠20~36周期间每4周1次，自妊娠36周开始每周1次，即分别于妊娠20周、24周、28周、32周、36周、37周、38周、39周、40周共9次。若首次产前检查发现异常或确认为高危孕妇，应适当增加检查次数。

（二）检查准备

1. 孕妇准备

向孕妇解释产前检查的意义、必要性及操作内容。孕妇应心情平静，呼吸平稳。

2. 物品及环境准备

物品有骨盆测量器、无弹性塑料软尺、血压计、体重秤、无菌手套、听诊器或多普勒胎心听诊仪。检查室内温暖应适宜。备有屏风保护孕妇隐私。

（三）检查方法

1. **全身检查**

观察孕妇精神状态、营养发育、体型及步态。测量孕妇身高、体重、血压、心率、呼吸和脉搏；检查有无心、肺、肝等脏器异常及下肢水肿；检查脊柱与下肢有无畸形，乳房发育、乳头大小及有无凹陷。正常情况下，血压不应超过140/90mmHg。妊娠晚期体重每周增加不应超过500g；可出现踝部及小腿水肿，休息后可消退。

2. **腹部检查**

产科检查前孕妇应排空膀胱仰卧于检查床上，头部稍垫高，露出腹部，双腿略屈曲分开，放松腹肌。检查者立于孕妇右侧，通过视诊、触诊及听诊检查孕妇及胎儿情况。

（1）视诊

观察孕妇腹形及大小，腹部有无妊娠纹、手术瘢痕及水肿等。若初产妇呈尖腹或经产妇呈悬垂腹，应考虑可能有骨盆狭窄。

（2）触诊

触诊时应注意腹肌紧张度、羊水量及子宫敏感度，用手测宫底高度，并用软尺测耻上子宫长度（耻骨上缘中点至宫底的距离）及腹围值。然后采用四步触诊法（four maneuvers of Leopold）检查子宫大小、胎产式、胎先露、胎方位及胎先露是否衔接，同时估计胎儿数目、大小、羊水量及有无头盆不称。四步触诊法的前3步检查时，检查者面向孕妇头部，第4步检查时，检查者面向孕妇足部。①第1步：检查者双手置于宫底部，触摸宫底高度，据此估计胎儿大小与妊娠周数是否相符。然后，双手指腹相对交替轻推，判断宫底部的胎儿部分。胎头硬而圆且有浮球感，胎臀大而软且形状略不规则。②第2步：检查者两手分别置于腹部左右两侧，一手固定，另一手轻轻深按检查，两手交替，确定胎儿背部朝向，胎背平坦饱满，胎儿肢体凸凹不平。③第3步：检查者右手置于耻骨联合上方，拇指与其余4指分开，握住胎儿先露部，判断是胎头或胎臀，左右能否推动以确定先露部浮动或已衔接。④第4步：检查者双手分别置于胎先露两侧，向骨盆入口方向往下深压，进一步核实胎先露的判断是否正确，并确定胎先露入盆程度。

（3）听诊

妊娠18~20周时，在孕妇腹壁上可听到胎心音，在靠近胎背上方的孕妇腹壁上听诊胎心音最清楚。枕先露时，胎心音最清楚的听诊部位在孕妇脐左（右）下方；臀先露时在脐左（右）上方；肩先露时在靠近脐部下方。正常胎心率每分钟120~160次，节律整齐而有力。

3. 骨盆测量

骨盆测量包括骨盆外测量和骨盆内测量，了解骨产道情况，判断胎儿能否经阴道分娩。

(1) 骨盆外测量

用骨盆测量器测量以下5条径线和1个角度。

①髂棘间径（IS）

孕妇取伸腿仰卧位，测量两解前上棘外缘间的距离，正常值23~26cm。

②髂嵴间径（IC）

孕妇取伸腿仰卧位，测量两髂嵴外缘间最宽的距离，正常值25~28cm。

③骶耻外径（EC）

孕妇取左侧卧位，右腿伸直，左腿屈曲，测量第5腰椎棘突下凹陷处至耻骨联合上缘中点的距离，正常值18~20cm。骶耻外径减去1/2尺桡周径（围绕右侧尺骨茎突及桡骨茎突测得的前臂下端周径）值，即相当于骨盆入口前后径值，正常值约11cm。

④坐骨结节间径（IT）或出口横径（TO）

孕妇取仰卧位，双手抱膝使双腿向腹部屈曲，测量两坐骨结节内侧缘间的距离，正常值8.5~9.5cm，若能容纳成人横置手拳也属正常。若此径>8cm，应测出口后矢状径。

⑤出口后矢状径

检查者右手示指戴指套，伸入孕妇肛门向骶骨方向，拇指置于孕妇体外骶尾部，两指找到骶骨尖端，将尺放于坐骨结节径线上，用骨盆出口测量器测量坐骨结节间径中点至骶骨尖端的距离，正常值为8~9cm。若出口后矢状径值不小，可弥补坐骨结节间径稍小。坐骨结节间径与出口后矢状径之和>15cm，提示骨盆出口狭窄不明显。

⑥耻骨弓角度

双手拇指指尖在耻骨联合下缘对拢，两个拇指分别平放在耻骨降支上，两拇指间的角度为耻骨弓角度，正常值为90°，<80°为不正常。此角度反映骨盆出口横径宽度。

(2) 骨盆内测量

外测量疑有骨盆狭窄的孕妇，应经阴道测量骨盆内径。孕妇取仰卧截石位，外阴部消毒。检查者戴手套并涂以润滑油，测量以下3条径线。

①对角径（DC）

测量耻骨联合下缘到骶岬上缘中点的距离，正常值为12.5~13cm。检查者将一手示、中指伸入阴道内，用中指尖触及骶岬上缘中点，示指上缘紧贴耻骨联合下缘，接触点处用另一手示指正确标记，抽出阴道内手指，测量中指尖至此接触点的距离即为对角径。若阴道内中指尖触不到骶岬上缘，提示对角径>12. 5cm。对角径减去 1.5~2cm 为骨盆入口前后径长度，称真结合径，正常值为 11cm。

②坐骨棘间径

为中骨盆最短径线，测量两侧坐骨棘间的距离，正常值为 10cm。检查者将一手示、中指伸入阴道内，分别触及两侧坐骨棘，估计其间的距离。也可用手引导，用中骨盆测量器测量。

③坐骨切迹宽度

测量坐骨棘与骶骨下部间的距离，也是骶棘韧带宽度，正常值为 5. 5~6cm（容纳 3 横指）。检查者将阴道内示指置于骶棘韧带移动，估计其宽度。若<5. 5cm，为中骨盆狭窄。

4. **阴道检查**

妊娠早期初诊时，应行双合诊检查，了解外阴、阴道、宫颈、子宫及附件有无异常。妊娠 24 周后首次产前检查，行阴道检查同时测量对角径、坐骨棘间径和坐骨切迹宽度。妊娠最后 1 个月内应避免阴道检查。

5. **肛门指诊检查**

了解胎先露、骶骨前面弯曲度、坐骨棘间径、坐骨切迹宽度及骶尾关节活动度，可测量出口后矢状径。

（四）注意事项

①产科检查时动作应轻柔，以免孕妇感到不适或引起宫缩。②外测量骨盆无狭窄，一般不进行骨盆内测量。可疑狭窄需做骨盆内测量，选择妊娠 24~36 周、阴道松软时为宜，外阴部应严格消毒。

二、胎儿头皮血采集

临产后胎儿宫内缺氧时，体内无氧糖酵解增强，酸性代谢产物堆积，当血液缓冲系统平衡失代偿时，胎儿血液 pH 降低，缺氧程度与 pH 降低呈正相关。因此，通过采集胎儿头皮血进行血气分析，有助于胎儿窘迫的诊断，结合胎心电子监护及羊水性状，能更全面地反映胎儿在宫内的安危状况。

（一）适应证

①胎心电子监护出现胎心率基线变异消失且无明显原因可查者，提示胎儿宫内储备能力丧失。②过期妊娠、重度子痫前期、胎儿生长受限的孕妇，胎心电子监护出现胎心率基

线变异减少或消失，提示胎儿宫内缺氧。③胎心电子监护出现晚期减速、中度或重度变异减速伴胎心率>160 次/分或<120 次/分，经吸氧、改变体位无效者。④产妇羊水呈Ⅱ度或Ⅲ度粪染。⑤产妇血气分析结果为酸中毒，除外胎儿酸中毒者。

（二）禁忌证

①确诊为重度胎儿窘迫，如胎心率<100 次/分，出现频繁晚期减速或长时间重度变异减速，应立即终止妊娠。②患急性阴道炎症的产妇。③胎先露不是枕先露者。

（三）操作准备

1. 孕妇准备

应对产妇讲明采集胎儿头皮血的必要性及过程，减轻其心理压力，使其主动配合。产妇排空膀胱后取膀胱截石位。

2. 物品准备

根据不同的采集方法，准备相应的物品。阴道窥器 1 个、套筒 1 个、无菌洞巾 1 块、0.2%及 0.5%聚维酮碘溶液、75%乙醇棉球、氯乙烷、硅油棉球、特制长柄刀 1 把、装有肝素的毛细管 2 支、采血器 1 支、细小穿刺针 1 个、细吸管 2 支、纱布球 4 个、纱布 6 块、无菌手套 2 副、干棉球若干等。

（四）操作方法

1. 胎儿头皮小切口采血

适用于临产后胎膜已破、宫颈扩张>2cm 的产妇发生胎儿窘迫。

用 0.5%聚维酮碘溶液消毒外阴，铺无菌洞巾。阴道窥器暴露阴道和宫颈，戴无菌手套，用 0.2%聚维酮碘溶液消毒阴道和宫颈。

取出阴道窥器，放置套筒于阴道内，暴露胎头，用无菌干棉球擦净胎儿头皮，喷氯乙烷使胎儿头皮局部充血，待挥发后用硅油棉球涂于头皮局部。持特制长柄刀在两次宫缩间切开头皮 1.5~2mm 长，用装有肝素的毛细管收集血液，密封后摇匀送检。

用无菌纱布球压迫胎头伤口处止血，观察无活动性出血后，取出套筒。同时抽取产妇静脉血对照观察。

2. 胎儿头皮简易穿刺采血

适用于产程中胎儿头皮血 pH 与临产早期的比较。

①外阴、阴道、宫颈消毒及铺无菌洞巾同胎儿头皮小切口采血。②取出阴道窥器，用套

筒暴露胎头后，用75%乙醇棉球消毒胎儿局部头皮，再用无菌干棉球擦干，用无菌细小穿刺针刺破胎儿头皮，抽取0.2 mL头皮血，检测pH。③观察无活动性出血后，取出套筒。

3. **胎儿头皮采血器采血**

适用于第二产程胎儿头皮血乳酸值测定。

①外阴、阴道、宫颈消毒、铺无菌洞巾及胎儿头皮消毒同胎儿头皮简易穿刺采血。②持采血器刺破胎儿头皮，用细吸管吸全血5μm，涂于乳酸检测仪的检测条顶端，等候1 min，即可显示结果。③观察无活动性出血后，取出套筒。

（五）注意事项

①操作前物品准备时应严格消毒，操作过程中认真执行无菌操作规程，避免宫腔或胎儿感染。②操作应动作轻柔、准确、熟练，避免头皮切口过大。③胎儿头皮血采集前后应听诊胎心率。

三、新生儿抚触

新生儿抚触是指护理人员、产妇及其家属在护理人员指导下，对新生儿全身进行有次序和技巧的轻柔按摩，刺激新生儿产生良好的生理效应，是一种简单实用的护理技术。有研究资料显示，新生儿抚触可促进新生儿生理性黄疸的消退、减少生理性体重下降的幅度及增进母子间情感的交流。

（一）适应证

产后12 h的正常新生儿及不需要新生儿监护的早产儿、低体重儿及过期产儿。

（二）禁忌证

①疑有或诊断为新生儿锁骨骨折者。②发热或需要监护的新生儿。

（三）操作准备

1. **新生儿准备**

新生儿抚触应在新生儿沐浴后、睡觉前或两次哺乳之间进行，新生儿处于清醒、安静及不饥饿状态。

2. **物品及环境准备**

光滑、清洁的新生儿抚触台、柔软消毒单、适量的新生儿润肤剂、爽身粉及干净的新生儿衣服。房间温暖、温度在28~30℃为宜，轻声播放舒缓柔和的音乐。

3. 操作者准备

禁止佩戴饰物（如戒指、项链等），剪除长指甲并打磨光滑，洗净并温暖双手，心情放松，充满爱意。

（四）操作方法

操作者铺消毒单于新生儿抚触台上并展平，摆放新生儿为仰卧位，暴露全身。

操作者用手取适量润肤剂，润滑双手。然后按照前额→下颌、头部→胸部→腹部→上肢→下肢→背部臀部顺序，双手在新生儿肌肤上轻轻地滑动。每个抚触动作重复4~6次。

①抚触前额：双手轻轻抱住新生儿头部，两拇指平行相对置于眉间中点，指腹从鼻根向上滑动；然后在眉上方两拇指平行相对，从中间向两侧平移至发际，再向上方平行移动双手拇指，同法操作。②抚触下颌：双手轻轻抱住新生儿头部，用两拇指指腹从下颌前端中央向上轻轻滑动至同侧耳垂前，划出一个微笑状；然后再从下颌下端滑至耳垂前。③抚触头部：左手托起新生儿头部，右手示指、中指和环指指腹从左侧前额发际近中线处向脑后滑行至左耳后，然后，移动手指在其外侧从发际滑行至耳后，再从颞骨滑行至耳后；换手同法做右侧头部抚触。④抚触胸部：双手示指和中指指腹分别由新生儿同侧胸部外下方，顺肋缘向上经胸骨滑向对侧肩部交叉抚触。⑤抚触腹部：双手除拇指外，其余四指并拢，左手四指指腹按顺时针方向绕脐周从右下腹、右上腹、左上腹滑至左下腹，右手按逆时针方向同法操作。⑥抚触上肢、下肢：双手握住新生儿上臂，顺势交替自肩滑至腕部，再自近端向远端按捏肌肉群；然后，操作者两拇指相对放横，拇指指腹自手心近心端向远心端交替滑动，示、中指指腹在手背侧滑动，最后用拇指、示指和中指指腹自新生儿指根到指尖逐一提滑。同法抚触下肢。⑦抚触背部：摆放新生儿为俯卧位，头偏于一侧。用双手示指、中指及环指指腹以脊柱为中点，向外侧滑行，自上而下，然后从颈部至腰部抚触脊柱两侧。⑧抚触臀部：操作者双手示指、中指及环指指腹自新生儿双臀内侧向外侧环行滑动。

抚触操作完毕后，为新生儿穿好衣服，包好包被。

（五）注意事项

①操作时避免抚触新生儿的乳腺及脐部，动作应轻柔舒缓，防止用力过度造成新生儿损伤。②操作过程中要轻声对新生儿说话并与其进行目光交流，密切观察新生儿反应。若新生儿出现哭闹、肌张力增高、肤色变化时，应立即停止抚触。③抚触时间不宜过长，一般不超过15 min。

四、会阴擦洗或冲洗

会阴擦洗或冲洗既可预防泌尿生殖道逆行感染，又可促进局部伤口愈合，增进患者舒适，且操作简便易行，是妇产科常用的护理技术。

（一）适应证

①阴道手术者术前准备。②妇产科术后留置导尿管者。③产妇阴道分娩前接产前准备、会阴裂伤缝合或会阴切开缝合术后。④外阴炎症、外阴血肿或水肿患者会阴湿热敷前。

（二）禁忌证

①对碘、高锰酸钾或苯扎溴铵过敏者。②外阴皮肤病患者。③可疑或确诊外阴癌患者。④婴幼儿皮肤稚嫩，不宜进行外阴擦洗。

（三）操作准备

1. 患者准备

告知患者操作目的、方法，取得其配合。患者排空膀胱后取头高臀低、屈膝仰卧位，两腿略外展，暴露外阴。

2. 物品准备

治疗车、便盆1个、会阴消毒或擦洗包1个（弯盘2只、大棉球或纱布球6个、干纱布2块、长镊或血管钳2把、一次性会阴垫巾1块、手套1副）、冲洗壶、温度适宜的药液（常用0.2%聚维酮碘溶液、1∶5000高锰酸钾溶液或0.1%苯扎溴铵溶液等）500～1000 mL。

（四）操作方法

护士站在患者右侧，打开会阴擦洗包，戴手套，将便器放在一次性会阴垫巾的下2/3，将上1/3垫巾反折于便器上，置于患者臀下。将纱布球放入一弯盘内，用药液浸泡。

护士一手持长镊或血管钳夹取浸湿药液的棉球传递，另一手持长镊或血管钳夹住棉球后进行擦洗，将用过棉球弃入另一弯盘内。第1遍擦洗顺序为自上而下、由外向内进行，先擦洗一侧，依次擦洗阴阜→大腿内侧上1/3→大阴唇及阴唇沟→小阴唇，更换棉球，同法擦洗另一侧，最后擦洗肛周及肛门；第2遍及以后擦洗顺序为自上而下、由内向外，先擦洗一侧，依次擦洗阴阜→小阴唇及阴唇沟→大阴唇→大腿内侧上 1/3，更换棉球，同法擦洗另一侧，最后擦洗肛周及肛门。对会阴有伤口者，应更换药液棉球，单独擦洗会阴伤口，非感染性伤口由内至外擦洗，感染性伤口由外至内擦洗。

若行会阴冲洗，护士一手持装有药液的冲洗壶，另一手持长镊或血管钳夹住棉球，按照擦洗顺序，用药液冲刷并配合棉球擦洗相应部位。会阴伤口处理同会阴擦洗。

一般会阴擦洗/冲洗 2~3 遍，也可根据患者情况适当增加擦洗或冲洗次数，擦洗或冲洗后，用干纱布擦干会阴部，撤去便器及会阴垫，协助患者穿好内裤，整理所用物品及床铺。

（五）注意事项

①操作前，护士应抬高患者床头 15°，使其保持头高臀低位，避免会阴冲洗时，污染的药液流入阴道引起上行感染。②护士操作时应用力适度，避免会阴伤口再次损伤。同时注意观察会阴伤口有无渗出、愈合情况、周围组织有无红肿等。若发现异常，及时向医师汇报。③对留置导尿管者，观察导尿管是否通畅、有无脱落或打结。单独用药液棉球擦洗导尿管周围，注意避免尿管脱落。

五、会阴湿热敷

会阴湿热敷是将湿热敷料置于会阴部，以促进会阴局部血液循环，有利于炎症局限、水肿消退、血肿吸收及组织修复，达到增进舒适、缓解疼痛和减轻感染为目的的一种护理方法。

（一）适应证

①会阴水肿或会阴血肿吸收期患者。②会阴伤口硬结或会阴早期感染者。

（二）禁忌证

①有会阴擦洗禁忌证者。②外阴血肿发生 12 h 内或外阴局部有活动性出血者。③意识不清、感觉丧失或迟钝者应慎用，以免发生烫伤。

（三）操作准备

1. 患者准备

操作前患者排空膀胱后，取头高臀低、屈膝仰卧位，两腿略外展，暴露外阴。

2. **物品准备**

会阴擦洗物品（参见本章第一节会阴擦洗或冲洗）、一次性会阴垫 2 块、消毒湿敷垫 2 块或大纱布若干块、罐装热水或加热的 50%硫酸镁溶液、医用凡士林膏、棉垫、热力源（热水袋、电热包）。

（四）操作方法

①先行会阴擦洗/冲洗，参见本章第一节会阴擦洗或冲洗。②放置新的一次性会阴垫于患者臀下，在拟湿热敷部位涂以薄层凡士林膏。③护士双手持长镊或血管钳将浸在 40℃左右热水或加热的 50%硫酸镁溶液中的湿敷垫或纱布块取出，尽可能挤出水分，然后展开覆盖于会阴湿热敷部位，盖上棉垫保温。④用热水袋或电热包放在棉垫外保持湿热敷温度，一次湿热敷时间为 15~30 min。⑤湿热敷完毕，取下敷料，观察湿热敷效果及局部有无异常。

（五）注意事项

注意掌握会阴湿热敷温度，询问患者感觉，以有不烫感但能耐受为宜。一般湿热敷溶液煮沸后温度应降至 41~48℃，湿敷垫或纱布块的温度宜在 40℃左右或热敷前用手腕掌侧皮肤试温。湿敷过程中护士应密切观察，根据患者感觉及时调整热水袋或电热包，避免温度过高引起烫伤或温度过低达不到效果。

湿热敷面积应是病损范围的 2 倍。

六、坐浴

坐浴是妇产科常用的护理技术及辅助治疗措施之一，患者将臀部和外阴短时间（15~20 min）浸泡在一定药物浓度的溶液或制剂中，达到局部清洁或治疗的目的。

（一）适应证

①外阴阴道炎症患者。②外阴阴道手术患者的术前准备。

（二）禁忌证

①女性在月经期、妊娠期及产后 14 日内。②阴道不规则流血患者处于流血期。③外阴或臀部手术非感染性伤口未愈合者。

（三）操作准备

1. 患者准备

向患者说明操作的目的和方法，嘱其排空膀胱。

2. 物品准备

坐浴椅（架）1个、消毒坐浴盆1个、温开水（41~43℃）3000mL、无菌纱布若干块、高锰酸钾或醋酸溶液或乳酸溶液。

（四）操作方法

①根据医嘱选择并配制坐浴溶液。如对萎缩性阴道炎患者，需配制0.5%或1%乳酸溶液。②检查坐浴溶液均匀及温度适宜后，将坐浴盆置于坐浴椅（架）上，嘱患者全臀和外阴部浸泡于溶液中，一般坐浴液面应达耻骨联合上缘及尾骨尖，坐浴时间为20 min左右。③坐浴结束后用无菌纱布蘸干患者外阴部及臀部。

（五）注意事项

①坐浴制剂应遵医嘱选择，溶液严格按比例配制，浓度过高容易造成患者皮肤黏膜损伤，浓度过低影响治疗效果。②坐浴溶液水温应适当，防止温度过高引起局部烫伤。③坐浴前最好用温水清洗外阴及肛门周围。

第二节　女性生殖系统炎症护理

一、外阴炎

（一）概念

外阴炎主要指外阴部的皮肤与黏膜的炎症。由于外阴部暴露于外，包括尿道口、阴道口，又与肛门邻近，与外界接触较多，经常受到经血、阴道分泌物、尿液、粪便的刺激，若不注意皮肤清洁易发生炎症，其中以大、小阴唇最多见。糖尿病患者的糖尿刺激、穿紧身化纤内裤、经期使用卫生巾等导致局部潮湿，均可引起外阴炎。

（二）临床表现

1. 症状

外阴皮肤黏膜瘙痒、疼痛、红肿、烧灼感，在活动、性交、排尿、排便时加重。病情严重时形成外阴溃疡而致行走不便。

2. 体征

检查可见局部充血、肿胀、糜烂，常有抓痕，严重者形成溃疡或湿疹。慢性炎症可使皮肤增厚、粗糙、皲裂，甚至苔藓样变。

（三）护理措施

1. 治疗指导

局部治疗时可用 0.1%聚维酮碘液或 1∶5000 高锰酸钾液坐浴，护士要教会患者坐浴的方法，包括浴液的配制、温度、时间及注意事项。取高锰酸钾片或结晶加温开水配成约 40℃的 1∶5000 溶液，肉眼观为粉红色或淡玫瑰红色。坐浴每日 2 次，每次 15~30 min。注意配置的溶液浓度不宜过浓，以免烧伤皮肤。坐浴时要使会阴部浸没于溶液中，坐浴后可涂抗生素软膏或紫草油，月经期停止坐浴。此外也可选用中药水煎熏洗外阴部，每日 1~2 次。

2. 健康教育

指导患者注意个人卫生，每日更换内裤，有经血或分泌物污染时随时更换，穿透气性好的棉织品内衣，选择有卫生许可证、生产日期、保质期、独立包装的卫生巾和护垫。保持外阴清洁、干燥，做好经期、孕期、分娩期及产褥期卫生。勿饮酒，少进辛辣食物。局部严禁搔抓，勿用刺激性药物或肥皂擦洗。有溃破者要预防继发感染，使用柔软无菌会阴垫，减少摩擦和继发混合感染的机会。

二、滴虫性阴道炎

（一）概念

阴道炎是妇产科临床常见疾病，多种病原微生物均可以引起女性生殖道感染。滴虫性阴道炎是由阴道毛滴虫引起的常见的阴道炎。适宜滴虫生长的温度为 25~40%、pH 为 5.2~6.6 的潮湿环境。滴虫性阴道炎患者的阴道 pH 一般在 5.0~6.6. 多数大于 6.0。月经前后阴道 pH 发生变化，月经后接近中性，故隐藏在腺体及阴道皱襞中的滴虫于月经前后常得以繁殖而发生滴虫性阴道炎。妊娠期、产后等阴道环境改变，适于滴虫繁殖而发生炎症。滴虫能消耗或吞噬阴道上皮细胞内的糖原，阻碍乳酸生成，以降低阴道酸度而有利于繁殖。滴虫不仅寄生于阴道，还侵入尿道或尿道旁腺，甚至膀胱、肾盂以及男性的包皮皱褶、尿道或前列腺中。滴虫性阴道炎是全球性十分常见的公共卫生性传播疾病。近年来由于性病的传播，本病又有上升趋势。

（二）临床表现

女性感染者中，20%~50%患者无症状，称为带虫者，大约 1/5 的性活跃妇女在她们的一生中会感染阴道毛滴虫。女性的潜伏期为 4~28 天。

1. 症状

典型症状是稀薄的泡沫状白带增多及外阴瘙痒，若合并其他细菌混合感染则分泌物呈脓性，患者常诉阴道分泌物有异常臭味，瘙痒部位主要为阴道口及外阴，间或有灼热、疼痛、性交痛等。阴道毛滴虫能吞噬精子，并能阻碍乳酸生成，影响精子在阴道内存活，可致不孕。若尿道口有感染，患者诉尿频、尿痛，尤其是慢性滴虫感染常合并尿道感染，故久治不愈的尿路感染，培养多次无菌生长时应做滴虫检查。

国外学者研究发现在男性前列腺液和精液中可查到滴虫，与健康男性精液作比较，发现患者精液中精子数减少，不活动和病态的精子数增加，认为滴虫有吞噬能力，可吞噬精子、白细胞和细菌，推断阴道滴虫感染可能是不育或不孕的原因之一。有资料表明，滴虫可引起流产、早产、胎膜早破和围生期感染。妇女在流产后 80%滴虫阳性，滴虫阳性者在产褥期发病率较阴性者高 2 倍。

2. 体征

妇科检查时可见外阴部潮红、水肿、抓痕，阴道黏膜充血，严重者有散在出血斑点，后穹隆有多量白带，呈灰黄色、黄白色稀薄液体或黄绿色脓性分泌物，阴道镜检查可见到宫颈黏膜彩点状出血，即“草莓斑”或“蚤咬斑”。

（三）护理措施

1. 指导患者自我护理

注意个人卫生，保持外阴部清洁、干燥，尽量避免搔抓外阴部。治疗期间勤换内裤。内裤、坐浴及洗涤用物应煮沸消毒 5~10 min 以消灭病原体，避免交叉和重复感染的机会。

2. 指导患者配合检查

做分泌物培养之前，告知患者取分泌物前 24~48 h 避免性交、阴道灌洗或局部用药，分泌物取出后应及时送检并注意保暖，否则滴虫活动力减弱，造成辨认困难。

3. 指导患者正确阴道用药

告知患者各种剂型的阴道用药方法，先采用 0.5%醋酸溶液清洗阴道后，再上药。如将甲硝唑 200mg 置于阴道内，每晚 1 次，连用 7 天为 1 个疗程。月经期停坐浴、阴道冲洗及阴道用药。妊娠期和哺乳期是否能用甲硝唑治疗，目前尚存争议。国内药物学仍将甲硝唑列为妊娠期和哺乳期禁用药物。美国 FDA 将甲硝唑列为妊娠期用药的 B 类药物。

4. 观察用药反应

甲硝唑口服后较常见的是胃肠道反应，如食欲减退、恶心、呕吐；偶见头痛、皮疹、白细胞减少等，反应严重应报告医生并停药。由于甲硝唑抑制乙醇在体内的氧化而产生有毒的中间产物，故用药期间要禁酒。

5. 性伴侣的治疗

滴虫性阴道炎主要由性传播，性伴侣应同时进行治疗，治疗期间禁止性生活，才能达到理想的治疗效果。

6. 随访

滴虫性阴道炎常于月经后复发，治疗后需随访至症状消失，并且于每次月经干净后连续复查白带 3 次均为阴性，方可视为治愈。

7. 健康教育

要提高群体维护公德和自我保护意识，积极治疗消灭传染源，患者或带虫者不要进入公共游泳池或浴池，防止交叉感染。

三、外阴及阴道念珠菌病

（一）概念

外阴阴道念珠菌病是一种常见的外阴阴道炎症，现在又称为外阴阴道假丝酵母菌病，80%~90%的病原体为白色念珠菌（即白假丝酵母菌），白色念珠菌是真菌，适宜在酸性环境中生长，即阴道 pH<4.5，念珠菌对热的抵抗力不强，加热至 60℃ 1 h 即死亡，但对干燥、日光、紫外线及化学制剂等抵抗力较强。白色念珠菌为条件致病菌，10%~20%非孕妇女及 30%孕妇的阴道中有此菌寄生，但菌量极少，并不引起症状。只有在全身及阴道局部细胞免疫能力下降，阴道内酸度增高，有利于白色念珠菌生长繁殖，才引起炎症。故多见于妊娠、糖尿病、大量应用雌激素或免疫抑制剂及长期应用广谱抗生素治疗者。此外，穿紧身、化纤内裤、肥胖者可使会阴局部的温度和湿度增加，也使得念珠菌得以繁殖而引起感染。

（二）临床表现

1. 症状

主要为外阴瘙痒、灼痛，严重时坐卧不宁，异常痛苦，多数伴有尿频、尿痛及性交痛。急性期阴道分泌物增多，分泌物为白色稠厚凝乳状或豆腐渣样。

2. 体征

妇科检查外阴可见红斑，水肿，常伴有抓痕，小阴唇内侧及阴道黏膜附有白色膜状物，擦除后露出红肿黏膜面，急性期还可见到糜烂及溃疡。

（三）护理措施

1. 首先要协助患者找出诱因

如积极治疗糖尿病；及时停用广谱抗生素等。勤换内裤，用过的内裤、盆及毛巾均应用开水煮沸或烫洗。鼓励其穿棉、丝质及宽松内裤。

2. 局部用药护理

基本同滴虫性阴道炎，为提高疗效，可用2%~4%碳酸氢钠液坐浴或冲洗阴道。

3. 健康教育

鼓励患者坚持用药，不要随意中断。妊娠期合并感染者，为避免胎儿感染，应坚持局部治疗。性伴侣应进行念珠菌的检查和治疗。

四、宫颈炎症

（一）急性宫颈炎

1. 概念

急性宫颈炎主要见于感染性流产、产褥期感染、宫颈损伤和阴道异物并发感染，目前临床最常见的急性宫颈炎为黏液脓性宫颈炎。主要病原菌有淋球菌和沙眼衣原体。近年来随着性传播疾病的增加，急性宫颈炎已成为常见疾病。

2. 临床表现

（1）症状

临床上急性宫颈炎主要表现为脓性白带过多，呈黏液脓性，伴有腰背部痛、腹部坠胀感、接触性出血、经间期出血，脓性分泌物的刺激可引起外阴瘙痒及灼热感，并且常有泌尿道症状，如尿急、尿频、尿痛。

（2）体征

妇科检查可见宫颈充血、水肿、有脓性白带从宫颈流出，触之宫颈易出血。若合并泌尿系感染可见尿道口黏膜充血水肿。

3. 护理措施

（1）注意个人卫生

保持外阴清洁、干燥，增强体质，提高机体抵抗力。急性期应卧床休息，避免劳累，指导进食高热量、清淡饮食，忌食辛辣食物，发热时要多饮水。

（2）指导用药

合理应用抗生素，急性期应全身用药，并且要规范彻底，同时治疗性伴侣。

（3）心理护理

耐心向患者解释治疗、护理方案，告知及时就医的重要性。急性期不提倡局部应用物理治疗，避免使炎症扩散，防止造成盆腔炎症。

（二）慢性宫颈炎

1. 概念

慢性宫颈炎多数是由急性宫颈炎未治疗或治疗不彻底转变而来，主要病原菌为葡萄球菌、链球菌、大肠埃希菌和厌氧菌，其次为淋球菌和沙眼衣原体。常因分娩、流产或手术损伤宫颈后病原体伺机而入，由于宫颈黏膜皱襞多，病原体易在此处隐藏，引起感染，并且感染后很不易彻底清除。最常见的慢性宫颈炎是宫颈糜烂，长期慢性炎症刺激可出现宫颈肥大、宫颈息肉、宫颈腺囊肿，有的表现为宫颈管炎。

2. 临床表现

（1）症状

慢性宫颈炎的主要症状是阴道分泌物增多。分泌物呈乳白色黏液状、淡黄色脓性，有时为血性白带或性交后出血。炎症累及膀胱时可出现泌尿系症状如尿急、尿频。如炎症扩散到盆腔，可有腰骶部疼痛、下腹坠胀等。黏稠脓性的宫颈分泌物不利于精子穿过，可引起不孕。

（2）体征

做妇科检查时可见宫颈有不同程度糜烂、肥大、充血、水肿，有时质较硬，有时可见息肉及宫颈腺囊肿。

（3）宫颈糜烂根据糜烂深浅程度分为 3 型

单纯性糜烂、颗粒型糜烂、乳突型糜烂。根据糜烂面积的大小可将宫颈糜烂分为 3 度：轻度指糜烂面积小于整个宫颈面积的 1/3；中度指糜烂面积占整个宫颈面积的 1/3～2/3；重度指糜烂面积占整个宫颈面积的 2/3 以上。

3. **护理措施**

（1）重视预防

积极治疗急性宫颈炎；定期做妇科检查，发现宫颈炎症予以积极治疗；避免分娩时或器械损伤宫颈；产后发现宫颈裂伤及时缝合。

（2）物理治疗的护理

常用的物理治疗方法有：激光、冷冻、LEEP 刀电切术，治疗前应常规做宫颈刮片行细胞学检查；有急性生殖器炎症禁忌做物理治疗；做治疗应选在月经干净后 3～7 天内进行；物理治疗后均有阴道分泌物增多或大量水样排液，术后 1～2 周脱痂时有少许出血属正常现象，若出血量多应及时就医；治疗后 4～8 周内应禁盆浴、性交和阴道冲洗。

（3）药物治疗的护理

局部药物治疗适用于糜烂面小、炎症浸润浅的病例。临床多采用康妇特栓剂，每天 1 枚阴道放置，简便易行。上药前应用温开水洗净双手和外阴。

（4）定期复查

治疗后可引起出血、宫颈管狭窄、不孕、感染等，需定期复查，观察创面愈合情况，并应注意有无宫颈管狭窄。

第三节　产科疾病护理

一、前置胎盘

（一）概念

妊娠 28 周后，胎盘附着于子宫下段，甚至胎盘下缘达到或覆盖宫颈内口，其位置低于胎先露部，称为前置胎盘。前置胎盘是妊娠晚期的严重并发症，也是妊娠晚期出血最常见的原因。多见于经产妇或多产妇，如处理不当危及母儿生命。根据胎盘与子宫颈内口的关系，将前置胎盘分为 3 种类型：①完全性前置胎盘：又称中央性前置胎盘，胎盘组织完全覆盖宫颈内口。②部分性前置胎盘：胎盘组织部分覆盖宫颈内口。③边缘性前置胎盘：

胎盘附着于子宫下段，边缘到达宫颈内口，未覆盖宫颈内口。

（二）临床表现

1. 症状

前置胎盘的典型症状是妊娠晚期或临产时发生无诱因、无痛性反复阴道出血。其原因是妊娠晚期或子宫下段逐渐伸展拉长，宫颈管消失，宫口扩张，但因胎盘组织不能相应伸展，以致附着于子宫下段部位的胎盘与附着该处宫壁发生错位、剥离，使血管、血窦破裂出血，阴道出血发生时间的早晚、反复发作的次数、出血量的多少，往往与前置胎盘的类型有关。完全性前置胎盘，初次出血时间早，约28周，反复发生的次数多，且出血量大，甚至1次出血即可使孕妇处于休克状态；边缘性前置胎盘的初次出血时间较晚，一般在妊娠末期甚至临产时，出血量少；部分性前置胎盘的初次出血时间及出血量介于两者之间。部分性和边缘性前置胎盘患者，破膜后，如果先露能迅速下降，直接压迫胎盘，可使出血停止。

2. 体征

由于反复多次大量阴道出血，产妇可出现贫血，甚至出现休克。腹部检查，子宫大小与妊娠周数相符，软且无压痛，因胎盘前置，影响胎先露部入盆，故胎先露高浮，临产后宫缩呈节律性，间歇期子宫完全松弛。

（三）护理措施

1. 期待疗法的护理

对孕周小于34周，胎儿体重小于2000g，胎儿存活，阴道出血不多者，遵医嘱进行期待观察。孕妇绝对卧床休息，取左侧卧位，护士在生活上应全面照顾，定时间断吸氧，1日3次，每次1 h。如出现宫缩遵医嘱给抑制宫缩、镇静以及促进胎儿肺成熟的药物。密切观察生命体征、阴道出血量，定时测胎心、胎动，必要时做胎心监护，以分析判断胎儿宫内情况。禁止做肛查和阴道检查，以免刺激引起出血。期待治疗至36周可适时终止妊娠，资料表明36周主动终止妊娠比等至36周以上自然分娩的围生儿死亡率低。饮食宜给补气血、养肝肾的食物，如枸杞、葡萄、荔枝、龙眼肉、芝麻、花生、核桃、动物肝脏、鸡蛋、鸡肉、牛奶、鱼等，不宜食生、冷食物，或给予补气益血安胎的阿胶鸡蛋羹（鸡蛋1个，煮成蛋汤，加入阿胶9g放入食盐，调味即成，另用黄芪30g煎汤取汁，调入羹汤，疗效更佳）。

2. 密切观察病情变化，预防并发症

密切监测生命体征、阴道出血量、胎心率、宫缩情况，尤其血压、脉搏，及时发现休克症状和体征。迅速建立静脉通路，提供输液、输血、止血等措施，同时做好抢救新生儿的准备。

3. 终止妊娠（分娩期）的护理

对反复大量出血甚至休克者，不论胎儿成熟与否为了母亲安全应终止妊娠。终止妊娠的方式分阴道分娩和剖宫产。①阴道分娩，适用于边缘性前置胎盘、枕先露、阴道出血不多、估计在短时间内能结束者可试产。产程中应监测生命体征、阴道出血量。产后仔细检查宫颈有无裂伤。剖宫产能迅速结束分娩，达到止血目的，使母儿相对安全，是处理前置胎盘的主要手段；②剖宫产者适用于完全性前置胎盘持续大量阴道出血；部分性和边缘性前置胎盘出血量较多，先露高浮，短时间内不能结束分娩。应做好术前交叉配血、处理产后出血和抢救新生儿的准备。

4. 预防并发症

胎儿前肩娩出后立即给宫缩剂，同时配合按摩子宫预防产后出血，观察阴道出血量、子宫收缩情况，发现异常及时处理。指导产妇加强营养，纠正贫血。加强会阴护理，保持外阴清洁，防止逆行感染，遵医嘱应用抗生素。

5. 心理护理

护理人员态度和蔼，期待治疗的孕妇因卧床休息，活动受限，护士应多巡视、多陪伴患者，提供心理支持。对提出的问题耐心解释，使其了解期待疗法的目的，积极配合治疗和护理。

6. 健康教育

做好计划生育工作，推广避孕，避免多产、多次刮宫、引产而导致子宫内膜损伤和内膜炎的发生。加强产前检查，对妊娠期出血，及时就诊，正确处理。

对期待疗法有效的孕妇，出院后嘱多休息、避免剧烈活动，注意胎心和胎动的自我监测，定期产前检查，如再出血或宫缩随时就诊，产褥期避免性交、盆浴。

二、胎盘早剥

（一）概念

妊娠20周以后或分娩期正常位置的胎盘在胎儿娩出前，部分或全部从子宫壁剥离称胎盘早剥。是晚期妊娠严重并发症之一，具有起病急、发展快特点，若处理不及时可能危及母儿生命。

（二）临床表现

根据病情严重程度，将胎盘早剥分为 3 度。

Ⅰ度：多见于分娩期，胎盘剥离面积小，患者主要症状轻微腹痛或无腹痛，贫血体征不明显。腹部检查：子宫软，大小与妊娠周数相符，胎心率正常，胎位清楚。产后检查胎盘有凝血块及压迹。

Ⅱ度：胎盘剥离面在 1/3 左右，主要症状是突然发生的持续性的腹痛、腰酸或腰背痛，疼痛的程度与胎盘后积血多少成正比。阴道出血量不多或无阴道出血，贫血程度和外出血量不相符。腹部检查：子宫大于妊娠周数，随胎盘后血肿的增大，宫底也随之升高。胎盘附着于前壁者，压痛明显；胎盘附着后壁者压痛则不明显，宫缩有间歇，胎位可扪及，胎儿存活。

Ⅲ度：胎盘剥离面积超过胎盘面积 1/2，临床表现比Ⅱ度严重，胎盘后积血越多，疼痛越剧烈，严重时伴有恶心、呕吐、面色苍白、四肢湿冷、脉搏细数、血压下降等休克症状。腹部检查：子宫呈高涨状态，硬如板状，宫缩间歇时不能松弛，胎位扪不清，胎儿多因出血多、严重缺氧等而致胎儿宫内窘迫或死亡，胎心消失。

胎盘早剥严重，如不及时处理，可并发 DIC 和凝血机制障碍、产后出血、急性肾功能衰竭、羊水栓塞等。

（三）护理措施

1. 产前指导

加强产前检查，对妊娠期高血压疾病、肾脏疾病等高危人群加强管理和治疗；避免长时间仰卧位和腹部受伤，以预防和治疗胎盘早剥的发生。

2. 病情观察

密切观察生命体征，若患者出现头晕、心慌、出冷汗、面色苍白等休克症状，立即给氧气吸入，头低脚高位，迅速建立静脉通路，遵医嘱输血和血小板，补充血容量和凝血因子，纠正休克。观察阴道出血量及腹痛程度，尤其是宫底高度、宫体压痛等，以判断宫腔内出血程度。严密监测胎心和宫缩情况，宫缩时有无间歇，子宫是否硬如板状。胎盘早剥易引起凝血机制障碍，注意全身出血倾向，表现皮下黏膜及注射部位出血、子宫出血不凝或凝血块较软，严重者发生血尿、咯血、呕血。密切注意尿量变化，及时发现异常并报告医生积极处理。

3. 及时终止妊娠

一旦确诊胎盘早剥，立即做好终止妊娠的准备，并准备好抢救母婴的各项措施。阴道分娩者产程中应密切观察生命体征、宫底高度、阴道出血量及胎儿心率，一旦发现病情加重或胎儿窘迫情况及时通知医生处理。不能立即分娩者和破膜后产程无进展者，应做好剖宫产术前的准备。

4. 预防产后出血

胎儿娩出后遵医嘱给子宫收缩的药物，并同时人工剥离胎盘，有规律的按摩子宫，促进子宫收缩。注意产后子宫收缩情况、阴道出血量及有无凝血块。必要时配合医生做好术前的准备。

5. 预防感染

保持外阴清洁，每日用 1：1000 苯扎溴铵（新洁尔灭）溶液消毒外阴。加强营养，应给高蛋白质、含铁易消化的食物，纠正贫血，增强机体抵抗力。严格无菌操作，防止交叉感染。按医嘱用抗生素预防感染。

6. 心理护理

产妇因病失去新生儿或由于产后出血行子宫切除术，要安慰、同情患者，将产妇安排在周围没有新生儿的房间，允许家属陪伴，以免触景生情。鼓励产妇说出心理感受，使其积极配合治疗和护理。

7. 健康教育

根据孕妇情况指导母乳喂养。死产者尽早退奶，用生麦芽泡茶饮、口服己烯雌酚或针刺足临泣、悬钟等方法退乳，同时少进汤类，紧束双乳。产褥期禁止性交及盆浴。产后 42 天起采取合理的避孕措施。

三、产后出血

（一）概念

胎儿娩出后 24 h 内出血量超过 500 mL 者为产后出血。产后出血是分娩期的严重并发症，是产妇死亡的重要原因之一，在我国居产妇死亡原因的首位，其发生率约占分娩总数的 2%~3%。

（二）临床表现

1. 症状

产后出血的主要临床表现为阴道流血量过多。产妇面色苍白、出冷汗、主诉口渴、心慌、头晕，尤其是子宫出血潴留于宫腔及阴道内时，产妇表现为怕冷、寒战、打哈欠、懒言或表情淡漠、呼吸急促，甚至烦躁不安，很快转入昏迷状态。软产道损伤造成阴道壁血肿的产妇会有尿频或肛门坠胀感，且有排尿疼痛。

2. 体征

血压下降，脉搏细数，子宫收缩乏力性出血及胎盘因素所致出血者，子宫轮廓不清，触不到宫底，按摩后子宫收缩变硬，停止按摩又变软，按摩子宫时阴道有大量出血。血液积存或胎盘已剥离而滞留于子宫腔内者，宫底可升高，按摩子宫并挤压宫底部刺激宫缩，可促使胎盘和淤血排出。因软产道裂伤或凝血功能障碍所致的出血，腹部检查宫缩较好，轮廓较清晰。

（三）预防

1. 妊娠期

①加强孕期保健，定期接受产前检查，及时治疗高危妊娠。②对高危妊娠者，如妊娠期高血压疾病、肝炎、贫血、血液病、多胎妊娠、羊水过多等孕妇应提前入院。

2. 分娩期

①第一产程密切观察产程进展，防止产程延长，保证产妇基本需要，避免产妇衰竭状态，必要时给予镇静剂以保证产妇的休息。②第二产程严格执行无菌技术；指导产妇正确使用腹压；适时适度做会阴侧切；胎头、胎肩娩出要慢，一般相隔 3 min 左右；胎肩娩出后立即肌注或静脉滴注缩宫素，以加强子宫收缩，减少出血。③第三产程正确处理胎盘娩出和测量出血量。胎盘未剥离前，不可过早牵拉脐带或按摩、挤压子宫，待胎盘剥离征象出现后，及时协助胎盘娩出，并仔细检查胎盘、胎膜是否完整。

3. 产褥期

①产后 2 h 内，产妇仍需留在产房接受监护，因为 80%的产后出血是发生在这一时间。密切观察产妇的子宫收缩、阴道出血及会阴伤口情况。定时测量产妇的生命体征。②督促产妇及时排空膀胱，以免影响宫缩致产后出血。③早吸吮，可刺激子宫收缩，减少阴道出血量。④对可能发生产后出血的高危产妇，注意保持静脉通道通畅，充分做好输血和急救的准备并做好产妇的保暖。

（四）护理措施

1. 协助医生针对原因执行止血措施

（1）宫缩乏力性出血

立即按摩子宫，同时注射宫缩剂。若按摩止血效果不理想，及时配合医师做好结扎髂内动脉、子宫动脉，必要时做好子宫次全切除术的术前准备。

（2）软产道裂伤造成的出血

及时准确地修补缝合，若为阴道血肿，在补充血容量的同时，切开血肿，清除血块，缝合止血。

（3）胎盘因素导致的大出血

根据不同情况处理，如胎盘剥离不全、滞留、粘连，可徒手剥离取出；胎盘部分残留，则需刮取胎盘组织，导尿后按摩宫底促使嵌顿的胎盘排除。

（4）凝血功能障碍者所致出血

若发现出血不凝，立即通知医生，同时取血做凝血试验及配血备用。并针对不同病因、疾病种类进行护理，如血小板减少症、再生障碍性贫血等患者应输新鲜血或成分输血，如发生弥散性血管内凝血应配合医师全力抢救。

2. *失血性休克的护理*

对失血过多尚未有休克征象者，应及早补充血容量；对失血多，甚至休克者应输血，以补充同等血量为原则；为患者提供安静的环境，保持平卧、吸氧、保暖；严密观察并详细记录患者的意识状态、皮肤颜色、血压、脉搏、呼吸及尿量；观察子宫收缩情况，有无压痛，恶露量、色、气味；观察会阴伤口情况及严格会阴护理；遵医嘱给予抗生素防治感染。

鼓励产妇进食营养丰富易消化饮食，多进富含铁、蛋白质、维生素的食物，如瘦肉、鸡蛋、牛奶、绿叶蔬菜、水果等，注意少食多餐。

3. *做好产妇及家属的心理护理和健康教育*

大量失血后，产妇抵抗力低下，体质虚弱，活动无耐力，生活自理有困难。医护人员应主动给予产妇关爱与关心，使其增加安全感，教会产妇一些放松的方法，鼓励产妇说出内心的感受，针对产妇的具体情况，有效地纠正贫血，增加体力，逐步增加活动量，以促进身体的康复过程。

出院时指导产妇怎样注意加强营养和活动，继续观察子宫复旧及恶露情况，明确产后复查的时间、目的和意义，使产妇能按时接受检查，以了解产妇的恢复情况，及时发现问题，调整产后指导方案，使产妇尽快恢复健康。

第四节　妊娠期疾病护理

一、过期妊娠

凡平时月经周期规律，妊娠达到或超过 42 周尚未分娩者称过期妊娠。

（一）病因及病理

1. 病因

过期妊娠可能与下列因素有关：①内源性前列腺素和雌二醇分泌不足而黄体酮水平增高，使得子宫不收缩，延迟分娩发动。②头盆不称时胎先露部对宫颈内口和子宫下段的刺激不强。③无脑儿畸胎又没有发生羊水过多时。④遗传因素。

2. 病理

①胎盘方面：过期妊娠的胎盘功能正常或出现功能减退，使物质交换与转运能力下降；羊水量减少或出现胎粪污染。②胎儿方面可能有成熟障碍或胎儿生长受限，小样儿，从而增加胎儿的危险性。

（二）治疗原则

应根据胎盘功能、胎儿大小、宫颈成熟度等综合分析，选择恰当的分娩方式。可以试产，但应放宽剖宫产指征。以下情况发生时应立即终止妊娠：宫颈条件成熟、胎儿体重≥4000g或胎儿宫内生长受限、12 h内胎动<10次或NST呈无反应型、OCT阳性或可疑、尿持续低E/C值、羊水过少或胎粪污染、并发重度先兆子痫或子痫。

（三）护理措施

1. 一般护理

指导孕妇积极休息，鼓励营养摄入。同时帮助孕妇核实预产期，并积极配合判断胎盘功能的检查和操作。

2. 观察病情

进入产程后，鼓励产妇左侧卧位，给予氧气吸入。产程中监护胎心变化，注意破膜时间和羊水的性状。羊水Ⅲ度污染者要求在胎肩娩出前吸净胎儿鼻、咽部黏液。

3. 配合治疗

对于宫颈条件成熟引产者，可在人工破膜后，发现羊水清亮时，采取密切监护下的经阴道分娩；若宫颈条件不成熟则促使宫颈成熟，若出现了胎盘功能减退征象或胎儿窘迫现象，应立即剖宫产结束分娩。积极做好各种手术操作的准备和抢救新生儿的准备工作。

4. 心理支持

了解并帮助孕妇和家属认识到胎儿的真实情况，使其以良好的心态接受分娩或剖宫产。

二、异位妊娠

（一）概念

正常妊娠时，受精卵着床于子宫体腔内膜。受精卵在子宫体腔外着床发育时，称为异位妊娠。在异位妊娠中，输卵管妊娠最为常见。

（二）临床表现

输卵管妊娠的临床表现与受精卵着床部位、有无流产、破裂以及出血量多少、时间长短等有关。

1. **症状**

（1）停经

多数患者会在停经 6~8 周后出现不规则阴道流血。

（2）腹痛

是就诊的主要症状，未发生流产或破裂前常为一侧下腹隐痛或酸感；流产或破裂时，常突感一侧下腹撕裂样疼痛，随后疼痛遍及全腹，甚至放射到肩部；当血液积聚于直肠子宫陷凹处，可出现肛门坠胀感。

（3）阴道流血

胚胎死亡后，常有不规则阴道流血，色暗红或深褐，一般不超过月经量。

（4）晕厥与休克

内出血的症状可能与阴道流血量不成比例。

2. **体征**

根据内出血情况，患者可呈贫血型。腹部检查：下腹压痛、反跳痛明显，出血较多时，叩诊有移动性浊音。

（三）治疗原则

以手术治疗为主，其次是药物治疗（可用化疗药物甲氨蝶呤）。

（四）护理措施

1. **接受手术治疗患者的护理**

护士在严密监测患者生命体征的同时，立即开放静脉，交叉配血，做好输血输液准备，以便配合医生积极纠正休克、补充血容量，并按急诊手术要求做好术前准备。

加强心理护理。护士术前简洁明了地向患者及家属讲明手术的必要性，并以亲切的态度和切实的行动赢得患者及家属的信任，保持周围环境安静、有序，减少和消除患者的紧张、恐惧心理，协助患者接受手术治疗方案。

2. **接受非手术治疗患者的护理**

护士密切观察患者生命体征，并重视患者的主诉，尤应注意阴道流血量与腹腔内出血量不成比例。护士应协助患者正确留取血标本，以监测治疗效果。

患者应卧床休息，避免腹部压力增大。护士需提供相应的生活护理。并指导患者摄取足够的营养。

3. **出院指导**

护士应教育患者保持良好的卫生习惯，勤洗浴、勤换衣，性伴侣稳定。发生盆腔炎后须立即彻底治疗，并告诫患者，下次妊娠要及时就医。

第七章 肿瘤患者常见症状的处理

第一节 肿瘤患者的疲乏及护理

一、定义

美国癌症综合网络把癌因性疲乏定义为一种身体、情感和（或）认知的疲劳，与癌症本身或癌症治疗相关，是癌症患者持续、痛苦的主观感受，与近期活动和对日常功能的干扰不成比例。这个定义强调了癌因性疲乏的主观性和干扰日常功能的特征，区别于健康人群经历的疲乏。癌症患者常常将自身的疲乏描述为疲倦、缺乏精力、不能集中注意力、虚弱、精疲力竭、没有生气及感到抑郁。

二、疲乏的机制和影响因素

（一）疲乏的机制

疲乏的基本机制主要包括外周性和中枢性。外周性疲乏发生于神经肌肉的连接处和肌肉组织，造成外周神经肌肉不能对中枢刺激产生正确的反应。外周性疲乏的机制包括缺乏ATP和代谢产物的堆积。中枢性疲乏是指启动或维持自主行为障碍，是由于中枢神经系统传导神经冲动失常引起的。目前关于疲乏机制的研究主要是针对正常人群或慢性患者群，如慢性疲乏综合征和风湿性关节炎，而对癌因性疲乏的机制研究有限，目前认为存在多种机制，如5-羟色胺失调、下丘脑-垂体-肾上腺素轴功能失调、生理周期紊乱、肌肉/ATP代谢障碍、迷走神经兴奋、细胞因子失调等。

（二）疲乏的影响因素

1. **癌症本身**

恶性肿瘤本身代谢产物的蓄积；癌症引起的疼痛；肿瘤与机体竞争营养物质或机体处于高代谢状态使机体对能量的需求增加，同时缺乏食欲、恶心、呕吐、腹泻等症状使机体对能量的摄入减少导致机体营养缺乏；瘤体迅速生长或感染、发热以及贫血、气短引起的有氧能量代谢障碍都可产生疲乏。

2. *癌症治疗*

疲乏常伴随手术、放疗、化疗、生物治疗而发生。疲乏的形式随着患者接受治疗类型的不同而改变。肿瘤患者通常接受不止一种类型的治疗，所以经历的疲乏也不止一种，且这些疲乏可以相互重叠。

(1) 手术

恶性肿瘤患者术后往往感到极度疲乏，大多患者要术后1个月才能恢复到术前的精力水平，有些人需要3个月甚至于6个月以上。另外，疲乏的发生与手术类型有关，例如接受乳房根治术的乳腺癌患者比保乳术的患者明显感到疲乏，这可能是由手术范围及手术对患者身心影响所致。

(2) 化疗

化疗后疲乏与贫血或细胞破坏后终末产物积累有关。有潜在神经毒性的细胞因子可通过中枢机制引起患者疲乏；肿瘤坏死因子（TNF）可使骨骼肌蛋白的贮存减少，从而使患者在进行日常活动时额外需要大量的能量使肌肉产生足够的收缩力，继而产生严重的疲乏感。患者通常在接受化疗的最初几日普遍感到疲乏，在下一个疗程前又逐渐好转，此为“山峰和山谷”型疲乏。疲乏的进程与不同的化疗方案有关。进行多柔比星化疗者，疲乏直线上升；进行环磷酰胺+甲氨蝶呤+氟尿嘧啶（CMF）化疗者疲乏上升较缓和，在最后疗程中有明显下降，但在化疗结束4周后，疲乏再次明显出现，这可能与CMF在体内的代谢有关。

(3) 放疗

虽然放疗是一种局部治疗，但放疗性疲乏的发生率相当高，其发生与疲乏放射物在体内的积累量有关，放疗性疲乏的严重程度与放疗持续时间、测量疲乏时与上次放疗间隔时间有关。

(4) 生物治疗

进行生物治疗时患者普遍主诉严重的疲乏感，这与患者接触外源性或内源性细胞因子，如干扰素、白细胞介素有关。这种疲乏通常是一组类似流感症候群的症状，包括疲乏、发热、寒战、肌痛和头痛等不适症状。

3. *心理社会因素*

由癌症所致的心理反应如焦虑、抑郁、忧伤、失眠、失落感体验都会导致患者消耗精力并感到疲乏；同时社会和环境因素，例如是否获得社会支持、是否感受到生活的价值等也与患者是否出现疲乏感有关，患者的性别、教育水平、职业、家居与疲乏的程度存在一定的关系。

三、临床特征

疲乏是一种由客观刺激引起的主观感受，其主体是生物体。疲乏有两层特征。①主观感受，以体力、精力降低为特征，有三方面的感受，一为躯体感受：虚弱、异常疲乏，不能完成原先胜任的工作；二为情感疲乏：缺乏激情、情绪低落、精力不足；三为认知感受：注意力不能集中，缺乏清晰思维。②客观表现，客观上体力与精力的降低。

与一般性疲乏相比，癌因性疲乏的特点是：①起病快；②程度重；③能量消耗大；④持续时间长；⑤不可预知；⑥通常不能通过休息或睡眠缓解。

四、护理

癌因性疲乏被认为是肿瘤患者持续时间最长的伴随症状，而且是维持正常生活（如工作、社交、家务劳动）的一大障碍，因此加强对此类患者的护理有助于提高患者的自理能力及生活质量。

（一）帮助患者正确认识癌因性疲乏

患者对癌因性疲乏的理解往往基于他们过去对疲乏的经历，因此常常会对疲乏缺乏足够的心理准备。建立对癌因性疲乏正确的理解能够促进患者更好地应对此症状，故在易导致疲乏的治疗前护士应提供患者有关癌因性疲乏的有关信息，例如癌因性疲乏的生理感受（疲乏的感觉，与疼痛、恶心呕吐等其他生理症状的关系）、时间规律（疲乏何时开始、持续多久、何时最严重等）、环境特征（活动、休息和睡眠、饮食和集中注意力的方法等）、疲乏产生的原因（如过多的活动或过多的休息），要让患者知道癌因性疲乏不同于他们以往所经历的疲乏，不同于由于运动、缺少睡眠或者因为流行性感冒而导致的疲乏。只有事先给予患者正确且充分的教育干预，才能加强患者对健康照护的调整能力，并保持自己的应对信心。

（二）提高睡眠质量

生物节律在维持生理功能、社会功能和生活质量方面有重要作用。生物节律紊乱则导致患者疲乏、缺乏食欲、情绪低落。困扰癌症患者的往往是睡眠的质量而非睡眠的时间的长短。对于睡眠障碍的患者，全面分析原因，为患者提供一个良好的睡眠环境，消除精神因素对睡眠的影响。患者需养成良好的作息习惯，避免白天长时间的睡眠，采用临睡前用热水泡脚、喝热牛乳，听轻音乐，或指导患者做呼吸控制、自我催眠法、放松疗法，促进睡眠，提高睡眠质量。

（三）鼓励适当的有氧运动

癌症患者常持有一种错误观点，认为在疲乏时应少活动、绝对静养。研究显示，在化疗期间活动与疲乏呈负相关，化疗患者应每日进行有规律的、低强度的体育锻炼，锻炼时间越长，化疗相关疲劳就越低，故过多的休息并不有利于疲乏的缓解。有氧运动可刺激垂体腺内啡肽，β 内啡肽不仅能提高中枢神经系统的反应能力，而且能提高机体对强刺激的耐受力，同时它还是最好的生理镇静剂。同时，运动时机体神经系统产生微电刺激，这种刺激能缓解肌肉紧张和精神抑郁，而且能使大脑皮质放松，减轻心理紧张。体力活动可提高患者自控、自立的能力，也使自我评价更加客观，这会增强他们的自信心，使他们具备更好的社会活动能力，减少焦虑及恐惧，因此活动是缓解疲乏的有益可行的方法。

有氧运动可包括步行、做操、打太极拳、上下楼梯、骑自行车等。护士在进行此项干预时，要结合患者的实际情况，对活动的内容、强度、持续时间和频率加以限定，具体方式因人而异，注意协调活动和休息，教会患者通过对运动时脉搏、心率的自我监测来调节活动量，维持生物节律的平衡。

（四）合理的营养摄入

合理的营养摄入对消除疲乏感、恢复体力非常重要。癌症及其治疗影响食物摄入，因此，应监测患者的体重和水、电解质的平衡。按照少量多餐的原则指导患者摄取营养价值高、易咀嚼和吞咽、易消化的食物。蛋白质能够构建和修补人体组织，所以富含蛋白质的食物，如禽蛋、肉类、鱼类、虾、大豆、牛乳、花生等对于维持体力、缓解疲乏有重要作用；含铁质丰富的食物，如蛋黄、糙米、强化面类和谷类制品、精肉和禽肉以及动物肝脏等有助于改善贫血；维生素 C 能够促进铁质的吸收，所以应多食富含维生素 C 的瓜果，如柑橘、香蕉、梨、桃、瓜类；同时还需多食各种蔬菜，如卷心菜、番茄、香菇、胡萝卜、菠菜；另外每日需要摄入 8 杯左右的水以保证身体的需要。必要时采取完全胃肠外营养以维持最佳营养状态。

（五）提供心理社会支持

疲乏、焦虑和抑郁常同时发生，护理人员要灵活运用沟通技巧，了解患者心理状态和个性心理特征，鼓励他们积极寻求帮助，倾听他们的苦恼，为患者提供更多的情感和精神支持，可有助于减轻他们的疲乏症状。具体措施有宣传疾病防治知识，介绍成功病例，鼓励患者参加抗癌俱乐部，与病友互谈抗癌体会，促进他们之间交流、接纳和关爱。另外还可鼓励患者从事适当的家务劳动和社会工作，可分散其注意力并增强自我照护的信心。同时指导亲属给予患者温情关怀，激发其生存欲望和对亲人的眷恋，振奋精神。对于有较重抑郁、焦虑的患者可采用冥想、放松疗法等心理行为干预，帮助患者调整心态，改善疲乏症状。

第二节　肿瘤患者的疼痛及护理

一、疼痛的定义

国际疼痛研究协会（IASP）对疼痛所下的定义是“疼痛（pain）是一种与组织损伤或潜在的组织损伤相关的不愉快的主观感觉和情感体验。疼痛既是一种生理感觉，又是对这一感觉的一种情感反应”。疼痛首先具有损伤报警的积极意义，让个体知道机体正在受到伤害；另一方面，疼痛剧烈持久，成为一种痛苦的折磨，严重影响生活质量，甚至使人痛不欲生。癌性疼痛是指与癌症相关的疼痛，是由于癌症本身或其诊断和治疗所引发的疼痛。

二、癌性疼痛的病理生理学机制和原因

疼痛的病理生理学机制主要有两种：伤害感受性和神经病理性。伤害感受性疼痛是由躯体和内脏结构遭受伤害并最终激活伤害感受器所引起的。伤害感受器分布于皮肤、内脏、肌肉和结缔组织中。伤害感受性疼痛可进一步分为躯体痛和内脏痛。躯体伤害感受性疼痛通常能精确定位，常由手术或骨转移引起。内脏伤害感受性疼痛常更加弥散，由于胸腹部内脏器官受到挤压、侵犯或牵拉后产生。神经病理性疼痛是由外周或中枢神经系统遭受伤害导致的。

（一）癌症浸润和压迫引起的疼痛

占70%~80%。癌组织直接压迫神经和临近组织，引起周围组织的缺血、坏死；癌细胞浸润到淋巴组织产生炎症和化学致痛物质如组胺、5-羟色胺、缓激肽和前列腺素等；癌细胞转移到骨组织可导致骨痛；侵入内脏和血管引起脏器梗阻、血管闭塞和组织水肿；刺激和牵拉胸膜壁、血管壁和内脏包膜也可导致疼痛。

（二）癌症诊断治疗所致疼痛

占10%~20%。诊断淋巴瘤需要进行肿大淋巴结的穿刺活检，诊断结肠癌需要进行纤维结肠镜检查，这些有创性诊断性检查均可带来组织损伤和疼痛。手术带来的疼痛，包括根治性胃大部切除术治疗胃癌所致的急性创伤疼痛和开胸手术中损伤肋间神经后带来的持续性疼痛等；放疗后局部组织纤维化所引起的神经压迫性疼痛；化疗性静脉炎和化疗药液渗漏至血管外产生的组织坏死、溃烂损伤所致的疼痛。

（三）与癌症相关的疼痛

占10%。如肿瘤副综合征、营养不良所致压疮部位疼痛、肠梗阻所致腹部疼痛。

三、癌性疼痛的类型

（一）根据神经解剖学及神经生理学中的痛觉通路分类

1. 躯体痛

皮肤或深层组织的伤害感受器被激活后可产生躯体痛，其特点是钝痛或锐痛，能明确定位，如癌转移引发的骨痛、手术后的伤口痛属于此种类型。

2. 内脏痛

胸部、腹部、骨盆的伤害感受器因肿瘤的浸润、压迫、扩张、牵拉而被活化引发的疼痛称为内脏痛。常发生于肿瘤腹膜内转移及胰腺癌，定位较模糊，常被描述成深层的挤压痛。

3. 神经痛

常因肿瘤压迫、浸润损伤了周围神经或中枢神经系统，或因化学物质损伤了周围神经，或因外科手术、放疗、化疗等损伤脊髓而发生的疼痛。

（二）根据疼痛时间持续长短分类

1. 急性疼痛

是指新近出现的疼痛行为和焦虑状态，如呻吟和痛苦表情，还可伴有盗汗、高血压和心动过速等交感神经兴奋的表现，常与癌症的创伤性诊断和治疗有关。

2. 慢性疼痛

是指超过急性疾病或创伤的自然恢复过程的疼痛持续状态，通常持续3个月以上，多为肿瘤直接浸润或压迫所致，常在不知不觉中发生。因肿瘤的增长而加剧，随着持续时间延长，疼痛行为及交感神经兴奋表现渐渐消失，而代之以情感障碍如沮丧、抑郁，并伴有疲乏和睡眠障碍。

根据引起急慢性疼痛的不同原因，还可将癌性疼痛患者分类，虽然这些分类具有一定的灵活性，但是它们对于癌性疼痛特异性治疗方法的讨论是一个有益的开端。

四、癌痛患者的护理

（一）镇痛药物治疗的护理

护理人员应正确执行给药医嘱，了解患者的疼痛强度和动态，选择最适合患者的止痛药物种类及给药途径，了解止痛剂的有效止痛剂量及使用时间，并正确辨认、预防和处理副作用。

1. 患者自控镇痛给药泵（PCA）

可通过静脉、硬膜外腔、皮下等途径注药，使用前由专人预先设定维持剂量、单次剂量和锁定时间。和传统的肌内注射相比，PCA 的维持剂量能维持有效血药浓度，保持稳定的药物镇痛作用，减少药物的副作用；单次剂量是指患者感觉疼痛时自己按压启动键，可追加一个单次剂量，达到不同患者、不同时刻、不同疼痛强度的不同镇痛要求的特点；锁定时间是指在设定时间内，无论按多少次按钮，只确认一次指令的药液输出，以防止用药过量。PCA 主要组成部分为：注药泵、自动控制装置、输注管道和防止反流的活瓣。常用的 PCA 有 2 种类型，分为微电脑控制型和可丢弃型。

2. 透皮给药

是一种简单便利的持续给药方法。使用的透皮贴剂如多瑞吉（durogesic）具有 5 层结构：背膜、药物存储器、限速膜、黏附层和保护层。揭掉保护层将黏附层贴于皮肤表面，允许药物自由通过；限速膜决定着药物向皮肤渗透的速率；药物存储器储存供 72 h 持续释放的药物；背膜的作用主要是防止药物的无效释放。透皮给药系统本身对药物有严格要求，芬太尼具有低分子量、高脂溶性、高效性和无局部刺激的理化特性，使芬太尼成为透皮贴剂的理想选择，它是目前唯一的阿片类透皮贴剂。药物的释放量与透皮贴剂的表面积呈正比，与口服给药途径相比，其作用时间长，可避免肝脏的首关效应，生物利用度高，毒副作用小，尤其是血药浓度稳定，不易引起呼吸抑制以及欣快或成瘾；与胃肠外给药途径相比，芬太尼属无创性，无需设备，费用较低，在家中或医院中使用，无须医护人员监护，容易被患者接受。有 4 种规格，即 10 cm、20 cm、30 cm 和 40 cm，能提供 4 种不同的释放速度，分别为 25μg/h、50μg/h、75μg/h 和 100μg/h，首次使用 100μg 后 12~24 h，血清芬太尼浓度达到相对稳态，24~72 h 维持在血清峰浓度，可保证镇痛的基本要求。72 h 更换 1 次贴剂。

（二）药物副作用的预防和处理

恶心、呕吐发生率很高，主要由阿片类药引起，重者可使 PCA 难以继续。可采用小剂量氟哌利多或昂丹司琼进行预防，如仍未改善可增加地塞米松或更替阿片类药物。

尿潴留较多见，好发于老年男性患者，除由阿片类药引起外，腰骶部硬膜外局麻药也可引起。尿潴留时可采用局部按摩、针灸处理，必要时导尿，注意预防感染。老年患者硬膜外 PCA 局麻药时，浓度不可过高。

皮肤瘙痒较多见，主要由吗啡引起，其发生属剂量依赖型，即剂量越大，发生率越高。轻度瘙痒者可用抗组胺药治疗；重者需减量或停药，或更换其他镇痛药物；或考虑持续滴注纳洛酮。

下肢无力、活动受限由腰段 PCA 局麻药引起。实验动物表明，椎管内布比卡因能显著增强小剂量吗啡的镇痛作用，延长其镇痛时间，因此在硬膜外 PCA 时，一般均复合应用局麻药布比卡因，常用浓度为 0.125%~0.25%。另有实验报告认为长期应用局麻药可引起严重致命的神经毒，与剂量和持续时间有关。但多数动物毒性实验和人体尸检报告，临床上小剂量布比卡因鞘内长期应用证实是安全的。尽管如此，硬膜外 PCA 局麻药时，应重视试验量的反应，避免特异敏感者，长期应用者应特别注意观察神经毒性反应。

嗜睡是麻醉性镇痛药物的常见副作用。这类镇痛药会导致患者意识清醒程度的降低，虽然表现为嗜睡，但容易被唤醒，一旦清醒后无定向障碍，并随着药物使用时间延长，嗜睡症状会改善。若出现令患者无法接受的嗜睡程度，应改变麻醉性镇痛药的剂量，若镇痛效果满意应逐渐减少阿片类药物的应用。

便秘是使用吗啡控制疼痛的患者中较常见的副作用，约占 40%，因此多数患者须每日服用促进排泄药物如番泻叶等中药促排便；此外每日摄取一定量的水果、果汁和其他膳食纤维；增加水分的摄入；如果有条件每日至少 2 次的规律性运动有助于改善便秘；如果便秘仍然持续存在时，在排除肠梗阻情况下酌情选择生理盐水灌肠和胃动力药。

过度镇静和呼吸抑制多由阿片类药引起，不论何种途径均可能发生，特别易在基础输注剂量较大者的晚间睡眠时发生，表现特点是镇静过度甚至呼吸频率降低。避免呼吸抑制，重点应在于预防。注意个体差异性，设定恰当的 PCA 参数，尤其是基础输注剂量要从小剂量开始；可以增加给药频率，减少每次用量，降低药物峰浓度，调整剂量的增幅范围以 30%左右为宜。一旦发生呼吸抑制，立即终止阿片类药，吸氧，并用纳洛酮对抗。但应注意，经纳洛酮对抗后，呼吸抑制可消失，同时疼痛会明显加重，处理上有一定的困难。因此，重点在于预防。

躯体依赖性是指一种发生在突然停药或使用药物拮抗剂时出现的停药反应（戒断综合征）。在阿片类药物治疗需停止时，只要逐渐减小药量（每日10%~25%）并且不使用拮抗剂，就可避免出现躯体依赖性；耐受性是指服用药物一段时间后，需增加药量才能达到过去的药效。当耐受性导致疼痛增加时，通过增加药量来缓解疼痛是安全有效的；成瘾性是一种复杂的精神行为性综合征，其特征是无法抗拒的、因非医疗目的而使用某种药物，而不顾生理上和（或）心理上的危害。躯体依赖性和耐受性是阿片类止痛药物治疗中的正常生理反应，“成瘾性”是一种行为综合征，以精神依赖性和异常的药物相关行为为特征。成瘾者因非医疗目的强制地使用药物，而不顾药物的有害作用；成瘾者可能会有躯体依赖性或耐受性。不能仅仅因为慢性疼痛患者使用阿片类止痛药就把他们当作成瘾者。研究表明，阿片类药物的医疗应用很少引发精神依赖性，“成瘾性”几乎不发生在疼痛患者中，包括癌症患者。

（三）疼痛的综合护理措施

1. 建立相互信任的护患关系

运用同理心认同患者陈述的疼痛。以倾听、陪伴、触摸来提供精神支持，并鼓励患者表达疼痛，接受患者对疼痛的感受及反应，与患者共同讨论疼痛控制的目标，指导患者正确使用PCA。

2. 观察并记录疼痛的特征

包括疼痛的部位、发作的方式、程度、性质、开始时间、持续时间，及其他的症状困扰。

3. 减少疼痛刺激

提供睡眠、沐浴和行走等支持；注意身体疼痛部位的支撑如垫好软枕保持舒适的体位；正确的移动可预防不当姿势所造成肌肉、韧带或关节牵扯引起的疼痛；学会节约生命能量，放慢活动步调。

4. 提高患者痛阈

首先鼓励患者讲述与其肿瘤有关的事情，如肿瘤最初是怎样被发现的，如何被诊断出来的，是谁告知了他们诊断，当时的感觉是怎样的，疼痛是如何出现的，疼痛加重或好转的因素有哪些，疼痛是如何影响器官功能的，疼痛的严重性如何，治疗是如何有助于缓解疼痛或治疗是如何没有能够缓解疼痛等。这种描述性的做法有自我愈合和降低压力的内在潜力。其次，通过减轻病理性的焦虑和抑郁的方法提高疼痛的阈值，需使用抗焦虑药和抗抑郁药。

5. 预防疼痛发生

可预期的疼痛，发生前先执行疼痛缓解方法。如手术后患者深呼吸、咳嗽或下床活动时，可按压伤口以防牵拉引起伤口疼痛。

6. 社会-心理支持

根据成人癌痛 NCCN 指南在心理社会支持方面要求做到以下几点：告知患者和家属对疼痛的情绪反应是正常的，而且这将作为疼痛评估和治疗的一部分；对患者和家属提供情感支持，让他们认识到疼痛时需要表达出来；需要时帮助患者获得治疗；表明医务人员将与患者及其家属共同处理疼痛问题；讲解采用镇痛措施及与其出现疗效的时间；承诺会一直关注患者直至疼痛得到较好缓解；重申对患者采取的镇痛措施有哪些；告知患者和家属有可行的方法来控制疼痛等症状；评估对家属和其他重要相关人员的影响，必要时提供宣教和支持。

7. 指导患者及家属有关减轻疼痛的其他方法

运用皮肤刺激法：给予皮肤表面各种感知觉刺激，如按摩、加压、冷敷、热敷、按摩穴位、针灸、电极刺激器。一般认为痛觉是由 Aδ（有髓）和 C（无髓）纤维传导的，有些器官还有 Aβ 纤维的参与。Aδ 纤维传导速度快，兴奋阈较低，主要传导快痛；C 纤维传导速度较慢，兴奋阈较高，主要传导慢痛。皮肤刺激法通过刺激 C 纤维，抑制 Aδ 纤维，促使血流增加、肌肉松弛。

运用情境处理法：经由患者自我控制或经由暗示性的情境来分散对疼痛的注意力，或减少焦虑、紧张、压力等心理因素对身体所造成的影响。其方法包括：松弛技巧、自我暗示法、呼吸控制法、音乐疗法、注意力分散法、引导想象法。

8. 患者与家属的药物相关知识宣教

根据成人癌痛 NCCN 指南，鼓励医务人员向患者和家属进行详尽的宣教，了解患者和家属的文化程度以确保其理解宣教内容；向患者和家属传达系列相关信息，如疼痛可以缓解；忍受疼痛没有益处；与医务人员交流很重要；一些药物无效还有其他药物可选择；吗啡类镇痛药应有医生处方，不要擅自调整剂量和频率；这类药物在家庭中应妥善保管；列出所服药品的剂量、用途、如何使用和何时使用、不良反应和应对策略如电话咨询和建议就诊。

第三节 肿瘤患者的心理抑郁及护理

一、抑郁的定义和特征

抑郁是心境障碍之一，以持久的心境低落为主要特征，表现为情绪低落、悲伤失望、思维迟缓、生活及工作能力减退等症状。

（一）抑郁心境

抑郁心境程度不同，可从轻度心境不佳到忧伤、悲观、绝望。患者感到心情沉重，生活没意思，高兴不起来，郁郁寡欢，度日如年。有些患者也可出现焦虑、易激动、紧张不安。

（二）丧失兴趣

丧失兴趣是抑郁患者常见症状之一。丧失既往生活、工作的热忱和乐趣，对任何事都兴趣索然。对既往爱好不屑一顾，疏远亲友，回避社交。患者常主诉“没有兴趣了”“高兴不起来了”。

（三）精力丧失，疲乏无力

洗漱、穿衣等生活小事困难费劲，力不从心。患者常用“精神崩溃”“泄气的皮球”来描述

（四）自我评价过低

患者往往过分贬低自己的能力，以批判、消极和否定的态度看待自己的现在、过去和将来，这也不行，那也不对，把自己说得一无是处，前途一片黑暗。强烈的自责、内疚、无用感、无价值感、无助感，严重时可出现自罪、疑病观念。

（五）消极悲观

内心十分痛苦、悲观、绝望，感到生活是负担，不值得留恋，自己是家人的累赘，以死求解脱，可产生强烈的自杀念头和行为。

（六）躯体或生物学症状

抑郁患者常有食欲减退、体重减轻、睡眠障碍、性功能低下和心境昼夜波动明显等生物学症状，但并非每例都出现。

1. **食欲减退、体重减轻**

多数患者都有食欲不振、胃纳差症状，美味佳肴不再具有诱惑力，患者不思茶饭或食之无味，常伴有体重减轻。

2. **性功能减退**

疾病早期即可出现性欲减低，男性可能出现阳痿，女患者有性快感缺失。

3. **睡眠障碍**

典型的睡眠障碍是早醒，比平时早 2~3 h，醒后不复入睡，陷入悲哀气氛中。

4. **昼夜变化**

患者心境有昼重夜轻的变化。清晨或上午陷入心境低潮，下午或傍晚渐渐好转，能进行简短交谈和进餐。昼夜变化发生率约 50%。

抑郁患者甚至会出现疼痛、心悸、视力模糊、口腔干燥、头痛和恶心等症状。一般而言，抑郁患者常将重心集中在生活的消极一面。

二、癌症与抑郁共病的发病机制

约 25%的肿瘤患者存在或逐步发生抑郁，是因为许多可引发抑郁的因素没有得到处理，包括疲劳、厌食、体重下降和失眠等未得到适时的治疗。研究证明，抑郁障碍有其特征性的生物学改变，即抑郁障碍具有独特的病理生理机制，不是简单的情感问题，而在癌症伴发抑郁障碍的患者中也发现抑郁障碍特有的生物学改变。因此，国内外提倡用“共病”来描述癌症与抑郁障碍的关系。“共病”这一概念是 20 世纪 70 年代提出的，用来描述两种同时存在的疾病。具体的定义为：在患者患有一种疾病的过程中，同时存在或者又发生另一种疾病。从共病的定义可以看出两种共病的疾病之间可以仅仅是同时发生而彼此之间无关联，也可以是存在生物学或心理学方面联系。

癌症与抑郁之间相互联系、相互影响。两者之间相互作用、影响的机制主要包括以下几种。

（一）神经心理免疫学

在抗肿瘤免疫中，细胞免疫起着主要作用。一些研究证实抑郁可致免疫功能下降。同时，在癌症抑郁障碍共病的患者中，发现免疫功能有不同程度的下降，CD^{3+}、CD^{4+}细胞，CD^{4+}/CD^{8+}比值，免疫球蛋白及NK细胞均不同程度降低，而使用抗抑郁治疗后，有所改善。国内外的研究结果发现，抑郁障碍可能通过影响患者的免疫功能从而影响癌症的发生及发展。

在应激抑郁时内分泌系统也参与对免疫功能的调节。研究发现下丘脑、垂体可控制应激反应，并对糖皮质激素的释放产生影响，而糖皮质激素能从多个环节抑制机体的免疫功能，包括诱导T、B淋巴细胞溶解，抑制抗体及干扰素、白介素-2等细胞因子的产生。应激抑郁等心理因素可能造成机体的免疫内分泌功能紊乱，使机体免疫监视及抗肿瘤免疫功能降低，从而对肿瘤的发生发展产生影响。

（二）心理应激

随着生物-心理-社会医学模式的建立，在探讨癌症抑郁障碍的发病原因时，心理社会因素的作用不容忽视。癌症患者有其独特的心理特征，他们在认知及情绪上表现为无助、失望、悲伤、紧张；在社会适应上对婚姻、家庭、工作等关系都有影响；同时，癌症的治疗也会带来负性的心理反应。因此患有癌症是一种很强的心理应激，可导致抑郁障碍。认知是外界应激引起抑郁发生的中介之一。Beck的情绪障碍认知模式认为“每种神经症障碍多有特定的认知内容”，针对Beck这一模式国内也有一些研究加以印证，并得出结论认为“社会行为后果性”想法是抑郁和焦虑共有的特点。运用认知模式的研究结果，可以解释癌症患者抑郁障碍发病的心理原因。对癌症的恐惧，以及对癌症影响家庭、社会关系的担忧，这些对于患者不仅是生理上，同时也是心理上的应激。这样的双重应激使癌症与抑郁障碍共病的发生比例增大。

（三）其他机制

在近年的研究中，还发现癌症与抑郁障碍相互影响、作用的机制可能还涉及褪黑素机制、视黄醛核受体机制、与肿瘤血管生成有关的细胞因子机制以及DNA损伤及修复机制等。

对于癌症与抑郁障碍相互影响、作用的机制，是研究癌症抑郁共病的一个重要领域。过去对心理社会方面的研究较多，随着科学的发展，现在已更加趋向从生物学分子水平对两者相互影响、作用的机制进行探讨。

三、影响恶性肿瘤患者抑郁的因素

影响肿瘤患者产生抑郁的相关因素很多，包括一般因素、与癌症疾病和治疗相关的因素、社会心理因素等。

（一）一般因素

1. 性别

近年来，许多学者对抑郁症的性别差异进行了大量的研究，认为女性抑郁多于男性。并已肯定雌激素水平下降易使妇女产生抑郁，而激素替代疗法已证实可协助患者减轻抑郁。

2. 年龄

有研究认为，因为老年患者的心理承受能力较好，对涉及癌症的治疗问题显得较为乐观，但多数资料显示，肿瘤患者抑郁与年龄无关。

3. 婚姻

越来越多的研究显示，婚姻质量与抑郁之间存在着明显的关联，抑郁患者和配偶间常充满冲突和气愤，且已婚女性患抑郁症的危险性较高。在一般人群中，离婚和分居者易发生抑郁，而肿瘤患者抑郁与婚姻状态关系不大。

4. 经济状况

癌症患者一般有较重的经济负担。研究也证实，癌症患者的经济收入越低，其抑郁发生率越高。而随着经济收入的增加，Zung 量表的分值也逐渐降低。

5. 职业

国内大样本研究发现，各职业癌症患者中抑郁发生率有显著差别，其中抑郁发生率最高为农民，这可能与农民对癌症了解少、较恐惧，以及经济负担较重有关。

6. 教育程度

研究指出，不同教育程度的癌症患者抑郁发生率不同。有研究表明，受教育程度越高的癌症患者，Zung 量表的分值越低，这可能与受教育程度高者对疾病有较为正确的理解，能更好地面对癌症，以及这类患者一般有较为稳定的收入有关。

（二）与癌症疾病和治疗有关的因素

1. 癌症的部位

不同部位肿瘤患者的抑郁状态不同。各种癌症中乳腺癌患者的抑郁程度最高，与女性第二性器官的完整性受到损害有关；患淋巴系统恶性肿瘤患者与情绪应激水平相关程度最低；而患头颈部癌患者的相关程度高，与癌症导致的呼吸、进食和构音障碍等有关。

2. 疼痛

慢性疼痛患者的抑郁是长期遭受疼痛及其对生活的限制造成的。疼痛构成了一个重要的躯体和心理上的应激源，可能诱发或加重精神痛苦。国内研究表明，癌症疼痛患者的抑郁程度显著高于非疼痛的患者。

3. 外科治疗

研究观察到已行结肠造瘘术或端一端吻合术的肠癌患者中23%出现中度的心理障碍，特别是抑郁，而外科保守治疗者的发生率仅2%，可见，结肠造瘘术是引起心理问题的症结所在，而非癌症的本身。

4. 化疗

肿瘤患者化疗组比手术组抑郁程度高，主要原因可能是化疗是一种特殊的应激，患者并不能感受到化疗的直接效果，但化疗药物本身的不良反应，使患者体会到疾病的存在，常常担心复发，影响到患者的生活质量，经过治疗后复发的患者更加感到绝望。

5. 放疗

患者一旦得知将接受放疗，多数患者会以为自己的病已发展到晚期，由此产生中度或重度的心理障碍，放疗后特殊的疲乏感成为使心理问题持续存在的因素。与部分化疗相比，放疗所致的心理反应的后果较轻，持续时间较短。

（三）社会心理学因素

1. 人格

多数研究证实神经质与日后发生抑郁有关。

2. 自我评价

人们充分注意到一般人群中，自我评价低者容易产生抑郁。但部分文献显示肿瘤患者抑郁与患者的自我评价无关。

3. 既往精神病史

严重的应激会使曾有抑郁症病史者旧病复燃，多数针对肿瘤患者的同类研究结果也相同。

4. 经济因素

癌症是一种病程较长、治疗手段复杂、治疗费用昂贵的疾病，患者的经济负担一般比较重，经济状况的变化必然导致患者心理状态的变化。

5. **社会支持**

在对肿瘤患者的研究表明，社会支持虽不能改善患者躯体症状，但能明显改善肿瘤患者的心理状态，同时家庭外源性支持对肿瘤患者心身状况的影响大于家庭内源性支持，这说明与周围保持密切联系，增加家庭外源性支持更有利于肿瘤患者的心身康复，护士可成为患者社会支持的重要来源。

6. **心理防御机制和心理应对**

研究认为，不同的应对方式可降低或增加应激反应水平，而同一应对方式在某一事件中可减轻应激反应，在另一事件中也可能反而增加应激反应。

四、抑郁患者的护理

（一）全面评估患者情况

在患者入院后应全面收集资料评估患者的情况，包括患者的日常生活习惯、患者的不适症状、家庭经济条件和社会支持系统，及时发现抑郁症状。护士尤其应关注患者情绪反应，注意观察患者有无抑郁的特殊症状，如愉快感丧失、无用感、失望感、自觉感、自杀倾向感等。针对患者的具体情况，制定系统有效的干预措施，做好患者的整体护理。

（二）建立良好的护患关系

护士在护理肿瘤患者的过程中，要善于与患者沟通，建立信任的护患关系，生活上给予更多的关心和爱护，积极主动与患者交谈，耐心解答患者提出的问题，经常给予鼓励与支持。告知患者有关的抑郁症状，使他们在出现症状时，愿意及早向护士倾诉，患者会更相信护士讲解的药物治疗知识，如抗抑郁药的作用机制、不良反应及注意事项等，可提高患者对抗抑郁药物治疗的依从性。

（三）缓解疼痛，改善躯体症状

按 WHO 制定的三阶梯止痛疗法，合理有效地控制患者的疼痛。

（四）持续的情感支持

调查表明，患者的社会支持主要源于其亲属，家属的态度和行为是治疗患者的重要影响因素之一。处于良好的家庭环境中受到良好照顾的患者，抑郁症状较轻，要充分发挥和利用家庭支持以及朋友、同事、社会团体等其他社会支持的作用，给予患者情感上的支持和照顾，使患者心理上得到安慰，从而积极地配合治疗和护理。医护人员的言行对患者的心理症状影响也很大。其中最能清楚地掌握肿瘤患者心理变化的是护士，因此护士应及时敏锐地察觉患者的心理症状，并向医生报告，以便早诊断、早治疗。

（五）心理治疗

对肿瘤患者的心理治疗仍是探索发展中的临床治疗手段，它包括个体心理治疗、小组心理治疗、心理分析、意念引导、教育诱导、放松训练及成组互助等多种方法，帮助患者重新认识自己的价值，纠正错误观念，调整未来生活目标。应用认知行为技术，对抑郁症患者进行评估和治疗，护士及其他专业人员可用实际的、积极的观点帮助患者重新建立新环境，并改变降低他们生活质量的消极感觉，接受新的挑战和适应修整的计划。对于抑郁症患者最有效的认知行为疗法是分散注意力、心理健康教育和影像演示，这些技术可在常规护理中应用。

1. 分散注意力

能减弱反复的消极思维模式，并避免反弹，把注意力从紧张的环境中转移到其他更平静的刺激中。冥想可使愉快的幻想置于清醒的意识之中，使思维高开导致抑郁的消极想法，使令人愉快的幻想达到最大限度。音乐对于不能谈话或不想谈话者是一项重要的分散精力的措施。研究表明，令人愉快的音乐可使大脑血流量增加，这是改善情绪状态的一种反应。

2. 影像演示

可为患者勾画出令人愉快的事情，以用于患者产生环境危机时解除紧张压力的束缚。

3. 心理教育

是减少抑郁危险的一个重要因素，在指导患者适应疗法过程中可常规使用。按活动计划组织患者从事愉快的、有建设性的活动，如编织、散步等，可给被焦虑不安和自卑感困扰的患者提供最大的乐趣。

（六）建立完善的社会保障体系，减轻患者的经济负担

肿瘤患者一方面承受着疾病的痛苦，另一方面还要承受过重的经济负担，所以建立完善的社会保障体系是非常必要的。同时在临床工作中，医务人员应选择适宜的诊疗方案，尽可能地节约开支，以避免因经济负担过重而促使患者产生抑郁等不良心理反应，从而影响患者的康复及生活质量。

抑郁状态对肿瘤的全程包括发生、发展、死亡和转归均有不容忽视的影响，特别对肿

瘤患者的治疗和康复意义重大。而目前的状况是，大多数肿瘤患者的抑郁状态未能被及时识别和有效治疗，正在遭受不必要的痛苦。抑郁可使肿瘤患者的长期生存率降低。对符合诊断标准的抑郁症有绝对的治疗指征，不应被视为对肿瘤的自然反应，即使肿瘤已无希望治愈，其合并的抑郁症仍然需要积极治疗。因此，识别和治疗肿瘤患者的抑郁症已成为医护人员面临的迫切任务。让肿瘤患者有一个健康正常的心理同样非常重要。

第四节　肿瘤患者的口腔黏膜炎及护理

一、定义

口腔黏膜炎（oral mucositis）是指口腔黏膜上皮组织的一类炎症和溃疡性反应，表现为口腔黏膜的感觉异常、多发红斑、融合性溃疡和出血性损伤。口腔黏膜是由非角质的鳞状上皮细胞组成，一般每7~14日更新再生一次。由于黏膜细胞快速分裂增殖的特点，因此当癌症患者接受放射或细胞毒性药物治疗时，口腔黏膜较其他组织更容易受到影响，进而黏膜上皮细胞再生更新受到抑制，组织受损和功能发生改变，黏膜变薄或发炎而导致黏膜炎的发生。

二、分类

口腔黏膜炎的分类如下。

（一）滤泡性口腔炎

口腔黏膜可见粟粒样圆形或椭圆形散在大小不等的滤泡，常很快破溃形成溃疡，边界清楚，多由病毒感染引起。形成溃疡以后易继发细菌或真菌感染，部分患者口腔黏膜上皮细胞受损黏膜呈块状脱落，可伴有头痛及颌下淋巴结肿大。

（二）口腔霉菌感染

多发生于化疗期间，口腔黏膜有乳白色斑点，豆渣状或奶油皮状，不易剥离，边缘清楚但不规则，稍隆起，周围无炎症反应，若用力撕脱可见红色出血创面。

（三）坏死性口腔炎

以坏死为特征，全身症状重，急剧高热。轻者病变发生在牙龈边缘或限于乳头，称坏死性牙龈炎；重者牙龈红肿、坏死，呈暗红色，口腔黏膜带黄白色或灰色假膜，口有恶臭，又称坏疽性口腔炎。

三、发病机制

第一阶段：前驱期（0~2 日），放疗或化疗直接损伤上皮细胞的脱氧核糖核酸（DNA），引起小部分细胞死亡，同时产生活性氧，活性氧能激活大量的转录因子，继而引发一系列的生物学效应。

第二阶段：初期损伤反应期（2~3 日），随着 DNA 的破坏和转录因子的释放，许多转录因子被激活，炎性细胞因子释放，引起细胞的死亡和组织的进一步损伤，黏膜变薄，开始出现红斑，炎症刺激单核细胞、吞噬细胞产生肿瘤坏死因子（TNF-a）及促炎因子，TNF-a 引起组织坏死。

第三阶段：信号放大机制（3~10 日），包括对组织的直接损伤和由促炎因子引发的放大过程，此阶段大部分损害发生在黏膜下层。

第四阶段：溃疡期（10~15 日），黏膜缺损引起极大疼痛，缺损的黏膜经常被细菌定植，黏膜下层定植细菌刺激吞噬细胞产生促炎细胞因子，使炎症反应进一步加剧。

第五阶段：愈合期（14~21 日），包括黏膜下层干细胞的增殖、分化，形成完整的伤口表面，重建正常的口腔黏膜菌群。然而，黏膜相关的细胞和组织并不能恢复到最初的状态，在随后的治疗中更易发生口腔黏膜炎。

四、危险因素

口腔黏膜炎的危险因素归为两种主要类型：患者相关因素与治疗相关因素。

（一）与患者相关的主要危险因素

1. 年龄

儿童与老年人是口腔黏膜炎高发的危险因素。

2. 性别

研究认为女性患者更加容易发生口腔黏膜炎，而且症状相对较重。

3. 口腔健康与卫生状况

保持口腔清洁与良好的健康状态可以有效降低癌症患者发生口腔黏膜炎的危险性。

4. 唾液分泌功能

患者唾液量的减少可以增加口腔黏膜炎的敏感性。

5. 基因遗传因素

有研究表示细胞因子高表达的患者发生口腔黏膜炎的危险性高，其他遗传因子有待进一步研究。

6. 体重指数（BMI）

体重指数较低的患者易发生口腔黏膜炎（男性 BMI≤ 20，女性 BMI≤19）；营养不良的患者发生口腔黏膜炎易症状加重或愈合不良。

7. 肾功能

尿素氮增加，肾功能下降会增加发生口腔黏膜炎的风险。

8. 吸烟

吸烟患者不仅易发生口腔黏膜炎，而且可能延迟愈合。

9. 前期癌症治疗情况

有过前期癌症治疗史的患者是口腔黏膜炎发生的高危对象。

（二）与治疗相关的主要危险因素

1. 化疗药物类型

抗代谢类、抗肿瘤、抗生素烷基化类或混合类药物，如氟尿嘧啶、甲氨蝶呤、依托泊苷等易导致患者发生口腔黏膜炎。

2. 化疗药物剂量与用法

大剂量化疗可以明显增加口腔黏膜炎的发生率及严重程度；口服化疗比静脉滴注发生口腔黏膜炎的风险性高。

3. 骨髓移植类型

异体骨髓移植比自体骨髓移植发生口腔黏膜炎的危险性高。

4. 放射线治疗部位

直接照射头、颈、咽喉、腹部、肛门直肠部位的治疗导致口腔黏膜炎的高发生率。

5. 放射线治疗时间点

研究显示，患者晚上接受照射治疗比早晨接受照射治疗易发生口腔黏膜炎，而且程度较高。

6. 放射线治疗频次

高强度和高频次的放射线是造成患者口腔黏膜炎发生和进展的重要危险因素。

7. **联合治疗**

放射治疗联合化疗可以显著提高患者口腔黏膜炎的发生率。

另外，还有一些其他的相关因素也被证实与口腔黏膜炎的发生密切相关，如单纯疱疹病毒Ⅰ型感染。有研究显示，早期口腔黏膜炎的发生与单纯疱疹病毒Ⅰ型感染有关，为机体内潜伏病毒激活所致。其中单纯疱疹病毒血清学阳性是白血病患者口腔黏膜炎的高发因素，并且口腔单纯疱疹病毒感染常常合并 a 链球菌感染。

五、临床特征

（一）临床表现

1. **放射性口腔黏膜炎**

放射性口腔黏膜炎在放射治疗 1 周后逐渐出现，12~21 日达高峰，放射治疗停止后 10~15 日开始消退。其特征包括口干、味觉改变、弥漫性红肿、白膜形成及溃疡，白膜是由局部渗出的纤维蛋白、脱落的黏膜组织及合并感染而成。随着治疗剂量加大，出现弥漫性充血和糜烂。患者因疼痛而影响进食。

2. **化疗性口腔黏膜炎**

在化疗的 4~7 日间容易发生口腔黏膜炎，表现为轻度的红斑、水肿、口干有烧灼感，症状进一步发展可出现疼痛、溃疡、甚至出血。在化疗后 12~14 日白细胞下降到最低点，可因感染发生口腔黏膜炎，革兰氏阴性菌感染时口腔溃疡常较深，边缘肿胀，中央有黄白色的坏死物；真菌感染多为白色念珠菌，表现为颊黏膜及舌上千酪样白斑，口腔有烧灼感和金属味；病毒感染多为单纯性疱疹病毒，好发于口角等皮肤黏膜交界处和硬腭，表现为单个或多个成簇状水疱伴有疼痛。

（二）临床结局

放化疗所致的口腔黏膜炎对患者的临床结局影响甚远，可以严重影响癌症患者的生存率与死亡率，以及癌症患者的疾病发展与转归，并持续影响着患者的身心健康、生活质量与社会经济负担。具体原因如下：

1. **口腔黏膜炎**

常常特征性地伴有口腔疼痛、溃疡，严重影响患者的咀嚼、吞咽功能和睡眠质量，继而造成患者食物摄入不足和摄入途径的改变，导致患者严重的脱水、营养不良等，生理功能下降，使患者对治疗计划的承受能力降低，导致治疗延迟、中断或药物使用剂量减少，继而影响原发病的治疗效果。同时口腔疼痛、溃疡常常影响患者的语言沟通，造成患者的社交功能障碍，从而导致癌症患者的生活质量下降和情绪障碍。研究显示，癌症患者认为口腔黏膜炎是其接受治疗过程中最烦恼和痛苦的症状体验，患者常常会出现孤独、恐惧、抑郁、焦虑等不良心理状态。

2. 溃疡性黏膜炎

常伴有严重的口腔细菌或真菌感染，从而进一步导致患者的全身感染。有研究表明，癌症患者化疗过程中若发生了口腔黏膜炎，其感染率是未发生黏膜炎患者的两倍，同时感染的发生又会加重口腔黏膜炎的严重程度。中等至严重程度的口腔溃疡与自体骨髓移植患者的全身感染密切相关，甚至可以直接导致患者的死亡。

癌症患者发生口腔黏膜炎可由于住院时间的延长、额外止痛剂的使用、肠外营养的供给、液体替代治疗及感染预防治疗等而严重增加患者的经济负担。

六、预防和护理

（一）基础护理

1. 保持口腔清洁

任何口腔护理方案的基础是良好的口腔卫生。治疗开始前，先请牙科医生会诊，检查患者口腔，清洗牙斑和牙垢，治疗龋齿，修复破损的牙齿或义齿。去除潜在的感染灶后，护士评估口腔黏膜的基线水平。口腔护理方案的要素是保持口腔清洁，教育患者养成良好的口腔卫生习惯，餐后使用软毛牙刷刷牙，要求所有的患者应戒烟酒。

2. 选择合适的漱口液

漱口液中不能含有乙醇，因为乙醇会引起口腔干燥并对口腔黏膜产生刺激。应选择温和的口腔冲洗剂如生理盐水、无菌用水、碳酸氢钠等进行口腔护理，可以稀释口腔内有害菌群浓度，保持口腔清洁，尤其是碳酸氢钠能中和口腔黏液酸度，减少酵母菌种植。

（二）支持性护理

1. 心理支持

癌症患者在放化疗期间发生口腔黏膜炎常常会导致患者持续性疼痛和不能进食，加重患者的不良心理反应并影响其治疗的依从性。这种消极的心理反应可导致口腔疼痛阈值的降低。因此，在护理过程中一定要重视心理护理，一般可根据口腔黏膜炎的出现规律，在不同阶段对患者实施同步心理康复护理程序，从而减轻患者的焦虑程度，促进黏膜的愈合。

2. **营养支持**

由于放化疗除杀伤肿瘤细胞外，对正常的细胞及组织亦有杀伤作用，常引起患者的恶心、呕吐、食欲下降，从而导致营养摄入不足。因此，必须注意保证患者的营养摄入，重视和改善患者的全身状况。具体措施如下：①指导患者根据自己的口味及饮食习惯，调节食物的品种，饮食应清淡、易消化，避免食用刺激性的食物，多进高蛋白质、高维生素饮食。②对于Ⅱ、Ⅲ级疼痛明显的患者，给予流质饮食，进食前可先含漱2%利多卡因缓解疼痛。③定期监测血常规、电解质、白蛋白等，必要时经静脉补充营养液、人血白蛋白、血浆等。

（三）并发症的处理

1. **疼痛的处理**

疼痛是口腔黏膜炎患者最常见的并发症，这与口腔内神经的高敏感性相关。MASCC推荐将患者自控疼痛术（PCA）应用于造血干细胞移植相关性口腔黏膜炎的疼痛治疗。国内临床上口腔黏膜炎疼痛剧烈时，首先考虑局部使用表面麻醉药，如将丁卡因或利多卡因等局部麻醉药涂于患处，也可用2%利多卡因含漱，其次考虑全身用药。此外止痛药物还有维生素 B_{12}、吗啡、芬太尼等。

2. **出血的护理**

一般齿龈出血可采用无菌棉球局部压迫止血，口腔出血量少及口腔黏膜、舌部有血疱时可用冰冻紫地合剂含漱，每日4~5次，每次20~30 mL。如果上述止血效果不明显时，可用肾上腺素棉球或明胶海绵片贴附牙龈止血，另外也可采用云南白药和大黄止血膜进行止血。

第五节　肿瘤患者的恶心呕吐及护理

一、概述

（一）概念

恶心（nausea）是指患者对上腹部不适的主观感觉，常伴有试图将胃内容物经喉咙及会厌吐出的强烈愿望。由于它是通过自主神经来传导，故常合并有冒冷汗、脸色苍白、皮肤湿热、胃饱胀感及心跳过速等症状。

呕吐（vomiting）是指膈肌、肋间肌、腹部肌肉强力收缩，使胸内压突然增加并配合胃括约肌的放松而产生胃内容物或部分小肠内容物不自主地经贲门食管逆流至口腔而被排出体外。由于呕吐中枢存在于脑干的网状结构内，位于延脑，与呼吸中枢、血管运动中枢和其他自主神经功能中枢的位置很接近，所以呕吐发生时可伴有皮肤苍白、脉搏减弱、颤抖、感觉虚弱、呼吸加深及血压下降等临床表现。

（二）发生原因

肿瘤患者发生恶心呕吐的原因有很多，其中最常见的是化疗相关性恶心呕吐（CINV）。

1. 颅脑肿瘤

原发性或转移性颅脑肿瘤可以引起颅内压增高，引起喷射性呕吐。这种呕吐可以伴有剧烈头痛、脑神经侵犯或受压症状，甚至伴有不同程度的意识障碍，但一般与饮食无关，且多不伴有恶心。

2. 消化道肿瘤

晚期恶性肿瘤，如胃癌、肠癌、胰腺癌、腹膜后恶性肿瘤等可以阻塞或压迫消化道，引起恶心或呕吐；肝脏肿瘤、胰腺肿瘤、腹水等也可以造成胃蠕动减慢，增加恶心呕吐的机会。

3. 化学治疗

化疗相关性恶心呕吐是癌症化疗患者最害怕的两大症状之一。据研究表明，即使在应用各种止吐药的情况下，仍有超过60%的癌症化疗患者有CINV的经历，尤其是恶心症状甚至可以高达70%~90%。CINV能引起患者厌食，延缓化疗药物的清除，严重者可导致水、电解质紊乱。长期而言，CINV会干扰患者基本的日常生活并降低生活质量，加重其对化疗的心理恐惧感。

4. 放射治疗

放疗引起恶心呕吐的机制目前仍不明确，但认为其是一个多因素作用的结果。恶心呕吐的发生与照射部位、照射剂量、分次剂量有关，接受上腹部放疗的患者易发生恶心呕吐。研究发现接受全身放疗者恶心呕吐发生率为57%~90%；接受胸部区域照射的恶心呕吐发生率为21%；而头颈部区域照射为10%；腹部区域照射则可有60%~70%的患者发生恶心呕吐。

5. 其他

恐惧、焦虑等情绪刺激高级神经中枢也可表现出恶心呕吐；阿片类止痛药可以刺激大脑中枢化学感受器，还可使胃排空迟缓，从而引起恶心呕吐。研究发现在260名使用麻醉性止痛药的患者中12%出现中度至重度的恶心，26%出现呕吐。另外，雌激素、洋地黄制剂、抗生素以及非类固醇抗炎性药物等均可引起恶心呕吐。肿瘤患者代谢紊乱，如高钙血症、低钠血症时也可出现恶心呕吐。

二、化疗相关性恶心呕吐的分类

（一）急性恶心呕吐

急性恶心呕吐（ANV）是指在给予化疗药物后24 h以内发生的恶心呕吐。一般发生在给药后数分钟到数小时，并常在给药后5~6h达到高峰。对于此类CINV，一般可使用药物治疗加以控制。如果急性恶心呕吐症状发生后未能及时有效控制，会增加延迟性恶心呕吐的发生风险，并增加此后的药物控制难度。

（二）延迟性恶心呕吐

延迟性恶心呕吐（DNV）是指发生在给予化疗药物24 h之后发生的恶心呕吐，可持续数日，通常为48~72 h，多见于使用顺铂、卡铂、环磷酰胺和多柔比星等化疗药物时。尽管此类CINV发作的严重程度常较急性恶心呕吐减轻，但往往持续时间较长，而且由于发生时间较晚，在临床治疗中往往容易被忽视。

（三）预期性恶心呕吐

预期性恶心呕吐（ANV）是指曾一度发生过消化道反应的化疗患者，待下次化疗给药时，由于视觉、嗅觉和情绪紧张因素刺激大脑皮质，造成恶心呕吐。ANV常见于既往化疗期间恶心呕吐控制不良的患者，其发病率在10%~59%，且以青年女性多见。一旦发生预期性恶心呕吐，药物治疗常难以生效。

三、恶心呕吐的发生机制

恶心与呕吐的发生机制十分复杂，到目前为止尚未完全研究清楚。恶心和呕吐都是由中枢神经系统控制和介导的，但两者机制并不完全相同。

呕吐的发生主要受位于延髓的呕吐中枢控制，而呕吐中枢引发呕吐常和三个部位传递的信号有关：①化学催吐感受区（CTZ），位于呕吐中枢的后部，无血脑屏障的保护，因而比中枢的其他部位更易受血液及脑脊液中化学物质或毒素的影响，是最重要的呕吐信号介导区。CTZ内的受体主要包括5-羟色胺受体（5-HT）、多巴胺受体、组胺、毒蕈碱类物质等。另外，化疗药物及其代谢产物也可以直接刺激 CTZ，然后通过一系列受体进而传递至呕吐中枢引发呕吐。②外周输入信号，包括来自迷走神经、前庭一小脑及脊髓一内脏输入的信号。③高位中枢神经系统输入的信号，包括大脑皮质和间脑。

恶心的机制与呕吐相似，且常与呕吐相互联系。但恶心还可以由多种刺激，特别是更多地与大脑皮质有关，如前庭刺激、咽喉部的机械性刺激、不愉快的回忆、厌恶的视觉和嗅觉、内脏痛等引起。化疗药物的输注与病房的环境、气味、食物等在时间上结合的这个过程就是个强化的过程。

恶心呕吐的发生除了神经生理机制外，还受到心理因素的影响。20 世纪 80 年代早期的临床研究表明，预期性恶心呕吐是一种典型的条件发射，但它是由非条件反射促成的。输注化疗的药物为非条件刺激，与预期性呕吐密切相关的条件刺激是嗅觉、听觉和认知。因此典型的预期性恶心呕吐患者常有化疗呕吐史，患者可在化疗尚未开始之前即由听神经、视神经、嗅神经将非条件刺激的信息传导到呕吐中枢引起恶心呕吐。

四、恶心呕吐的防治与护理

肿瘤患者，特别是接受化疗的患者经常承受恶心呕吐的痛苦，药物治疗是目前抗呕吐治疗的主要手段，但正确的护理在预防或减轻恶心呕吐症状中也起着不可替代的重要作用。

（一）健康教育和信息支持

患者化疗前的认知特点与焦虑程度及化疗后反应有密切的关系。合理的健康教育和信息支持有助于减少恶心呕吐的发生。健康教育和信息支持的方式包括播放录像片、幻灯片、图谱式教育、小册子、口头宣教等。

（二）饮食护理

帮助患者选择富于营养和清淡易消化食物，并注意调整食物的色、香、味；尽可能避免过甜、过咸、油腻、产气和辛辣的食物；限制过热的食物，可以多吃薄荷类食物及冷食等；减少可能引起恶心的刺激如视觉因素、难闻或过于芳香的气味；调整进食方式和时间，一般尽量在化疗前后 1~2 h 内避免饮食，少量多餐；限制含 5-羟色胺（5-HT）丰富的水果、蔬菜，如香蕉、核桃、茄子等；加强口腔护理，餐后、睡前要漱口，不要选用有刺激性气味的漱口水；对已发生呕吐的患者灵活掌握进食时间，可协助患者在呕吐间隙期进食，如低酸性的果汁、菜汤、稀饭、清肉汤等，避免大量饮水。

（三）心理和行为治疗

护理人员应多与患者亲切交谈，纠正患者对化疗、放疗等治疗手段的不正确的认识，通过给患者听音乐、聊天等分散注意力，缓解患者的紧张和焦虑情绪。据研究报道，放松疗法、有氧运动、音乐疗法、催眠疗法、系统脱敏疗法、穴位按压等方法可以减轻化疗患者的恶心呕吐症状，护理人员可以指导患者进行尝试。

（四）环境要求

为了减少不良刺激，应保持环境安静、整洁，空气新鲜、无异味，避免强烈的光线直射；呕吐物置于不透明密闭容器中并及时清理；选择通风位置良好及远离厕所和厨房的就餐环境；尽可能避免恶心呕吐患者同住一室。

（五）呕吐频繁时的护理

患者呕吐频繁时，护理人员应在床旁陪伴，给予扶助，指导患者进行缓慢深呼吸；认真观察呕吐物的色、质、量，做好胃肠减压患者的护理，发现血性呕吐物时及时报告医生；呕吐后擦洗面部、用温开水漱口、更换洁净衣服、整理床单位、帮助患者取舒适体位；卧床患者呕吐时头侧向一侧，防止呕吐物误入气管，预防吸入性肺炎的发生；如有少量的呕吐物呛入气管，可以轻拍背部，将呕吐物咳出，量多时迅速进行负压吸引；严重呕吐不能进食者及晚期肿瘤肠梗阻的患者要严格记录出入液量；定期检查血电解质是否正常，随时调整补液计划。

（六）药物治疗的护理

1. 目前主要的止吐药物

常用的止吐药物包括：①5-HT受体拮抗剂。此类药物的作用机制为阻断胃肠嗜铬细胞和CTZ的5-HT受体，是目前最有效的止吐药物。临床常用的有托烷司琼、昂丹司琼、格拉司琼、雷莫司琼、多拉司琼、帕洛诺司琼等。5-HT受体拮抗剂主要的副作用为便秘、头痛及头和上腹部有潮红或温热感等。②多巴胺受体拮抗剂。常见药物为甲氧氯普胺（胃复安），主要通过阻断中枢化学敏感区和胃肠迷走神经末梢的多巴胺受体而发挥止吐作用。其主要的副作用为锥体外系反应、焦虑及步伐不稳等。③皮质类固醇类。常见药物为地塞米松、甲泼尼龙等。其本身止吐作用较弱，止吐机制尚不明。但多项大规模临床研究还表明，通过地塞米松和5-HT_3受体拮抗剂联用，可显著提高预防急性呕吐的疗效。④苯二氮草类。临床常用的有苯海拉明、地西泮等。两者都是通过抑制呕吐中枢，镇静；减轻焦虑而发挥止吐作用，但效力较低。副作用包括镇静、定向感障碍、幻觉及健忘等。

2. **对症给药**

根据所用的化疗药物的致吐性不同，选择合适的抗呕吐药物，并针对患者症状的严重程度或出现的副作用调整药物的种类及剂量。

3. **预防性给药**

抗呕吐药物的应用原则是在恶心呕吐发生之前进行预防性应用。对于5-HT受体阻滞剂，目前一般多采用化疗前20~30 min静脉注射。

4. **可以配合中医治疗**

中药、穴位封闭及针刺等对减轻恶心呕吐的发生都有一定效果，可以配合止吐药物一起使用，同时做好有关中医的护理。

第六节　肿瘤患者化疗所致脱发及护理

一、化疗所致脱发的定义

脱发是指头发脱落的现象。由于化学治疗而引起的头发脱落称为化疗所致脱发（CIA）。正常脱落的头发都是处于退行期及休止期的毛发，化疗后脱发主要是由于抗癌药物缺乏理想的指向性，在杀灭癌细胞的同时对增殖旺盛的细胞如毛囊细胞具有一定的影响，即化疗药物可诱导毛囊细胞凋亡，使生长期毛囊提前进入退行期，从而引起脱发。CIA的发生率约为65%，脱发的程度除与用药的种类有关外，还与用药的剂量、联合用药、治疗周期的重复频率等因素有关。化疗所致脱发大约出现在开始化疗的2~4周，而毛发的再生出现在化疗结束后3~6个月，化疗后脱发反应是可逆的，但再生头发的颜色和质地会发生改变。

二、化疗所致脱发的类型

化疗引起的脱发主要有两种类型。第一种类型：休止期脱发。这类脱发面积很少超过50%的头皮，头发变得稀薄，对患者自身的打击比较大。这种类型的脱发发生在大多数毛发从正常生长期移至休止期的毛发周期阶段。通常用药后3~4个月较为明显。导致休止期脱发的抗癌药物包括甲氨蝶呤、氟尿嘧啶、维A酸等。

第二种类型：生长期脱发。这是人们比较熟悉的与抗癌治疗有关的脱发的形式。由于化疗药物的目标是迅速增殖的细胞群，它们不仅攻击肿瘤细胞，也攻击迅速增长的正常细胞，如头发的基质细胞。这种类型的脱发可以在很短的时间内发生（最通常在治疗的1~2个月后）。导致生长期脱发的化疗药物包括环磷酰胺、依托泊苷、托泊替康和紫杉醇等。

三、化疗所致脱发的可能机制

（一）凋亡

凋亡能加速毛囊的退行性改变以及促进化疗药物相关的毛囊角质形成细胞凋亡的产生。而各种细胞凋亡受体及细胞信号转导分子在化疗药物引起毛囊损伤中的作用均还不完全清楚。

（二）G_1期停滞

在毛囊化疗药物损伤的研究过程中虽然没有发现与G_1期停滞有关的直接证据，但细胞周期素-细胞周期依赖性激酶抑制剂（CDK2）能明显减轻鬼臼毒素引起的新生大鼠毛发的脱落，而CDK2是介导G_1期停滞的一个重要激酶分子。由此可见，G_1期停滞可能是化疗药物引起毛囊损伤除了凋亡机制以外的另一个新的途径，但遗憾的是这方面的研究目前还较少。

（三）*p*53基因

*p*53基因产物是一个转录因子和肿瘤抑制蛋白，由化疗药物引起的凋亡机制介导的细胞死亡中，*p*53起到重要的作用，它可以使细胞对凋亡更加敏感。*p*53控制毛囊的生理性退行过程，目前已有不少学者对*p*53在化疗引起的毛囊损伤中的作用及其可能的机制也做了研究。在化疗药物引起毛囊损伤的鼠动物模型中也发现*p*53在环磷酰胺诱导的毛囊细胞凋亡过程中起到关键性的作用。

四、化疗所致脱发的防治

（一）头部冷疗

目前为止，头部冷疗（scalp cooling）是研究和应用的最广泛的方法之一。持续头颈部冷疗可使血管收缩、血流速度减慢，减少组织细胞代谢以及其对化疗药物的吸收，使进入毛乳头即毛细血管网的药物浓度降低，从而达到减轻其毒副作用的目的。可以使用冰袋头巾或冰帽降低头皮的温度或者在特殊的帽子中加入液体冷却剂。一些研究者对行蒽环类联合化疗的患者采用头戴冰帽的方法预防化疗后脱发，结果均表明头皮降温能有效预防蒽环类药物化疗所致的脱发。在对行多柔比星联合化疗的患儿化疗前20 min头戴冰帽，保持头部温度27~21℃至用药结束后30 min，结果证实头部冷疗有助于预防或减轻化疗药物所致脱发。国外的研究也表明特别是应用蒽环类和紫杉类化疗药物时，头部冷却的疗效比较明显，但禁用于白血病和多发性骨髓瘤患者。目前对头部冷疗的研究结果仍然褒贬不一。

（二）止血带法

头皮的血液供应即额动脉、眶上动脉、颞浅动脉、耳后动脉、枕动脉，皆自发际周围向颅顶部辐射状排列，这些血管较表浅，易被阻滞，且头皮血管与颅内血管的交通很少，所以沿发际扎止血带后即可使头皮的血液供应暂时性的部分或全部阻断，使化疗药物不能直接作用于头皮毛囊。而多数致脱发的化疗药物的半衰期都很短，有的进入体内后在血中迅速消失，所以当化疗结束松开止血带时血中的药物浓度已很低甚至完全消失，可大大减少药物对毛囊的损伤，故止血带法（scalp tourniquet）可起到预防化疗后脱发的作用。在对行CAF（环磷酰胺+多柔比星+氟尿嘧啶）方案化疗的乳腺癌患者采用充气止血带法预防化疗后脱发，结果证实充气止血带法预防化疗后脱发有良好的效果。

（三）综合护理干预

1. 综合护理干预的意义

通过对化疗患者进行膳食干预提高机体免疫力，心理干预减轻患者对化疗的恐惧心理及教会患者在化疗期间头发的护理方法，减少各种刺激脱发的物理因素等综合护理干预可有效防治化疗导致的脱发，且此方法简单易行，不增加患者的经济负担。

2. 个性化的健康教育

对患者来说，脱发并不是生理上的打击，而是精神上的痛苦。对于准备化疗的患者来说，脱发是最让人烦恼的预期副作用，它会降低自尊，从而影响生活质量。治疗脱发最重要的方法就是要支持患者，为其提供相关策略。虽然对很多患者来说，脱发不可避免，但是医护人员可以有针对性地对患者进行健康教育，尽量将脱发对患者及家庭的影响减到最小。医护人员可以在化疗前了解每位患者对脱发的看法和关注程度，向患者提供相关的教育指导，帮助患者应对将要发生的脱发。可以鼓励患者，甚至用幽默的方式减缓脱发的影响。告知患者当治疗完全结束后头发又会重新生长出来。建议患者戴假发或头巾，并为患者提供合适的信息。美国癌症协会建议患者在脱发前就可以准备好假发，因为这个时候可以依照自己真实的头发来选择颜色和质地。

其他应对脱发的方法包括：试着剪短发；避免每日用洗发剂洗头；选用中性洗发剂和温水；用软梳或宽齿梳子梳头；用光滑柔软的枕套以减少摩擦；避免使用一些美发类物品(例如发夹、染发剂、电吹风)。患者应避免日晒，防止头皮毛囊受到更多的损伤。

第七节　肿瘤治疗相关的手足综合征及护理

一、定义

手足综合征（HFS）又称掌跖感觉丧失性红斑或化疗导致的四肢末端红斑（chemotherapy-induced acral erythema，PPE），临床表现为指（趾）热、痛、红斑性肿胀，严重者发展至脱屑、溃疡和剧烈疼痛，确切。的机制尚不清楚。近年来新的分子靶向药物不断涌现，HFS 常被报道为分子靶向药物、蒽环类（多柔比星、脂质体多柔比星）及嘧啶类似物（氟尿嘧啶、卡培他滨）最常见的不良反应之一，临床表现为手足部皮肤角化过度、水疱，有时包围有红斑，机制不同于化疗药物引起的 HFS。

二、原因与发生机制

化疗药引起的 HFS 指某些化疗药物在手足部毛细血管渗出引致周围组织损伤的不良反应，一般认为跟汗液分泌相关。分子靶向药物所致 HFS，一般认为其机制与血管相关。通过对患者受累手部皮肤和皮下组织活检发现：表皮的基底层细胞空泡变性伴增大、棘细胞层水肿和显著的角化过度，真皮层可见皮肤血管周围淋巴细胞浸润，且淋巴细胞反应均为 T 细胞介导。还可见 Langerhans 细胞显著增多。

卡培他滨相关性 HFS 的原因一种观点认为由于皮肤的胸苷磷酸化酶高表达和二氢嘧啶脱氢酶低表达，这可能导致卡培他滨代谢产物的蓄积造成 HFS 发生率的增加。另一种观点认为卡培他滨可能经由外分泌腺系统（汗腺）排出，而手和足部的外分泌腺体数量较多，在这些部位进行的卡培他滨的排泄可能是造成 HFS 的原因。还有一种假定认为 HFS 的发生可能与手和足部的血运丰富及局部压力、温度较高有关。也有观点认为基于 HFS 的病理表现，考虑是一种炎性反应，可能和环氧化酶（cyclooxygenase-2，COX 2）过度表达有关。

三、临床表现

典型的 HFS 临床表现为一种进行性加重的皮肤病变，手较足更易受累。首发症状为手掌和足底皮肤瘙痒。手掌、指尖和足底充血，继而出现指（趾）末端疼痛感。手/足皮肤红斑、紧张感，感觉迟钝、麻木，皮肤粗糙、皲裂，少数患者可有手指皮肤切指样皮肤破损。出现水疱、脱屑、脱皮、渗出、甚至溃烂，并可能继发感染。

HFS虽不足以致命，但严重时会影响患者的日常生活，患者因剧烈疼痛而无法行走，严重时可丧失生活自理能力，并常因此导致药物减量甚至停药。反应具有自限性，但再次给药会再出现。

服用卡培他滨单药治疗乳腺癌或结直肠癌的患者手足综合征的发生率分别为57%（其中Ⅲ级不良反应的发生率为11%）和54%（其中Ⅲ级不良反应的发生率为17%）。

四、预防和护理措施

（一）各级手足综合征的护理

1. Ⅰ级 HFS

指导患者加强皮肤护理，保持受累皮肤清洁，避免继发感染；避免压力和摩擦；可将双手足在温水中浸泡10 min，然后在湿的皮肤上涂上凡士林等润肤霜或润滑剂，并保持卫生；防寒防冻，穿软暖合适的鞋袜、手套，鞋袜不宜过紧，以防摩擦伤；避免剧烈运动及做用力捆绑的动作；避免接触洗衣粉、肥皂等化学洗涤剂。

2. Ⅱ级 HFS

除指导患者避免使用粗硬的织物以防摩擦损伤等基本护理知识外，还应指导患者局部使用含尿素和皮质类固醇成分的乳液或润滑剂，如尿素霜、百多邦软膏等；塞来昔布400 mg每日2次口服治疗。

3. Ⅲ级 HFS

除予以上述护理措施及用药治疗外，应暂停使用甲磺酸阿帕替尼治疗，待毒性恢复至Ⅰ级后继续服药。研究证实，HFS是剂量依赖性的反应，随着药物蓄积量的增多，HFS的发生率也会增高。当出现Ⅲ级HFS时，暂停或降低药物的剂量是最有效的措施。

（二）药物剂量调整指南

应严密监测服用卡培他滨患者可能出现的毒副作用。服用卡培他滨引起的毒副作用可以通过对症处理、暂时停药和调整用药剂量而得到缓解。如果发生Ⅱ~Ⅲ级的手足综合征，可以暂时停用卡培他滨直至症状消失或减轻至Ⅰ级再恢复用药。

（三）使用支持性的预防和治疗措施

①避免穿过紧的衣肤和鞋子。②避免反复揉搓手足，如要避免可能会导致手足反复受压的体力劳动或剧烈运动。③局部可使用含有苯海拉明的麻醉剂或药膏。局部经常应用适量的润滑乳液，或其他含有乳液的羊毛脂等润滑剂，可以将这些润滑剂置于线袜底部从而作用于足底，或者将润滑乳液或其他含乳液羊毛脂涂抹于手上。④将手足浸入冷水中。⑤避免四肢暴露于有热度和压力的环境中，避免摩擦皮肤。⑥对于疼痛部位的皮肤采用软垫加以保护。⑦加强局部伤口护理，如出现水疱或溃疡及时咨询皮肤科医师以便及时处理。

第八节　急性肿瘤溶解综合征患者的护理

一、定义

急性肿瘤溶解综合征是肿瘤细胞迅速溶解导致细胞内代谢产物释放（特别是尿酸和孢内离子）超过了肾脏的排泄能力时，出现的代谢紊乱和电解质平衡失调。临床主要表现为高尿酸血症、高钾血症、低钙血症和高磷血症，易并发急性肾功能衰竭。

二、发病机制

（一）细胞凋亡

临床上治疗恶性肿瘤的基本策略是杀灭恶性增殖的肿瘤细胞（如常规细胞毒化疗）和诱导细胞分化。肿瘤细胞的死亡包括细胞凋亡和细胞坏死。事实上，目前大多数化疗药物是通过诱导细胞凋亡而清除肿瘤细胞的，常用的化疗药物（如蒽环类、烷化剂、抗代谢类以及激素类等）都引起细胞凋亡。当肿瘤细胞高度敏感或药物浓度超过一定程度时，就会引起大量细胞坏死，其代谢产物和细胞内有机物质进入血流，引起明显的代谢和电解质紊乱，使尿酸、磷酸盐、戊糖和氨基丁酸在血中浓度急剧增高。另外，大量细胞崩解使细胞内的钾大量释放到血液中，引起血钾增高，严重的病例还会引起肾功能不全，最终导致ATLS的发生。

（二）高尿酸血症

在人类体内，嘌呤物质分解为尿酸，通过尿和粪便排出。体内尿酸有两个来源，主要是从核酸和氨基酸分解而来，其次是从食物中的核苷酸分解而来。化疗后，大量肿瘤细胞溶解，核酸分解，使尿酸生成大大增多。体内尿酸大部分是以游离尿酸盐形式随尿排出。当肾脏不能清除过多尿酸，尤其是尿 pH 低时，尿酸则以尿酸结晶的形式存在而很少溶解。尿酸结晶在肾远曲小管、肾集合管、肾盂、肾盏及输尿管中迅速沉积，或形成尿酸盐结石，导致严重尿路堵塞而致急性肾功能不全，表现为少尿、无尿及迅速发展为氮质血症。如不及时处理，病情恶化可危及生命。

（三）高钾血症、高磷血症、低钙血症

化疗后细胞迅速溶解，大量钾进入血液，导致高钾血症。另外，ATLS 发生代谢性酸中毒，使 K^+-H^+交换增加，未裂解的细胞中 K^+大量进入细胞外，以及肾功能不全使钾排出减少，均可导致高钾血症。肿瘤细胞溶解，大量无机盐释放致高磷血症，因血中钙磷乘积是一个常数，血磷增高多伴有低钙血症。因此，高磷血症及低钙血症也较常见。

（四）代谢性酸中毒

ATLS 常伴有代谢性酸中毒，其机制如下：①肿瘤负荷增加，氧消耗增加；肿瘤患者血黏稠度增高，微循环障碍，组织灌注不畅，而形成低氧血症，使糖代谢中间产物不能进入三羧酸循环被氧化，而停滞在丙酮酸阶段，并转化为乳酸。②高热、严重感染可因分解代谢亢进而产生过多的酸性物质。③肿瘤细胞的溶解释放出大量磷酸，加之排泄受阻，从而使机体内非挥发性酸增多。④肾功能不全时，肾脏排出磷酸盐、乙酰乙酸等非挥发性酸能力不足致其在体内潴留，肾小管分泌 H^+和合成氨的能力下降，HCO_3^-重吸收减少。

（五）急性肾功能不全

肾功能不全是 ATLS 最严重的并发症，并且是导致死亡的主要原因。发生肾功能不全可能与血容量减少，以及尿酸结晶或磷酸钙沉积堵塞肾小管导致肾功能急性损伤有关。恶性肿瘤患者血容量减少的原因主要与患者的消化道症状有关，加之在接受放疗或化疗期间消化功能进一步紊乱（如恶心、呕吐、食欲下降），经口摄入量减少，血容量减少，有效循环血量随之减少而引起肾脏缺血，肾血灌注量减少，肾小球率过滤降低，引起少尿、无尿及肌酐、尿素氮升高。

三、临床表现

ATLS 多发生于患者初次接受化疗后的早期，大多数情况发生于化疗后 48~72 h。轻症者可无明显不适感。

（一）高尿酸血症

其临床症状与代谢异常程度有关，轻度高尿酸血症对肾功能影响仅表现为少尿、厌食、恶心及头昏、头痛、乏力等神经系统症状。随着血清尿酸浓度的升高，患者贫血加重、无尿、步态不稳、呼吸深长，甚至出现呕吐、腹泻及血压下降等症状。

（二）高钾血症

高钾血症引起的神经肌肉应激性下降可表现为手足感觉异常、四肢软弱无力、腱反射消失、呼吸肌麻痹等。此外，高血钾还可诱发心律失常、血压升高或降低，甚至发生心室纤颤或停搏。

（三）高磷血症和低钙血症

低钙血症可致心肌收缩功能降低，而血磷明显增高时磷酸钙会沉积在肾小管内，诱发、加重肾功能衰竭。

四、预防和护理措施

如临床确诊 ATLS，应迅速给予治疗。对肿瘤增殖率高、体积大、既往肾功能不全及治疗前血磷及尿酸水平增高的患者，因极易发生 ATLS，应予以预防性治疗。

（一）降低血尿酸

开始治疗肿瘤前 24~48 h 服用别嘌醇，降低血尿酸。肾功能不全的患者应用别嘌醇时应特别注意，因为它可能引起皮疹、药物性肝炎、嗜酸性细胞增多，并使肾功能恶化。

（二）静脉水化治疗

在化疗前 24~48 h 开始应用，持续至化疗结束后 48~72 h。大量静脉补液（水化）可较快降低尿酸，但要防止利尿过度。具体措施是：每日给予糖盐水 2 000~2 500 mL/m2 水化，以维持每日尿量 3 000 mL 以上；同时或先后使用呋塞米 20~40 mg 肌内注射或静脉注射每日 1~2 次，20%甘露醇 250 mL 静脉滴注每日 1 次，以排泄过剩的尿酸。在治疗过程中，需严密监测输液速度，有计划安排输液，保证液体 24 h 持续均匀输入，在水化、碱化尿液过程中监测血气分析结果，防止酸碱平衡紊乱，尽量保持尿 pH 在 7.0 以上，防止尿酸结晶沉淀。此外，我们还注意动态监测肾功能，观察尿量、尿色、尿比重及患者全身水肿情况，每日定时测体重。

（三）碱化尿液

在碱性环境下不易引起尿酸沉积，因此要注意碱化尿液，使尿 pH 为 27。具体措施是化疗前 1 日开始给予碳酸氢钠 3~8 g/d 静脉注射。我们在治疗过程中要观察患者的意识、呼吸节律和频率、脉搏、血压、口唇黏膜变化，及时进行血气分析，早期发现代谢性酸中毒，采取有效的措施。

（四）降血钾

对于高血钾的患者，可采取以下措施降血钾：使用离子交换树脂口服或灌肠，每日 40~50 mg；2. 5%碳酸氢钠 60~100 mL 静脉注射，必要时可 15~30 min 后重复 1 次；有心律不齐或有明显心电图异常（如 QRS 波增宽）时，应给予 10%葡萄糖酸钙 10~20 mL 加入等量的 25%~50%葡萄糖溶液中静脉缓慢注射。血清钾突然快速升高可引起严重的心律失常和猝死，应立即给予氧气吸入，心电监护，急查床旁心电图，急查电解质。为了保证血钾检测结果无误，我们应避免在输液侧肢体抽取血标本，采血时保证注射器干燥，选用 7~8 号针头，止血带结扎时间防止过长，避免对采血的肢体进行拍打及做较多的手臂屈伸、握拳等动作。血标本抽出后，取下针头，沿试管壁缓慢注入，不能有气泡，不震荡，立刻送检。如需输血，要注意在取血时避免震荡，取回的血复温后立刻输注；输血过程中避免加压，避免输入库存时间较长的血，以免红细胞破坏，大量钾离子释放入血，加重高钾血症。

（五）血液透析

当使用上述措施无效而有如下指征者，可考虑给予血液透析：血钾≥6 mmol/L，血尿酸>0. 6 mmol/L，血磷酸迅速升高，液体容量负荷过度，有明显症状的低钙血症者。

（六）饮食指导

ATLS 因血钾、血磷、血尿酸增高，故在饮食上注意限制菠菜、桔子、香蕉、山楂等高钾食物。并给予严格的低磷饮食（每日磷少于 600 mg），忌食富含磷的食物，如猪肝、鸡肝、虾皮等。含嘌呤高的食物，如动物内脏、坚果类也不食用。

尽管 ATLS 可导致患者死亡，如救治及时，患者预后良好。护士要掌握 ATLS 的临床特征和发生机制，对存在高危因素的患者，加强观察，区分化疗药物的一般反应和 ATLS 的表现。

第八章　手术室护理

第一节　手术室灭菌

一、手术器械、敷料的清洁、消毒、灭菌

手术器械与敷料是每一台手术所必需的，正确的清洁、消毒、灭菌方法是保障手术成功的关键之一。要认真做好消毒与灭菌。

（一）基本原则

使用和处理手术器械，首先必须认识到：

第一，凡患者用过的物品在重新消毒或灭菌前必须先行清洁处理，其目的是：除污染物、除热源，达到安全无害，然后再进行清洗、晾干或烘干；若为污染器械和物品则应预消毒，而后清洗；严重污染时应加大消毒剂的作用剂量及时间。

第二，根据物品的性能选用恰当的物理或化学方法进行消毒与灭菌：耐湿热物品和器材，首选压力蒸汽或干热灭菌；不耐湿热和贵重物品，应选择环氧乙烷气体灭菌，或选择对金属腐蚀性小的灭菌剂作浸泡消毒或灭菌。

第三，掌握消毒剂的性能、作用原理及使用方法，配置时应注意有效浓度、作用时间及影响因素，使用中的消毒剂必须保证其有效浓度，并作定期监测。

第四，根据消毒因子的适当剂量（浓度）或强度和作用时间对微生物的杀灭能力，可将其分为四个作用水平的消毒方法。①灭菌。可杀灭一切微生物（包括细菌芽孢）达到灭菌水平的方法，如热力灭菌、电离辐射灭菌、微波灭菌、等离子体灭菌，或使用甲醛、戊二醛、环氧乙烷、过氧乙酸等消毒剂进行灭菌的方法。②高水平消毒法。可以杀灭各种微生物，对细菌芽孢杀灭达到消毒效果的方法，它能杀灭一切细菌繁殖体（包括结核分枝杆菌）、病毒、真菌及其孢子和绝大多数细菌芽孢，如热力、电离辐射、微波和紫外线等以及用含氯、二氧化氯、过氧乙酸、臭氧等消毒因子进行消毒的方法。③中水平消毒方法。是可以杀灭和去除细菌芽孢以外的各种病原微生物的消毒方法，如超声波、碘类消毒剂、

醇类及其与氯己定或季铵盐类化合物的复方等进行消毒的方法。④低水平消毒法。只能杀灭细菌繁殖体（分枝杆菌除外）和亲脂病毒的化学消毒剂和通风换气、冲洗等机械除菌法，如苯扎溴铵、氯己定、植物类消毒剂和汞、银、铜等消毒剂进行消毒的方法。

第五，根据手术器材污染后对人体的危害程度可分为三类。①高度危险物品。是指凡接触被损伤的皮肤、黏膜和无菌组织、器官及体液的物品，即关键物品，包括无菌内镜(腹腔镜、关节镜、各类活检钳)、体内导管、体内植入物等，必须达到绝对灭菌。灭菌的合格指标通过灭菌试验和无菌检测来确定，对无菌样品抽检应达到所有抽检样品全部无菌生长，才认为灭菌合格。②中度危险物品。是指凡接触患者完整皮肤、黏膜的物品。包括胃镜、肠镜、气管镜、尿道镜等，必须严格消毒。消毒合格指标：经人工菌实验预测定，对微生物杀灭率达到99.9%以上（按国家卫生部《消毒技术规范》规定的标准消毒试验方法进行监测)，即认为合格。但对部分中度危险物品应作高水平消毒处理。③低度危险物品。是指仅直接或间接地与健康无损的皮肤黏膜相接触的物品，一般可用低效消毒方法，或只作一般的清洁处理即可。

（二）消毒灭菌方法

1. 分类和清洗

（1）分类

使用完毕即进行分类，避免直接用手操作；锐利物品必须放置于防刺容器内运输；污物要保持湿润防止干燥，如不能在1~2h内及时清洗，须将物品浸于冷水或含酶液体中。

（2）浸泡

浸泡可防止污物变干，软化或去除污物；对于大量有机物污染或污染物已干者，可先用酶洗涤剂浸泡2min以上。

（3）清洗

有手工清洗、清洗器清洗、超声波清洗。

手工清洗：对于无机器清洗设备或一些复杂物品（如内镜等)，必须手工清洗，遇管道类物品时可根据其管径选用合适的高压水枪进行冲洗。清洗人员必须做好自身保护：戴厚的橡胶手套，戴面罩以保护眼、鼻、口黏膜，穿防水服或戴围裙和袖套，头套应完全遮盖头发：并有专门的清洗空间和清洗槽；清洗时应避免水的泼溅和气溶胶的形成。

清洗器清洗：有全自动和半自动清洗器及专用设备清洗器。这些清洗器通常包括冷水清洗、洗涤剂清洗、漂洗、热水消毒和干燥过程，热水温度为80~90℃，至少可达中等水平消毒，因此机器清洗不必行预处理消毒。

超声波清洗：超声波主要用于去除器械内较小的组织碎屑，因此在此之前必须先初步清洗以除去较大的污物；在使用前应让机器运转5~10min以排除溶解的空气；同时使用含酶溶液可提高清洗效果；清洗水至少每8h更换一次。

（4）漂洗

手工清洗完毕可先用自来水漂洗，接着用去离子水漂洗。

（5）干燥

漂洗完毕后应尽快将湿的物品擦干或烘干，防止生锈。

2. **注意事项**

①无害化处理后的清洗是关键，特别是带有孔隙、管道、管缝的隐蔽处，应仔细刷洗，可拆卸者必须完全拆开，因为残余的有机物是造成灭菌失败的主要因素。②清洗前避免污物变干。③一般情况下主张先清洗，但必须注意自身保护，避免污物与身体直接接触。④在科室内进行清洗时应有专门的空间并配备专门的洗潘槽。⑤尽可能采用机器清洗或超声波清洗，既能保证清洗效果又提高了工作效率。

3. **常用消毒灭菌方法**

可以概括为常规灭菌、特殊器械的灭菌、急用器械的灭菌、医疗器械的工业性灭菌。

（1）常规灭菌方法

最常选用热力消毒灭菌法，其应用历史久、效果可靠、应用广泛、使用方便。

作用机制：通过热对蛋白质的凝固和氧化，对细胞壁和细胞膜的直接损伤，以及对细菌生命物质核酸的作用，导致微生物死亡。

分类：①干热：普通干热、远红外干热。②湿热：煮沸法、流通蒸汽法、压力蒸汽法。

第一，湿热消毒灭菌法

包括煮沸法和压力蒸汽法。煮沸只可消毒，故通常用压力蒸汽灭菌法。

压力蒸汽灭菌法：该方法杀菌谱广，作用强，效果可靠，作用时间短，无任何残余毒性。

适用范围：各种耐湿热、耐高温、耐高压的物品。

设备：①下排气式压力蒸汽灭菌器（手提式、立式、卧式）。②预真空和脉动真空式压力蒸汽灭菌器（卧式）。

方法如下。①下排气式：115℃，40min；121℃，30min。②预真空式：4~6min。

注意事项：预真空式灭菌柜内物品的装量不超过容积的90%，下排气式灭菌柜的装量不得超过80%，并尽可能将同类物品装放在一起；放置时敷料包在上，器械包在下，大包在上，小包在下：包应竖放，不得横向叠放；一端开口的容器应开口朝上：灭菌过程中，加热要均匀，加热速度不能太快，输入蒸汽的压力不宜过高。

第二，干热消毒灭菌法

适用范围：耐高温，但不耐湿的物品，如玻璃器材、陶瓷制品、金属器材、油剂、膏剂、粉剂等。

设备：干热灭菌箱，可分为：普通电热干烤箱和远红外电热干烤箱。

方法：160℃ 1h；170℃ 1h；180℃ 0.5h。

注意事项：物品应先洗净、晾干、包装好，包装不宜过大；放置时应留有空间，装量不超过容积的2/3；玻璃器皿切勿与箱壁、箱底直接接触；灭菌中途不随意开启烤箱，防止玻璃器皿骤冷碎裂。

第三，油脂类和粉状物的灭菌

包括：凡士林、凡士林油纱布、液体石蜡油、滑石粉等。

注意事项：采用良好的透气包装油纱布叠放层数在30层以下，进行干热灭菌：180℃ 30min；170℃ 60min或160℃ 120min；使用容器盛装，可将凡士林或液体石蜡油以50g或50 mL单位，置于玻璃瓶内，进行高压蒸汽灭菌121℃ 30min或132℃ 10min：袋装物：将滑石粉装成10g小袋，进行高压蒸汽灭菌：121℃ 30min或132℃ 10min（忌大袋包装，以免影响灭菌效果）。

（2）不耐热、不耐湿器材的灭菌

包括各种高分子材料、塑料、橡胶制品，如：心脏起搏器、人工瓣膜、刀片、内镜、电刀头等，只能在低于80℃的干燥条件下进行灭菌处理。

第一，甲醛熏蒸法：甲醛是一种具有强烈刺激性的气体，易溶于水，细菌芽孢和多脂病毒可被缓慢杀死，对真菌可抑制或杀死，但由于受到甲醛穿透力的影响，不能达到满意的灭菌效果，且用药量大，有条件时应减少使用频率。

适用范围：适用于各种内镜及零部件的灭菌，以及各种不耐热器材的灭菌。

设备：完全密闭的容器，或专用甲醛熏蒸消毒柜。

方法：保持温度20℃以上，最适宜温度为50~60℃，空气相对湿度70%。常使用氧化法：将36%~40%甲醛（80 mL/m^3）与氧化剂高锰酸钾（或含兼石灰）以2：1的比例混合于器皿内，维持12~24h。

注意事项：必须正确计算甲醛的浓度和熏蒸时间，不得使用自然挥发法进行消毒；物品放置不可重叠，多孔性物品应适当增加甲醛用量；表面粗糙的物品易吸收甲醛，故污染的细菌易被杀灭；做好自身防护，因为甲醛对呼吸道有强烈的刺激性，还可引起皮肤湿疹、过敏反应等，且具有致癌性，对大气环境、仪器设备、建筑物等都会产生不同程度的损害，故消毒后必须全部排除气体后方可开箱取物；采用预真空低温蒸汽甲醛灭菌法对物品进行灭菌，它以灭菌器作为基本设备，通过预热、抽真空、给药、灭菌、排气、干燥等一系列步骤进行，以减少污染。

第二，环氧乙烷灭菌法：环氧乙烷气体可穿通玻璃、纸、聚乙烯、聚氯烯等材质的包装，能有效作用于物品上的一切微生物。

适用范围：怕热、忌湿和贵重物品。

方法：在适宜温度53~57℃，空气相对湿度60%~80%条件下，600mg/L环氧乙烷作用6h或浓度为800mg/L作用4h。

注意事项：欲消毒的物品必须清洁、干燥；进行手术包消毒时，包的温度不能明显低于或超过环境温度；应在密闭的环氧乙烷灭菌器中进行；灭菌后的物品必须将吸附的环氧乙烷气体驱散，残留量≤10μg/g后方可使用；注意个人防护，空气中浓度不可超过2mg/m^3，吸入过量会引起头晕头痛、恶心呕吐，严重者可出现肺水肿，液体接触皮肤可致红肿、水疱、血疱、烧伤；因其有效期较长，可用于一些备用的非常用物品的灭菌。

第三，低温等离子体灭菌法：等离子体是低密度的电离气体云，是根据物质固态、液态、气态基础上提出的物质第四态，即等离子体状态。其生成是某些气体或其他汽化物质在强电磁场作用下，形成气体电晕放电，电离气体产生，其所形成的紫外线、γ射线、β粒子、自由基等都可起到杀菌作用。而且作用快速，杀菌效果可靠，作用温度低，清洁，无残留毒性。

适用范围：内镜；不耐热器材，尤其是直接进入人体的高分子材料（如人工颅骨，心脏瓣膜等）；各种金属器材、玻璃器材、陶瓷制品等。

设备：现多采用Sterrad低温过氧化氢等离子体灭菌装置。

方法：如内镜等，只须作用45~75min即可。

注意事项：灭菌物品必须清洁干燥，带有水分湿气的物品易造成灭菌失败；吸收水分和气体的物品不可用等离子体进行灭菌，如亚麻制品、棉纤维制品、手术缝线、纸张等；带有小于3mm细孔的长管道或死角的器械，灭菌效果难以保证，器械长度大于400mm的不能用Stermd系统灭菌器处理；灭菌物品必须用专用包装材料和容器包装；使用时可在灭菌包内放化学指示剂或生物指示剂。

（3）急用器械的灭菌

第一，微波灭菌法：微波是一种波长为1mm~1m、频率在300~3000MHz的电磁波，干燥和消毒时采用的工作频率为915MHz和2450MHz两种。微波杀菌谱广，作用温度低，无毒，无残留物，不污染环境，节能。

适用范围：少量应急性器械的快速灭菌：不耐热器材的灭菌（如高分子聚合材料）；

眼科器材（小而精细、无残留刺激性）、口腔科器材（形状特殊、周转快）的消毒灭菌。

设备：通常为驻波场谐振腔加热器，如微波快速灭菌器。

方法：使用医疗器械专用微波灭菌器，接通电源220V，定时5min，取出即可使用。

注意事项：务必将欲灭菌的器械清洗干净，擦干，关节打开；在消毒专用盒内加入500 mL微波专用消毒液，也可用蒸馏水代替，但灭菌时间需延长至10min；将器械浸没于液面下，管腔内充满液体；可于手术台边进行操作，但物品不适合保存，故随时灭菌，随时使用。

第二，煮沸消毒法：该方法简便，经济实用，于100℃温度下，能有效杀灭一般微生物，对细菌芽孢无效，故只能作消毒用而不作灭菌处理，只适用于基层医疗单位和紧急情况下使用，以及污染物品的预处理。

适用范围：金属器械、玻璃器材、棉织品、陶瓷制品。

设备：电热煮沸消毒器、真火加热煮沸消毒器。

方法：在消毒器内加蒸馏水，将物品浸没于液面下，加热，待水升温至100℃开始计时，煮沸20min。

注意事项：必须使用蒸馏水，防锈或增效时加入适量1%硫酸钠；物品在消毒前应彻底清洁；物品不可露出液面；注射器针筒与针芯必须分开，碗盘类物品不可叠放，橡胶类物品待水沸后放入；水沸达100℃时再开始计时，煮沸过程中添加物品应于水沸后重新计时。

第三，瞬时高温法：利用能快速产生高温的介质制作的加热器进行灭菌，如金属钨丝激发碘蒸汽，即碘钨灯。

优点：速度快，可在30~120s内达到高温以灭菌。

缺点：灭菌时温度过高，锋利的锐器易受损；对有孔或管道的器械不能使腔内达到灭菌效果。

（三）包装、运输和储存

1. 包装

清洁干燥的物品先进行分类，然后按要求分类包装。包装材料要求具有良好的透气性，又可防止各种微生物再次入侵而导致的二次污染，如用于高压蒸汽灭菌的包装材料必须耐高温。

（1）常用的包装材料

有全棉布、一次性无纺布、一次性复合材料（如纸塑包装袋）等。新棉布应洗涤去浆后再使用，包布无破损，使用过的包布必须经洗涤后再使用，容器均应保持清洁干燥方可放置物品。

使用容器盛放的物品，要选用便于冷空气排除和蒸汽进入的容器，如有侧孔的有盖方盘、不锈钢筒等。

易碎的玻璃器皿、精细器械、特殊形状的物品应注意保护，可用棉垫或纸棉包裹，也可置于专用包装盒内予以固定，防止损坏。

（2）包装方法

十字包扎法：适用于较大的器械包和敷料包。将物品放于双层包布（正方形）中央，扎带对侧角先折盖在物品上，再折盖左右两角，角尖端向外翻折，覆盖最后一角后用十字形带扎紧，不宜过松或过紧。包布层数不少于4层。

有孔容器放置法：适用于各类导尿管、T管、凡士林纱布、显微器械等精细器械，或紧急灭菌的器械。选择有侧孔、可开闭的有盖容器，放入适量物品，打开侧孔，送压力蒸汽灭菌或干热灭菌。灭菌结束后及时关闭侧孔以防污染。

专用包装纸包装法（如纸塑袋）：适用于不耐热物品（如内镜）以及非常用器械等，具有较长的保存期。选择大小合适的包装纸，装入欲灭菌物品，有效封口，于包装纸空白处打印灭菌日期和有效期。

有效指示：包内放置化学指示卡，凡属高度危险器材的消毒包、手术器械敷料包的中心部位及其他蒸汽或其他气体难以穿透的部位均应放置。

包外粘贴化学指示胶带，写明包的名称、有效期，并签名。

有效期的计算：包布类：14天，夏季（梅雨季节）7天。

有盖方盘：7天。

环氧乙烷气体灭菌：2年或按产品说明使用。

纸塑包装高压蒸汽灭菌：6个月。

注意事项：用下排气式压力真空灭菌器的物品包，体积不得超过30cm×30cm×25cm；用于预真空和脉动真空压力蒸汽灭菌器的物品包，体积不得超过30cm×30cm×50cm；器械包的重量不超过7kg，敷料包不超过5kg；盘、盆、碟等器皿类物品，尽量单个包装，有盖者将盖打开；若必须多个包装在一起时，所有器皿的开口应朝向一个方向；摆放时，器皿间用吸湿毛巾或纱布隔开，以利蒸汽渗入；灭菌物品能拆卸的必须拆卸，如注射器应将管芯拔出，乳胶手套分开包装；必须暴露物品的各个表面（如刀剪和血管钳必须充分撑开），以利灭菌因子接触所有物体表面；管腔类物品如导管、针和管腔内部先用蒸馏水或去离子水湿润，然后立即灭菌；纸塑袋包装时，器械的尖锐部位或易损坏的部件可套用塑胶管，既可起到保护作用，也可防止包装纸被戳破而造成无效灭菌。贵重器械（如内镜镜头、电切襟等）可置于有形器皿内，并作妥善固定，如无盖纸盒、包装盒或专用硬质镜头套，以防受压损坏。

2. **运输**

（1）灭菌前

①使用后未清洗的器械通过污物通道运至清洗室或供应室的清洗区域，运送工具每日清洗并保持清洁干燥。②未灭菌的物品应注明标签，不得与已灭菌的物品混放。③物品装放时，相互之间均应间隔一定距离以利蒸汽置换空气。④大型灭菌器，物品应放于柜室或推车的载物架上，无载物架的中小型灭菌器，可将物品放于网篮中。⑤物品应分类放置，金属物品放下层，织物包放上层。⑥难于灭菌的大包放在上层，较易灭菌的小包放下层。⑦易碎的玻璃制品和精密的贵重器械放于安全部位，防碎、防受压损坏。

（2）灭菌后

①通过专用通道运送无菌物品。②运输工具应定时清洗，保持清洁干燥，当怀疑有污染可能时，应立即进行清洗消毒。③物品按顺序摆放，并加防尘罩，以防再污染。④灭菌包掉落地上，或误放不洁处，或沾有水迹，均应视为受到污染，不得使用。

3. **储存**

①合格的灭菌物品应标明有效标志，不得与未灭菌的物品混放。②无菌物品应存放于专用房间，专人负责，限制无关人员出入，房间应定时清洁消毒，维持室温22~25℃，相对湿度55%~60%。③灭菌后的物品应放入专用橱柜内；橱柜或架子应由不易吸潮、表面光洁的材料制成，表面再涂以不易脱落的涂料，使之易于清洁和消毒；橱柜应离地20~25cm，离天花板50cm，离墙远于5~10cm。④灭菌物品放置时应检查包装的完整性，化学指示胶带变色情况，未达到或有可疑点者，或有破损、潮湿者不可作为无菌包使用；启闭式容器应检查侧孔是否已关闭。⑤摆放时按有效期由前到后由左到右的顺序分类放置。

二、内镜及内镜外科的消毒管理

内镜直接与患者的皮肤、黏膜、分泌物、体液及无菌组织接触，从而在受到污染时可直接把病原体带入体内，造成医源性感染。由于现代内镜属于高度精密仪器，许多部件不耐高温、怕腐蚀，造价高，同时由于数量有限，使用周转频繁，从一定程度上影响了消毒灭菌的效果。

（一）内镜的消毒管理

1. 分类

（1）按用途分

可分为诊断型内镜和治疗型内镜。

（2）按作用部位分

①消化内镜：食管镜、胃镜、十二指肠镜、胆道镜、结肠镜、直肠镜。②呼吸道内镜：喉镜、气管镜、支气管镜。③泌尿生殖道内镜：肾盂镜、膀胱镜、尿道镜、宫腔镜、羊水镜。④腹腔镜：单穿孔式，双穿孔式。⑤关节镜。⑥脑室镜。

（3）按结构分可分为

纤维内镜和硬质内镜。

（4）按消毒要求分

有菌内镜：指与人体自然孔道接触的内镜，其所受污染不仅是自然孔道微生物，也可能被血液内的致病因子或外界微生物所污染，因此需用高水平消毒剂进行严格消毒，有条件者行灭菌处理。

无菌内镜：指与无菌组织和体液、血液接触的内镜，如腹腔镜、关节镜、脑室镜、肾盂镜、羊水镜，在使用前必须灭菌处理。

2. 内镜污染与院内感染

内镜在使用过程中常被污染，使其携带大量致病微生物，起到传播媒介作用，易引起院内感染。近年来的研究进一步证实，所有的血液传播性疾病因子，如 HIV、HBV、HCV 及梅毒螺旋体等都可通过内镜传播。

内镜的主要污染来源包括：人体自然孔道带菌污染；血液、体液致病因子污染；医务人员、手或环境带菌的污染；消毒后的内镜可被冲洗水再污染。

3. 内镜的清洗、消毒与灭菌

内镜的有效消毒和灭菌对于预防控制医院内感染非常重要，内镜的使用应做到一人一用一消毒，然而由于患者多，使用周转频繁，很难做到按要求消毒。我国医院内镜的清洗消毒已有统一的规定，使用自动清洗消毒机者极少，大多数仍为手工清洗。

（1）清洗消毒方法

自动清洗消毒法：利用机器在管腔内先后充满洗涤剂、消毒剂，反复循环，提高了清洗消毒的彻底性，常用的程序是清洗—消毒—清洗，若使用含酶洗涤剂则效果更好。

人工清洗消毒法：通常采用的程序是消毒—清洗—干燥—灭菌，内镜可取下的部件应分开放置，各套管内芯均应拔出，管腔内用棉拭子反复擦拭、晾干，钳叶撑开放置；消毒灭菌前的清洗必须充分，以彻底清除所有的组织碎片，这样可使污染的微生物下降99%，同时去除其他有机物，保证灭菌效果；清洁刷亦应彻底清洗，至少每日高效消毒或灭菌一次；操作者应做好自身防护。

（2）内镜的物理消毒法

紫外线：国外研究出的紫外线内镜消毒器，专用于口腔镜的消毒。

压力蒸汽灭菌法：一些硬质内镜及其零部件均可采用，包括直肠镜，胃镜和结肠镜的阀门、活检钳、咬口等。121℃ 20~30min或132℃ 4min。

（3）内镜消毒灭菌后的处理

①冲洗：为了防止消毒后残留化学物的毒性作用，内镜必须作充分的冲洗，冲洗时使用无菌水。②干燥：为防止细菌在潮湿环境时繁殖及传播，插入管道及连接管应该彻底干燥，可将所有管道吸入70%乙醇，之后注入过滤空气使内镜完全干燥。③储存：应防止内镜再污染和损坏，可采用悬挂或横放贮存，应有适当的空间，并与其他设备分开放置。④内镜存柜应每周清洁消毒一次。

（二）消化内镜外科

随着内镜技术的飞速发展，消化道内镜也由原来的诊断性向治疗性转化，使消化道疾病的治疗更加合理、直接、有效，并成为当今消化病学发展的里程碑。常用的有食管镜、胃镜、十二指肠镜、小肠镜、结肠镜、直肠镜、胆道镜等。

然而，内镜外科的并发症也日渐增多，尤其是感染性并发症。引起感染，除致病菌和毒力、手术创伤、宿主易感性、医务人员的无菌操作等因素以外，还与器械的消毒、灭菌有关。消化内镜的治疗等同于普通外科手术，客观上要求其整个操作遵守外科手术的无菌原则，器械消毒、灭菌也应较普通内镜检查更为严格、彻底，只有这样才有望将内镜外科并发症降低到最低限度，使内镜外科真正成为治疗消化道疾病的新兴学科。

1. 内镜检查、治疗引起感染的主要原因

（1）内镜自动清洗机易受污染

内镜自动清洁机能自动清洁内管道，从而既保证消毒效果，又避免了工作人员直接接触消毒剂，但极易造成机器内部污染，从而导致患者之间的交叉感染。因此，完备的内镜自动清洗机应具备以下几点功能：①自我消毒功能。②自动监测功能。③循环水超滤功能。④内部结构不受污染。⑤一次能消毒多支内镜。

（2）内镜及其附件结构复杂不利于消毒

内镜构造精细，外套管内含有注水管、注气管、活检/吸引管、纤维光束等结构，以及一些易于存留并不易去除微生物的部件与附件，如缝隙、咬合、连接、阀（瓣）等。操作过程中，这些管道内常污染有各种黏液、血液、坏死组织或细胞等，不但难以进行机械清洗，而且内镜材料对热与大部分化学消毒剂敏感，清洗与消毒难度都非常大。

（3）内镜贮存不当

内镜使用完毕后未充分干燥内管道。有资料表明，在消毒过的管道中可分离到铜绿假单胞菌，并因此而引起感染，所以强调已经消毒的内镜放置过夜前应充分干燥，每次使用前再消毒。

（4）消毒剂使用不正确

包括使用中、低效消毒剂，如氯己定（洗必泰）、季胺盐类等，或虽用2%戊二醒但消毒时间未达规定要求。2%戊二醛可杀灭各种病原微生物，但必须掌握所需消毒时间，如对细菌繁殖体需1~2min，对结核分枝杆菌和真菌需5~10min，对病毒需10min以上，对芽孢需3h以上，要达到灭菌效果需10h。

2. **消化道内镜的消毒与灭菌**

（1）环氧乙垸灭菌

在50~60℃，空气相对湿度70%条件下，800mg/L环氧乙烷作用6h或600mg/L作用10h可达到灭菌，适用于各种内镜附件，尤其适用于被结核杆菌、肝炎病毒污染的内镜。

（2）压力蒸汽灭菌

121℃作用30min，适用于直肠镜的金属部分以及活检钳等接触破损皮肤黏膜的内镜附件灭菌。

（3）戊二醛消毒与灭菌

使用2%戊二醛溶液浸泡，普通患者需30min，连续使用需间隔10min，肝炎、结核、艾滋病患者用后需60min，达到灭菌效果需10h。

内镜手术系外科微创手术的一种，应达到无菌标准。

3. **消化道内镜的清洗**

以电子十二指肠镜为例。

（1）初步清洗

①用湿纱布或海绵垫擦拭插入管。②关掉空气泵，拔下送气/送水按钮，插入送气/送水管清洗专用按钮，打开空气栗。③把先端部放入清水中，抽吸约10s，并交替抽吸空气数次。④关闭吸引，卸下送气/送水管清洗专用按钮，放入洗涤液中。

（2）彻底清洗

遵循清水—酶洁液—清水的顺序。

①将内镜插入部平放在洗涤水槽中，在流水下清洗镜身并进行送气送水 10s，使可能倒流的血液、黏液冲出。②安装清洗专用按钮、防水帽及灌注管。③连接吸引器接头，用手堵住吸引按钮安装座约 10s。④用纱布及软毛刷擦拭插入管，卸下并清洗所有的按钮，包括：活检管阀、前端部套圈等。⑤将导管清洗刷插入管道，从三个方向全面刷洗整个管道：a. 从吸引按钮安装座口 90°插入软毛刷，直至伸出吸引接口，刷洗数次。b. 从吸引按钮安装座以 45°插入刷子，直到伸出器械先端部。c. 从活检管阀向前端部约 10cm 处反复刷洗数次。⑥有抬钳器的内镜，应用带 5 mL 注射器的洗涤管冲洗抬钳器钢丝管道，冲洗时抬钳器应上下调动。⑦连接吸引，吸水约 10s。⑧将内镜从水中取出，继续吸空气约 30 s，关掉吸引泵。⑨冲洗并干燥内镜。

（3）浸泡

①按上述方法清洗完后，将十二指肠镜再次浸泡于 2%适滴溶液中 1h。②用清水冲净镜身与管腔。

（4）干燥

①用纱布将内镜和全管路灌流器外表擦拭干净。②把导光插头杆插入光源，将清洗专用按钮安装到送气/送水按钮座上，交替压放约 30 s，使送气/送水管路彻底干燥。③将钳子管道开口阀安装于管道口上，连接吸引，堵住吸引按钮座，吹干吸引管。④擦干所有按钮，涂抹润滑油，重新安装（若暂不使用请不要安装），然后送内镜橱储藏。

（5）测漏检查

①将内镜从光源卸下，拆下送水管和吸引管。②将漏水检测器的黑色端插入光源的输出插座，另一端安装在导光插头部的通气盖上。③接通光源，将空气开关调至“HIGH”或“3”的位置，打开空气栗，此时，弯曲部的橡皮套会因内压加大而膨胀，此时方可进行漏水检测。④卸下送气/送水管清洗专用按钮，在电子接点上盖上防水盖。⑤将整个内镜浸入水中，仔细观察 30s，若无气泡出现，说明不漏水，待橡皮套恢复自然状态后，卸下测漏器，擦干；如有连续气泡出现，立即将内镜从水中取出，关闭光源，从光源上卸下漏水检测器，30s 后将其另一端从器械上卸下，送专业部门维修。

4. **内镜附件的清洗消毒**

（1）活检钳

应一人一钳一灭菌。使用后的活检钳先用流动水冲洗干净后浸泡于含酶溶液中，用小刷子刷洗银瓣内面和关节处，再将活检钳放入超声震荡器中震荡 10min，清洗后挂起晾干，然后进行高压蒸汽或环氧乙垸灭菌。

（2）在操作过程中接触黏膜机会大的附件

如切开刀、导丝、取石网篮、碎石网篮、造影导管等，均应一次性使用。若由于某些原因必须多次使用时，也应彻底清洗后进行环氧乙烷灭菌处理。

（3）咬口

使用后清洗完毕，予以高压蒸汽灭菌，有老化时及时更换。

（4）注水瓶

每日清洗消毒。先倒尽瓶内液体，将瓶与连接管完全浸没于2000mg/L的有效氯溶液中60min，然后用清水过净、擦干即可；或采用高压蒸汽灭菌以备用。

（5）吸引瓶

一人一瓶，及时清洗消毒。将瓶塞与连接管浸泡于2000mg/L的有效麻溶液中60min，清水过净以备用；吸引瓶则予以高压蒸汽灭菌备用。

（6）清洗刷

使用时，当穿出先端部时，在流动水下用手指揉搓刷头，以去除附着的黏液，再拉回、取出，并洗净黏液，可如此重复数次；结束后将清洗刷浸泡于消毒液中60min，取出冲净、晾干。

（三）胸、腹腔镜外科

胸、腹腔镜具有创伤轻、切口小、住院时间短、恢复快等优点，但其器械昂贵，大多数医院不得不在短时间内消毒后重复使用，而且器械结构复杂，精密易损，由此也带来了医院感染的新问题。其危险因素包括：器械消毒不当、手术操作不良、异物残留、脐孔消毒不严、气腹、患者自身的健康素质较差以及其他一些因素。其中，器械消毒不当是引起院内感染的重要因素，因此必须正确处理器械，做好清洁、灭菌工作。

1. 重视器械消毒前的清洁

清洁是消毒和灭菌中的一个重要步骤，通过清洁能去除器械上90%以上的病原体。拆卸并仔细清洁器械，清除残余的有机物，以使器械与消毒剂、灭菌剂充分接触，否则无论是环氧乙烷，还是戊二醛，都不能有效地渗透入残余有机物，尽管高压蒸汽可渗透其中，但灭菌后残余物仍会对腹腔镜仪器产生不良影响。使用机器清洗可达到较好的效果。另外，可选用酶软性清洗剂浸泡，迅速分解蛋白质和有机物，使残留血液、有机物、黏液等不至于凝固而吸附于器械上。

2. 合理选用消毒灭菌方法

作为直接进入人体组织器官的器械，应选择灭菌或高水平消毒的方法。

(1) 甲醛熏蒸法

能在常温下杀灭一切微生物,但甲醛熏蒸法有下列缺点:①冷凝聚合后产生白色粉状的多聚甲醛会损坏器械。②灭菌作用迟缓(需 10h 左右)。③有强烈刺激气味。④穿透力差。所以该方法正被其他方法所替代。

(2) 戊二醛浸泡法

戊二醛既不腐蚀金属、镜面,又不破坏透镜与镜筒间的黏合剂,而且杀菌能力强,是所有腔镜器械都适用的消毒、灭菌剂。2%戊二醒能在 20min 内灭活 4~6.4 对数级结核分枝杆菌,是一种高水平的广谱消毒剂,达到灭菌要求需要 10h 以上。因此,戊二醛浸泡被认为是目前实用、经济、安全、有效的腹腔镜消毒方法。

(3) 高压蒸汽法

高压蒸汽法是目前最安全、可靠的灭菌法。它能在短时间内杀灭所有的微生物,具有经济、快速、无毒、无污染等优点。但并不是所有器械都能耐受高压,其中的气腹管、冲洗棒、冲洗管、永久性曲卡、永久性抓钳等适合用高压蒸汽灭菌。

(4) 环氧乙烷法

环氧乙烷气体灭菌法是目前内镜灭菌中常用的方法之一。它能在常温下杀灭包括芽孢在内的所有微生物,又不损坏腔镜中的精密仪器,尤其是镜头和导光索,而且环氧乙烷气体穿透力特别强,尤其适合于腔镜中狭长管道的消毒、灭菌。

(5) 低温电浆灭菌法

低温电浆灭菌系统是以过氧化氢(H_2O_2)为灭菌剂,在真空状态下进行离子化电浆灭菌,其具有以下优点:①快速高效,整个灭菌过程仅需 55min。②安全方便,灭菌系统为卡匣设计,微电脑控制,操作简易安全。③低温干性灭菌,不因湿度、高温、消毒剂而损坏器械。④残留物为水(H_2O)和氧(O_2),对人体、环境无毒无害,符合“以物、人、环境”为本的消毒、灭菌新理念。然而,低温电浆灭菌系统价格昂贵,且最近才进入市场,其灭菌效果尚待进一步论证。

3. 加强器械消毒效果监测

戊二醛有效期为 14d,但其消毒水平随浓度稀释而下降,低于 1%即失去对器械的消毒作用,因此每次使用前必须用试纸监测其浓度、温度、酸碱度,以确保器械达到高水平消毒。环氧乙烷、甲醛熏蒸法也均应有气体灭菌指标监测。

三、手术室空气净化与消毒

(一) 物理消毒法

用物理方法对室内空气进行除菌、杀菌,其效果可靠,不残留有害物质,对环境无影响，作用效果可持续保持。

1. 静电吸附除菌空气净化技术

静电吸附除菌是利用工业电除尘的原理。国内研制的 MKL 型空气洁净器，创新地采用了三级净化，即：预过滤-高效过滤-活性炭吸附、组合式正离子静电吸附除菌，并采用大风量空气净化，以保证室内空气的净化次数。有研究结果显示，开机 30 min 后，空气中自然菌有降低，在术中使空气微生物维持在较低水平，且在有人活动条件下，空气细菌含量随消毒时间延长而降低。

2. 紫外线照射消毒法

紫外线属于电磁辐射中的一种不可见光，根据波长可分为 3 个波段，即 A 波段、B 波段、C 波段，杀菌力较强的波段为 280.0～250.0mn，紫外线杀菌灯所采用的波长为 253.7mn。

（1）消毒机制

①对细菌核酸的破坏作用。②对菌体蛋白质的破坏。③可破坏菌体糖。④自由基作用。

（2）消毒装置

普通型紫外线灯：除能辐射大量 253.7nm 的紫外线外，还可辐射出 184.9nm 波长的紫外线，它可激发空气中的氧气（O_2）形成臭氧（O_3），同样起到杀菌作用，所以又称之为高臭氧紫外线灯。

灯型：有直管型、H 型、U 型，功率有 8W、10W、15W、20W、30W、40W 不等。手术室最多采用的是 30W 和 40W 直管式紫外线灭菌灯。

（3）影响消毒效果的因素

①电压：当电压由 220V 降到 200V 时，紫外线辐射强度可降低 20%，此时可适当延长照射时间以保证效果。②照射距离：最佳吊装高度为距地面 1.8～2.2m，使人的呼吸带处于有效照射范围。③空气相对湿度、洁净度：当完成室内卫生工作后，保持静置状态，相对湿度在 40%～60% 比较适合。④温度：在 5～37℃ 时无明显影响。

（4）消毒方式

固定式照射法：最常用，适合于无人条件下。将紫外线杀菌灯悬挂于室内天花板上，以垂直向下照射或反向照射方式进行照射消毒。辐射强度应高于 70μW/cm²，保证 1.5W/m³，分布均匀，吊装高度 1.8～2.2m，连续照射不少于 30min，可使静态空气达到消毒要求。

移动式照射法：紫外线消毒车可对室内某一区域空气进行集中照射，有其机动性，不受固定位置限制。

间接照射法：采用封闭式紫外线消毒器，如风筒式消毒器、壁挂式电子（紫外线）消毒器，在有人的情况下对室内空气消毒，利用空气不断经过消毒器循环、反复过滤及紫外线照射，达到净化空气的目的。若兼有负离子发生器则更佳。

（5）监测

对辐射强度和杀菌效果进行定期监测。

（二）化学消毒法

用化学消毒剂对空气进行消毒是一种传统方法，具有作用迅速、效果可靠、节省等优点，通常在施行严重感染或特殊感染手术后采用，以达到终末消毒的目的。

1. 臭氧消毒法

臭氧是一种淡蓝色气体，具特殊的鱼腥臭味。

（1）方法

在密闭条件下，相对湿度为 70%，浓度达到 30mg/m^3，15min 可杀灭空气中自然菌 92%以上。

（2）注意事项

对呼吸道黏膜有明显的刺激性，可出现口干、咳嗽，浓度高、接触时间长会出现强烈的呼吸道症状。我国规定大气中臭氧最高浓度为 0.2mg/m^3。因此，消毒时所有人员必须离开，消毒结束后闻不到臭氧气味时方可进人。

2. 化学气溶胶消毒法

空气气溶胶消毒是采用现代微粒子喷雾器将消毒剂雾化成 50μm 以下的微小粒子，允许其在空气中停留一段时间，保证消毒剂颗粒与空气中微生物颗粒充分接触，以达到杀灭微生物的目的。其具有节水、省药、不湿透物体等诸多优点。

（1）气溶胶消毒的原则

①选用理想的喷雾消毒剂：应具有杀菌作用快速、杀菌效果好、无毒性或残留毒性，不污染环境，不腐蚀物品，分子小易蒸发等优点。②喷雾粒子小，雾化均匀，使空气中所有微生物颗粒都有机会接触到消毒剂颗粒，达到消毒的彻底性。③可形成消毒剂气溶胶蒸发分子体系，可扩散到室内各个隐蔽处。

（2）气溶胶消毒的方法

过氧乙酸喷雾：方法：0.5%过氧乙酸水溶液 20~30 mL/m^3，密闭作用 2h。

过氧化氢喷雾：①杀菌机制：氧化作用：分解产物。②方法：1.5%~3.0%过氧化氢水溶液 20~40 mL/m^3，密闭作用 30~60min，可杀灭空气中细菌繁殖体 99.9%以上，作用

60min，可杀灭室内物体表面上细菌繁殖体99.9%。③注意事项：过氧化氢气体、气溶胶对呼吸道及眼睛有刺激性，空气中最高允许浓度为1.4mg/L。

过氧戊二酸喷雾：①方法：0.5%过氧戊二酸水溶液100~300 mL/m^3，密闭作用30~60min。②注意事项现配现用；对碳钢、铜有明显的腐蚀性基本无毒，无蓄积毒性，无致突变作用，0.5%以下对皮肤无刺激。

二氧化氯喷雾：方法：0.05%二氧化氯水溶液20 mL/m^3，密闭作用30~60min。

（三）手术室空气净化注意点

1. 加强手术间的门户管理制度

准备充分，尽量减少进出房间的次数，并随手关门，术中严禁门户敞开，防止污染空气进入。

2. 限制人员流动

据统计，人体在静坐时每分钟可散布尘埃数为10^5个，轻微活动时约为10^6个，快速步行时则是10^7个。另一方面，根据监测证实，手术室浮游菌降落的数量在手术过程中有明显变化，其特点为手术开始时细菌降落量最大，结束时又出现一个峰值。

3. 禁止患患者员参与手术

患有呼吸道感染、疖、痈或手部有破溃的医务人员不得参与手术和进入手术室。

4. 服装要求

手术间内空气的污染主要来源于人的生理、病理分泌。每次呼气，尤其是打喷嚏，均会释放出大量飞沫；人的体表也时刻脱落着难以记数的皮屑。不管是飞沫还是皮屑均可携带大量细菌，它们会随气流到处漂浮并扩散。为保证室内空气洁净，尤其是防止细菌直接落入切口或手术器械，工作人员进入室内前必须戴好口帽，有效遮盖口鼻，避免大声交谈、打喷嚏；所穿衣物材料以不脱纤维、不落尘为宜。

5. 限制手术台上翻动患者

患者术前一日尽可能沐浴，进入手术室前应脱去鞋袜，换穿清洁衣裤并戴帽子。手术前脱去衣裤，减少患者在手术台上的翻动，有必要翻动患者盖被时尽量轻柔，在安置完患者手术体位后方可开启无菌包，以免带菌漂浮物沉降于无菌区内。有条件的医院，可在准备室内对患者进行麻醉后再推入手术室。

6. 洁污控制

无菌手术与污染手术必须分室；无条件者应先进行无菌手术；接台手术之间要严格环

境净化和湿式打扫；手术人员在两台之间也应重新刷手、穿戴手术衣。

7. **卫生打扫**

保持清洁、无害是保证手术室内空气洁净的最基本、最重要的常规措施，包括每日术前、术后对手术房间进行卫生清洁，各走廊、通道做好即时清洁，每周至少一次的彻底湿式清扫；每月一次细菌培养，以监测卫生效果等。

四、一次性物品和废弃物的处置

医院废弃物是指在医院内诊断、治疗、护理过程中产生的医疗性废弃物，包括液体（污水）、固体（污物）形态，它们均有可能被致病微生物污染的可能，具有一定潜在的危险性。因此，必须做好医院废弃物（包括一次性用物）的妥善处理。

（一）基本分类

1. **通常可分为**

（1）一般性废弃物

即医患人员的普通生活垃圾。

（2）感染性废弃物

包括病变人体组织，实验动物组织，患者血液、体液、分泌物、排泄物，废弃药物、敷料，一次性医疗用物（注射器、输液器、导尿管等），以及废弃的实验器材、培养物、抹布等。

（3）特殊性废弃物

含有放射性物质的废弃物。

2. **手术室常见一次性用物及废弃物**

（1）锐利物品

刀片、针头。

（2）瓶类

玻璃瓶、塑料瓶。

（3）针筒类

塑料针筒、玻璃针筒。

（4）易毁形物品

吸引头、吸引皮管、各类引流管、引流袋、输液器、输血器、导尿管、造影导管、黄/蓝斑马导丝、气囊导管等。

(5) 难毁形物品

电刀头、各类吻合器、关闭器、取石网篮、碎石网篮等。

(6) 棉制品等

一次性手套、被服、手术衣、口罩、帽子、敷料类（纱布、棉垫、纸棉、绷带）等。

(7) 引流物

胃液、尿液、冲洗液、血液等。

(8) 切除物

手术切除的身体残肢、脏器、病理标本等。

(二) 处置方法

1. 分类

收集一次性物品用后必须毁形，严禁重复使用和回流市场。

(1) 一般性废弃物

集中统一、随时随地放入专用黑色污物袋内，按普通居民生活垃圾集中运到封闭式垃圾站集中处理。

(2) 感染性废弃物

其收集、存放和处理的原则是：防止污染扩散和传播感染性疾病。收集时，需将再利用的和不再利用的废弃物分开收集；需回收的废弃物必须先经浸泡消毒后装入专用容器内集中统一处理，再次消毒—清洗—灭菌后利用；不需回收的放入带标记的黄色污物袋内集中送专业部门处理。

(3) 放射性废弃物

应及时放入污物袋内，加特殊标记和注明时间，送专门部门的专用放射性废弃物储藏室储藏，直到放射程度衰减到无害的程度为止。

2. 运送

将具有危险性的废弃物集中之后，应由受过专门训练的人员负责运送，所用的搬运工具均列为专用，运送途中严禁废弃物容器破损、泄漏，必须安全送到处理地，而后对运输工具进行就地消毒处理。

3. 废弃物预处理

进行严格清理检查，清点数量，根据材料性质进行再分类，分成可焚毁和不可焚毁两大类，对不适合作焚烧处理的应采用化学或其他处理方法。

4. *消毒处理*

（1）焚烧处理

焚烧是最常用的废弃物处理方式，适用于多数一次性可毁形用物、污染敷料以及病理标本等，同时也是处理感染性废弃物的最有效的方法。

焚烧炉内的温度可高达1000℃以上，焚烧就是利用可燃性废弃物在焚烧过程中产生的高温杀灭各种污染微生物，残留的灰渣可送入普通垃圾场。

焚烧前严格执行审批和移交手续；焚烧效果以污物全部化为灰烬为标准；焚烧炉排放的烟尘应符合环保部门的有关标准。

（2）消毒处理

不可燃污物作浸泡消毒。

一般肠道传染患者污染物可用2000mg/L有效氯溶液浸泡30min以上；病毒性肝炎、结核性污染物、真菌性污染物、厌氧菌污染物等可用2000～5000mg/L有效氯溶液浸泡60min以上，也可用2%戊二醛浸泡2h以上，如此处理均可达到消毒要求。

（3）液体和半固体污物消毒处理

人的呕吐物、分泌物、排泄物等可直接加入10%～20%含氯石灰或10%优氯净，搅拌均匀作用2h以上，然后弃于化类池。

感染性残剩血液、结核患者痰液、排泄物等均可用20%含氯石灰搅拌均匀作用2h以上，弃于化粪池内。

第二节　患者的准备

一、一般准备

手术患者须提前送达手术室，做好手术准备。手术室护士应热情接待患者，按手术安排表仔细核实患者，确保手术部位准确无误，点收所带药品，认真做好“三查七对”和麻醉前的准备工作。同时需加强对手术患者的心理准备，减轻其焦虑、恐惧等心理反应，以便配合手术的顺利进行。

二、手术体位

安置体位的基本要求：①充分暴露手术区域，避免不必要的裸露；②患者肢体和托垫必须摆放平稳，不能悬空；③维持正常呼吸功能；④维持正常的循环功能，避免因挤压或固定带过窄、过紧而影响血液循环；⑤避免压迫神经、肌肉。

手术室常用的手术体位有以下几种。

（一）半坐卧位

将手术台头端摇高 75°，尾端摇低，整个手术床后仰 15°，双腿半屈，头与躯干依靠在手术台上，双手用中单固定于体侧。适用于扁桃体、鼻中隔、鼻息肉等部位手术。

（二）仰卧位

患者仰卧于平置的手术台上，头部垫软枕。双臂用中单固定在体侧，掌心向下，如果一侧手臂有静脉输液，需将其固定在臂托上。膝下放一软枕，使膝部放松、腹肌松弛，膝部用较宽的固定带固定。足跟部用软垫保护。根据需要将手术台上部抬高 10°~20°，患者仰卧其上，颈后垫坡形枕头（或头板放下 60°~70°），使颈部过伸，头部需转向健侧，暴露手术区域。仰卧位是手术室最常见的体位，适用于前额、甲状腺、前胸壁、腹部、骨盆及四肢等部位的手术。

乳腺手术时患者也需采取仰卧位，需要注意的是：①术侧靠近台边，肩胛下垫一块卷折的中单或软垫，上臂外展，置于臂托上；②对侧手臂用中单固定于体侧。

（三）侧卧位

侧卧位，常用于颅脑手术、胸腔手术及肾等手术。

1. **全侧卧位**

（1）胸部手术侧卧位

患者侧卧，腰部和肋下各垫一软枕。双手屈曲放在前面，或伸直固定在托手架上。手术台头、尾部适当摇低，使腰部抬高。用固定带固定髋部和膝部。

（2）肾手术侧卧位

患者侧卧，肾区对准手术台腰桥架。双臂屈曲放在前面，或伸直固定在托手架上。腰部垫软枕。手术台头、尾部适当摇低，使腰部抬高。用固定带固定髓部和膝部。

2. **半侧卧位**

患者侧卧后身体呈 30°~50°，手术侧在上，术侧上肢固定在托手架上，肩背部、腰部和臀部各放一软枕。

（四）俯卧位

俯卧位，适用于脊柱及其他背部手术。患者俯卧于手术台上，头侧向一边，双肘稍屈曲，置于头旁。胸部、耻骨下垫以软枕，使腹肌放松。足下垫小枕。颈椎部手术时，头面部应置于头架上，口鼻部位于空隙处，稍低于手术台面。腰椎手术时，在患者胸腹部垫一弧形拱桥，足端摇低，使腰椎间隙拉开，暴露术野。

（五）膀胱截石位

膀胱截石位，让患者仰卧，臀部位于手术床尾部摇折处，必要时垫一小枕，两腿套上袜套，分别置于两侧搁脚架上，腘窝部垫以软枕，固定带固定。适用于会阴部、尿道、肛门部手术。

三、手术区皮肤消毒

患者在手术室安置好体位后，由手术室医护人员对其术区皮肤进行消毒。皮肤消毒剂多选用2.5%~3.0%的碘酊、75%的乙醇及0.5%的碘伏等，碘过敏者可选用其他皮肤消毒剂（如灭菌王、0.1%苯扎溴铵），黏膜消毒剂多用0.1%的碘伏或0.1%的苯扎溴铵。

（一）皮肤消毒原则

①消毒者外科洗手后即可对患者的皮肤进行消毒，注意双手不能与患者皮肤或其他未消毒物品接触，消毒用敷料钳不能再放回到手术器械桌上。②用碘酊消毒时不要蘸取过多，以免流洒到其他地方烧伤皮肤，脱碘要干净。③擦拭消毒剂时应稍用力。④消毒时通常以切口为中心向外擦拭消毒，但消毒感染部位和会阴部的切口时应由外向内擦拭。⑤消毒范围一般以切口为中心向四周扩散15~20cm，以利于手术的安全性。⑥消毒腹部皮肤时，要先在脐窝中滴加适量消毒剂，皮肤消毒后再擦净。

（二）皮肤消毒方法

①用2.5%碘酊纱球涂擦术区皮肤，干燥后再用75%乙醇纱球涂擦2遍脱碘。②婴儿、面部皮肤、口腔、会阴部的消毒可用0.1%苯扎溴铵（或0.1%碘伏）纱球擦拭，换敷料钳再消毒2次。③内耳手术可用1%碘酊和75%乙醇消毒。④植皮手术的供皮区可用70%~75%乙醇消毒2~3次。⑤切开皮肤前，用无菌纱布垫或皮肤保护膜覆盖在切口两边，在延长切口或进行缝合前，要将纱布或皮肤保护膜掀起，用70%~75%的乙醇再次消毒。

（三）手术区域皮肤消毒范围

1. 头部手术

头、前额、颈部及肩部。

2. 口唇部手术

面唇、颈及上胸部。

3. 颈部手术

上至下唇、下至乳头，两侧至斜方肌前缘。

4. 锁骨部手术

上至颈部上缘，下至上臂上 1/3 处以及乳头上缘，两侧达腋中线。

5. 腹部手术

上腹部手术上至乳头，下至耻骨联合，两侧至腋中线；下腹部手术上至剑突，下至大腿下 1/3，两侧至腋中线。

6. 肾手术

上至腋窝，下至腹股沟，前后过中线。

7. 胸部手术

前后过中线，上至锁骨及上臂 1/3 处，下过肋缘。

8. 乳腺根治手术

前至对侧锁骨中线，后至腋后线，上过锁骨及上臂，下过肚脐平行线。

9. 四肢手术

周圈消毒，上下各超过一个关节；通常消毒整个手臂。

10. 腹股沟及阴囊部手术

上至肚脐线，下至大腿上 1/3，两侧至腋中线。

11. 颈椎手术

上至颅顶，下至两腋窝连线。

12. 胸椎手术

上至肩，下至髂棘连线，两侧至腋中线。

13. 腰椎手术

上至两腋窝连线，下过臀部，两侧至腋中线。

14. 会阴部手术

耻骨联合、肛门四周及臀部，大腿上 1/3 内侧。

四、手术区铺单法

（一）铺盖手术单的目的

铺盖无菌布单的目的是除显露手术切口所必需的皮肤区以外，遮盖其他部位，以避免和尽量减少手术中的污染。也可在手术区的皮肤上粘贴无菌塑料薄膜。

（二）铺盖手术单的原则

①术者洗手后即可铺第一层切口单，穿无菌手术衣、戴无菌手套后，才能铺盖其他无菌单。②洗手护士传递手术单时应手持两端，铺单者迎接时应手持中间。无菌手术单不能接触有菌物品或其他部位，一经污染必须立即更换。③铺大孔单展开时，应把手卷在手术单内，以免手被污染。④无菌手术单铺盖后即不宜移动，如果必须移动，则只能由手术区向外移动，而不能向内移动。⑤严格遵循铺单顺序和方法，通常第一层手术单是按照从相对清洁到清洁、由远至近的方向铺盖。⑥无菌手术单一般距离切口中心 2~3cm，悬垂于手术台边缘下至少 30cm。⑦一般要求手术区周围应有 4~6 层无菌单，外周至少 2 层。⑧接触皮肤的第一层无菌单可以用巾钳或皮肤保护膜固定，最后一层无菌单应用组织钳固定，以免巾钳移动后造成污染。⑨术中手术单如被水或血浸湿，应加盖另一无菌单，用以隔离无菌区，防止感染发生。

（三）铺盖手术单的方法

以腹部铺单法为例，一般铺以下三重巾。

1. 铺皮肤巾

皮肤巾又称切口巾，即用 4 块无菌巾遮盖切口周围。

洗手护士将无菌巾折边 1/3，手持折边的上面两端，第一、第二、第三无菌巾的折边朝向铺单者，第四块巾的折边朝向自己，按顺序传递给铺单者。

铺单者手持折边中间接过无菌巾，分别铺于切口下方、上方及对边，也可按下方、对侧、上方顺序铺放，最后铺自身侧。每块巾的内侧缘距切口线 3cm 以内。如铺巾者已穿好无菌手术衣，则铺巾顺序改为先下后上，再近侧后对侧。

手术巾的四个交角处分别用布巾钳夹住。

2. 铺手术中单

将两块无菌中单分别铺于切口的上、下方。铺巾者需注意避免自己的手或手指触及未消毒物品。

3. 铺手术洞单

将有孔洞的剖腹大单正对切口，短端向头部、长端向下肢，先向上方展开，再向下方展开，展开时手卷在剖腹单里面，以免污染。要求短端盖住麻醉架，长端盖住器械托盘，两侧和足端应超过手术台下 30cm。

无菌手术单也有一次性制品，质地好，使用简单方便，用粘贴带隔离无菌区和有菌区，可提高手术的安全性。但由于价格较高，国内还未推广应用。

第三节　手术人员的准备

手术前，每一名手术团队成员必须严格按规范进行手术前自身准备，包括外科手消毒、穿无菌手术衣和戴无菌手套，通过规范、严格的手术前手术人员自身准备，建立无菌屏障，预防手术部位感染。

一、外科手消毒

是指外科手术前医务人员用肥皂（皂液）和流动水洗手，再用手外科消毒剂清除或者杀灭手部暂居菌和减少常居菌的过程。使用的手消毒剂应具有持续抗菌活性。

（一）明确外科手消毒定义

外科手消毒与洗手、卫生手消毒统称为手卫生，其中洗手仅指用肥皂或皂液和流动水洗手，去除手部皮肤污垢和暂居菌的过程。而卫生手消毒是指医务人员使用速干手消毒剂揉搓双手，减少手部暂居菌的过程，两者应与外科手消毒区分。

（二）外科手消毒的设施准备

洗水池应设置在手术间附近，高矮合适，防溅喷，洗水池面应光滑无死角，每日清洁。水龙头应为非手接触式，数量不少于手术间数。清洁指甲用具指定容器存放，每日清洁与消毒。手刷等搓刷用品应指定放置，一人一用一灭菌或一次性无菌使用。外科手消毒剂应符合国家相关规定，并采用非手接触式出液器，宜使用一次性包装，重复使用的容器每次用完应清洁、消毒。

（三）外科手消毒的原则

先洗手后消毒；不同手术患者之间、手套破损、手被污染时，应重新进行外科手消毒；在整个外科手消毒过程中应始终保持双手位于胸前，低于肩高于腰，使水由手指远端自然流向肘部。

二、无菌手术衣穿着

常用的无菌手术衣有两种式样：一种是背部对开式手术衣，另一种是背部全遮式手术衣。

（一）对开式无菌手术衣的穿着方法

①洗手后，取手术衣，提起衣领轻轻抖开，将手术衣轻掷向上的同时，顺势将双手和前臂伸入衣袖内，并向前平行伸展；②巡回护士在其身后协助向后拉衣；③洗手护士双手交叉，腰带不交叉向后传递；④巡回护士在身后系带；⑤手术衣无菌区域为：肩以下、腰以上、腋前线的胸前及双手。

（二）全遮式无菌手术衣的穿着方法

①洗手后，取手术衣，将衣领提起轻轻抖开；②将手术衣轻掷向上的同时，顺势将双手和前臂伸入衣袖内，并向前平行伸展，巡回护士在其身后将手伸直手术衣内侧，协助向后拉衣，手不得碰触手术衣外侧；③穿衣者戴无菌手套后将前襟的腰带递给已完成外科手消毒并戴好无菌手套的洗手护士；④洗手护士拉住腰带后嘱穿衣者原地缓慢转动一周，再将腰带还与穿衣者；⑤穿衣者将腰带系于胸前；⑥无菌区域为：肩以下、腰以上的胸前、双手臂、侧胸及后背。

（三）注意事项

①穿手术衣必须在手术间进行，四周有足够的空间，穿衣者面向无菌区。穿衣时，手术衣不可触及任何非无菌物品，若不慎触及，应立即更换；②巡回护士向后拉衣领、衣袖时，双手均不可触及手术衣外面；③穿全遮式手术衣时，穿衣人员必须戴好手套，方可接取腰带；④穿好手术衣、戴好手套，在等待手术开始前，应将双手放在手术衣胸前的夹层或双手互握置于胸前。双手不可高举过肩、垂于腰下或双手交叉放于腋下。

第四节　物品的准备和无菌处理

一、物品的准备

（一）布类物品

通常选择质地柔软、细密、厚实的棉布，绿色或蓝色。大单、腹单、丁字腹单、颈单要用厚的斜纹布等。手术室的布类物品也有一次性制品，由无纺布制成。

1. **洗手衣**

洗手衣上衣为短袖，衣身须扎入裤带中，裤管有束带，以防止皮肤表面的微生物抖落或脱落。洗手衣一般分大、中、小3号。

2. **手术衣**

要求能遮至膝下，胸襟和腹部应为双层布，可以插入双手，并可防止手术时血水浸透。袖口为松紧口，便于手套腕部套住袖口。在前腰缝制一长160cm的腰带。

3. **手术帽、口罩**

手术帽必须能遮盖手术人员所有的头发。口罩用于遮盖手术人员口鼻，有单层、双层及3层以上等多种规格。

4. **手术单**

用于铺盖无菌区或手术区域，包括大单、中单、手术巾及各种包布，规格尺寸各不相同，消毒后按要求折叠，以免取用时污染。临床也可根据手术需要，将各种巾单做成手术包，以提高工作效率。

（二）敷料类

敷料主要指纱布类和棉花类，使用质地柔软、吸水性强的脱脂纱布或脱脂棉花制成，也有一次性无纺布制品，用于术中止血、拭血及包扎等。

1. **纱布类**

包括不同规格的纱布垫、纱布块、纱布球及纱布条等，还有干纱布和湿纱布之分。干纱布垫用于遮盖伤口两侧的皮肤。湿纱布有盐水纱布、碘仿纱布等，盐水纱布垫用于术中保护显露的内脏，防止损伤和干燥；碘仿纱布多用于感染创口的引流和止血等。

2. **棉花类**

包括棉垫、带线棉片、棉球及棉签等。棉垫用于胸、腹部及其他大手术后的外层敷料，起保护伤口的作用；带线棉片用于颅脑或脊椎手术时吸血和保护脑组织、脊椎手术止血；棉球用于消毒皮肤、洗涤伤口、涂拭药物；棉签用作采集标本或涂擦药物。

（三）缝线类

缝线，用于缝合组织和器官以促进伤口愈合，或结扎血管以止血，可分为不吸收线、可吸收线两大类。不吸收线有丝线、金属线、尼龙线等，其中丝线常用1~10号，号码表示线的粗细，号码越大线越粗。可吸收线又可分为天然、合成两类，天然线有肠线和胶原线：肠线常用于胃肠组织的缝合，分普通肠线和路制肠线两种。普通肠线由羊肠或牛肠黏膜下层组织制作而成，一般经6~12d被吸收；铬制肠线是经过铬盐处理过的肠线，一般经10~20d被吸收。

（四）器械类

1. **刀刃类**

有手术刀、手术剪、骨凿、骨剪等。

2. **把持用器械**

包括钳类、镊子等。止血钳是手术时用来止血或进行钝性分离的器械，有各种不同的形状和大小。直止血钳用于皮下止血，弯止血钳用于深部止血和分离组织；肠钳用于肠胃手术；巾钳用来固定手术巾；无齿镊用于夹持血管、神经及其他较脆弱组织；有齿镊用于夹持皮肤、筋膜等较坚韧组织。

3. **牵拉用器械**

用于牵开组织、暴露深部手术野，如各种拉钩、自动牵开器等。直角拉钩用于牵开腹壁，“S”形拉钩用于牵引腹腔脏器，爪形拉钩用于牵开肌肉，自动牵开器用于暴露胸、腹腔等。

4. **缝合用器械**

包括缝针、持针器。缝针有圆形缝针、三角形缝针、无创伤缝合针等。圆形缝针适用于神经、腹膜、胃肠及内脏等部位；三角形缝针适用于韧带、皮肤等坚韧部位；无创伤缝合针适用于缝合血管、神经、角膜等管状或环形构造。以上各种类型的缝合针均有弯形和直形2种。持针器有长短之分，用于把持弯针。为预防缝针断裂，持针器应夹在靠针眼1/3处。

5. **探查用器械**

探针细而直，尖端易于弯曲，用于空腔、塞道探查及扩大腔洞等。有槽探针尖端圆钝，其长轴有一沟，用以探查脓腔，脓液可自沟流出。

6. 内镜类

如膀胱镜、腹腔镜、胸腔镜、关节镜等。

7. 特殊器械

如食管、胃、直肠等吻合器，血管吻合器、激光刀、氩气刀、电刀、电锯、取皮机等。

（五）特殊物品

1. 引流物

橡皮片引流条多用于浅部切口和少量渗出液的引流；纱布引流物多用于浅表部位、感染创口的引流；油纱多用于植皮、烧伤等手术。

2. 导管

常用的导管有普通引流管、双腔或三腔引流套管、T 形引流管、蕈状引流管、胃管等，用途各异。普通的单腔引流管可用于胸、腹部术后创腔引流；双腔或三腔引流套管多用于腹腔脓肿、胃肠、胆或胰瘘等的引流；T 形引流管用于胆管减压、胆总管引流；蕈状引流管用于膀胱及胆囊的手术引流；胃管用于鼻饲、洗胃或胃引流。

3. 止血用品

骨蜡用于骨质面的止血；止血海绵、生物蛋白胶、透明质酸钠等用于创面止血。

二、物品的无菌处理

物品的无菌处理包括物品的清洗和消毒灭菌。清洗是指用自来水（可加洗涤剂等去污剂），清除物品表面污垢及部分细菌，使其达到公共卫生要求；消毒是指用物理或化学的方法杀灭或清除芽孢以外的所有病原微生物的一种方法；灭菌是指用物理或化学的方法杀灭或清除所有微生物的一种方法。

（一）清洗

1. 布类物品和敷料类

手术中严重污染的布类物品，尤其是 HBeAg 阳性或恶性肿瘤患者的物品，应先放入专用污物池，用消毒剂（如 500mg/L 有效氯）溶液浸泡 30min 后再洗涤；对于感染性手术，尤其是特异性感染手术采用的一次性敷料，用后要集中包裹，在包装袋上注明“特异感染”后送指定处焚烧。

2. **手术器械**

手术器械在术中会沾染脂肪、血液、脓或组织块等，应及时清洗，以免干燥、黏附于器械表面，影响灭菌效果。清洗时特别要注意沟、槽、轴节等处的去污，各种导管均需注意冲洗内腔。凡属铜绿假单胞菌（绿脓杆菌）感染、破伤风、气性坏疽伤口或乙型肝炎抗原阳性的患者，所用金属物品冲洗干净后置于20%碘伏原液（0.1%有效碘）内浸泡1h。

（二）消毒、灭菌

手术室常用的消毒、灭菌方法可分为物理方法和化学方法两种。

第五节　手术室的无菌操作原则及手术配合

一、手术室的无菌操作原则

（一）手术人员无菌操作的基本原则

①手术人员更换无菌手术衣、手套后，手、袖口至肘上10cm处以及胸前可视为无菌区。手术人员的双手应保持在胸前，肘部内收，靠近身体。身体的无菌部位不能碰触有菌部位或未灭菌物品。②手术台和器械台的台面为无菌，边缘处及台面以下视为有菌。③避免面向无菌区交谈、咳嗽和打喷嚏。④手术医师流汗时，应将头转离无菌区，请巡回护士擦拭，巡回护士应避免与术者的无菌部位接触。⑤手术过程中，已用过的手术器械要及时擦净污迹，以减少细菌污染和繁殖。用于感染性伤口的器械应与其他器械分开摆放，单独处理。⑥切开空腔器官前，应先用纱布垫保护周围组织，以防止或减少污染。⑦手术过程中，应关闭手术间门，严禁人员频繁进出，手术间内人员应避免不必要的活动，手术参观者与手术区保持30 cm以上的距离。⑧手术人员需要调换位置时，应先稍离开手术台，背对背地交换位置，以免接触对方背部有菌区。换位时不得污染手臂和无菌区。

（二）操作无菌物品的基本原则

①无菌物品必须存放在无菌容器、无菌包中，并放置在无菌区，用无菌单遮盖。无菌包如果潮湿、破损，必须重新灭菌。②无菌容器和无菌包的边缘均应视为有菌，取用无菌物品时不能触碰。③取用无菌物品时应面向无菌区，手臂保持在胸前，不可

高于肩或低于腰。④无菌物品必须用无菌持物钳夹取。无菌物品一经取出，即使没用，也不能再放回到无菌容器或无菌包中。⑤已打开的无菌包经无菌操作包好后可保留8~12h，局麻药瓶开启后可保留24h。⑥已铺置未用的无菌车、托盘等可保留4h。⑦术中洗手护士不得从手术医师背后或头顶传递手术器械和物品。⑧术中巡回护士不得用手越过无菌台传递物品。

二、手术配合工作

（一）巡回护士的配合

巡回护士负责患者的术中护理、所需物品的供应以及与有关部门的联络工作，并监督指导手术间内各级人员遵守无菌操作原则。

1. 术前准备

（1）手术前1d

①访视患者，说明手术的重要性和必要性，解除患者思想顾虑，取得患者的密切配合；②准备手术间物品及体位用物，如电刀、电钻等，并检查其性能。

（2）手术当日

①检查手术室的卫生，调节手术室的温度，再次检查、补齐物品。危重患者准备急救车及除颤器。②仔细核对患者的姓名、性别、年龄、血型、过敏史、病区、床号、住院号、诊断、手术名称、手术部位等基本情况，对新生儿要核对其手圈。③了解患者术前准备情况，清点患者带入的物品，检查手术区皮肤准备情况以及术区皮肤有无破损。④建立静脉通道，协助麻醉，按医嘱给药。⑤协助麻醉，摆好体位，做到固定牢固、暴露清楚、患者舒适。⑥放好头架与托盘，摆好适当的脚凳。⑦协助手术参加者穿无菌衣、戴手套。⑧严格执行查对制度，清点器械数，准确记录，并与洗手护士核对。⑨打开皮肤消毒液罐盖，暴露好手术野，将灯光对准手术野。⑩铺无菌单后，连接吸引器、电刀电源，再次对准灯光，四肢驱血手术配合气囊止血带打气。

2. 术中配合

（1）整个手术过程应监督无菌操作，保持手术间的清洁、整齐、安静。

（2）正确无菌操作

①打无菌包时，如有污染，包内物品不可再用。②如果打开无菌包的带子，而包内物品未用完，此包不能再放回无菌室保存再用。③打开带子的无菌包未用时，不可按原样将带子束紧放在手术间，以防误送回无菌室。

(3) 无菌镊子罐的正确使用

①无菌罐内的液体应保持要求的浓度。镊子罐每周灭菌 2 次，并更换消毒液。②无菌钳浸泡在消毒液内的高度为关节处。持无菌钳的手不可触摸低于液面浸泡部位。③无菌钳不可单独拿出手术间夹取无菌物品。无菌钳取出或放入无菌罐时，要直上、直下，不可碰罐口边缘。④无菌钳只能夹递手术无菌桌上所需用的物品，不能夹治疗盘内物品及已开始手术的无菌桌上的物品。⑤已被污染的无菌钳不可放入镊子罐浸泡再用，而要重新更换。⑥应用无消毒液的空的灭菌镊子罐时，应每 4h 更换一套。

(4) 密切观察患者

注意静脉通畅，主动供应物品。及时填写护理记录。有留置尿管要及时观察尿量，并做记录。

(5) 切皮肤时患者有无麻醉不平稳而躁动

探查胸、腹时患者可能发生血压下降，要注意按医嘱给药。给药时必须“三查七对”，并与下达医嘱的医生核对。

(6) 注意观察吸引器瓶液量并及时处理。注意调整室温。

(7) 术中增加清点物品要及时登记，与洗手护士核对，并根据手术需要及时调节灯光。

(8) 准确执行术中医嘱，在操作前口头重复医嘱，认真核对药名、剂量及用法，输血时要与麻醉师认真核对并签名。

(9) 术毕协助包扎切口，如有引流管，要妥善固定并接上无菌引流袋。

3. 术后工作

①将术中采取的标本放在标本容器内，标明患者姓名、病室、床号、病历号、日期等，送至相关科室。②清点患者所有物品，与麻醉师等人将患者送回病房，将患者的物品交给病房护士或患者家属，检查患者的皮肤是否完好、静脉滴管和引流管是否通畅、手术切口敷料粘贴是否牢固，并要求病房护士签字。③清理手术室，将显微镜、除颤器等仪器按要求整理好，登记放回原处。④督促检查术后手术间卫生打扫及进行空气消毒。⑤补充手术间内物品。

(二) 洗手护士的配合

1. 手术前 1d

了解手术情况，做到心中有数。备齐敷料、器械及手术用物，注意查对失效期。

2. 手术当日

(1) 术前

①剪指甲，按时刷手。②穿无菌手术衣、戴无菌手套。③协助铺单。④接程序整理器

械桌，清点器械和缝合针等，并与巡回护士认真核对。⑤准备好皮肤消毒剂。⑥检查器械是否齐全，性能是否良好。⑦按规定程序传递无菌单，固定好吸引器及电凝器。

（2）术中配合

①手术开始后，应密切观察手术进程，准确、迅速地传递手术器械。②保持手术区域的无菌和整洁。③在整个手术进程中，要始终保持无菌桌及托盘的清洁、整齐。④污染手术按规定操作配合。⑤手术切下的标本应妥善保存，防止遗失。⑥术中纱布按规定使用和管理，特别注意暂时放在伤口内的纱布要记清数量。关闭手术切口时按清点程序认真清点。同时请医生检查伤口。⑦整个手术进程中均要维护和监督手术区的无菌状态。

（3）术后工作

①再次清点纱布、纱垫等，核对数字后在登记本上签名。②检查标本、培养管登记情况。③用后器械清点核对无误后交供应室清洗。④术后随患者带走的器械，洗手护士负责请医生打借条，特殊仪器或贵重仪器应严格交班。⑤术后做好患者交接问题。

第六节　麻醉患者的护理

麻醉学是研究临床麻醉、急救复苏、重症监测治疗和疼痛治疗的专门学科。其中临床麻醉是麻醉学的主要内容。麻醉是应用药物或其他方法，使患者机体或机体的一部分痛觉暂时消失，为手术创造良好条件的技术。理想的麻醉要求做到安全、无痛和适当的肌肉松弛。根据麻醉作用部位和所用药物的不同将临床麻醉分为局部麻醉、全身麻醉两大类。椎管内麻醉属于局部麻醉范畴，因有其自身的特殊性，临床上将其作为专门的麻醉方法。护理人员承担了麻醉前准备、麻醉中配合和麻醉后的护理工作，应熟悉麻醉的基本知识，掌握麻醉患者的护理，从而提高患者麻醉的安全性。

一、常用麻醉方法

（一）局部麻醉

1. 常用局部麻醉药物

（1）按化学结构分类

可分为酯类和酰胺类，常用的酯类局麻药有普鲁卡因、丁卡因，酰胺类局麻药有利多卡因、布比卡因和罗哌卡因等。因酯类局麻药易引起患者过敏反应，目前临床常用局麻药多为酰胺类。

（2）按临床作用时效分类

可分为短效（如普鲁卡因）、中效（如利多卡因）和长效局麻药（如布比卡因、丁卡因和罗哌卡因）。

2. **常用局部麻醉方法**

局部麻醉分为表面麻醉、局部浸润麻醉、区域阻滞和神经阻滞四类。

（1）表面麻醉

将穿透力强的局麻药与黏膜接触，使其透过黏膜阻滞浅表的神经末梢而产生的局部麻醉现象，称为表面麻醉，常用于眼、鼻、咽喉、气管和尿道等处的浅表手术或内镜检查。一般眼部的表面麻醉多采用滴入法，鼻腔黏膜常采用棉片浸药填敷法，咽及气管内黏膜用喷雾法，尿道内黏膜表面麻醉用灌入法。临床上常用的表面麻醉药有2%~4%利多卡因、1%~2%丁卡因。

（2）局部浸润麻醉

沿手术切口线将局麻药按组织层次由浅入深注射在组织中，使神经末梢发生传导阻滞，称为局部浸润麻醉，是应用最广的局麻方法，常用药物为0.5%~1%普鲁卡因、0.25%~0.5%利多卡因。如无禁忌局麻药中加入少量肾上腺素，可降低吸收速度，延长麻醉时间并减少出血。

（3）区域阻滞麻醉

将局麻药注射在手术区的四周及基底部的组织中，阻滞通向手术区的神经末梢和细小的神经干，称为区域阻滞麻醉。此法常与局部浸润麻醉合用，常用药物为0.5%~1%普鲁卡因、0.25%~0.5%利多卡因。

（4）神经阻滞麻醉

将局麻药注射到神经干、丛、节的周围，使其所支配的区域产生麻醉作用。例如颈丛神经阻滞、臂丛神经阻滞分别用于颈部手术和上肢手术等，常用药物为1%~2%利多卡因、0.5%~0.75%丁卡因。

（二）椎管内麻醉

将局麻药选择性注入椎管内的某一腔隙中，使部分脊神经的传导功能发生可逆性阻滞的麻醉方法，称椎管内麻醉。根据局麻药注入的腔隙不同，分为蛛网膜下隙阻滞、硬脊膜外腔阻滞。椎管内麻醉时，患者神志清醒，镇痛效果确切，肌肉松弛良好，但可引起一系列生理功能紊乱，也不能完全消除内脏牵拉反应，需加强管理。

1. **蛛网膜下隙阻滞麻醉**

蛛网膜下隙阻滞麻醉，又称腰麻，是将局麻药注入蛛网膜下隙，作用于脊神经根，使一部分脊神经的传导受到阻滞的麻醉方法。特点是使麻醉平面以下区域产生麻醉现象。止痛完善，肌肉松弛良好，操作简便。

（1）适应证和禁忌证

适应证：适用于手术时间在2~3h的下腹部、盆腔、肛门、会阴和下肢手术。

禁忌证：①中枢神经系统疾病；②穿刺部位皮肤感染；③脊柱畸形、外伤；④全身情况极差（如休克等）；⑤婴幼儿及不合作者；⑥老人、孕妇、高血压、心脏病或有水、电解质及酸碱平衡失调者。

（2）常用药物

最常用的是普鲁卡因和丁卡因。一般多使用比重比脑脊液高的重比重液。使用时用5%葡萄糖溶液或脑脊液溶解至总量3 mL，使之成5%浓度即可。

（3）操作方法

患者屈体侧卧，弓腰抱膝。选择第3、第4或第4、第5腰椎棘突间隙为穿刺点，见有脑脊液滴出，即注入药液。注射后立即测麻醉平面和血压，如平面过高或血压下降均应立即处理。影响蛛网膜下隙阻滞平面的因素包括药物剂量、比重和容积，其中以药物剂量最为重要。如药物因素不变，则穿刺间隙、患者体位及注药速度等是影响麻醉平面的重要因素。

2. 硬脊膜外阻滞麻醉

将局麻药注入硬膜外间隙，作用于脊神经根，使其支配区域产生暂时性麻痹的麻醉方法，称硬脊膜外阻滞或硬膜外麻醉。特点是麻醉效果为节段性，可在硬膜外腔留置导管，技术要求较高。给药方式有单次法和连续法两种。因可间断注入麻醉药，手术时间不受限制。

（1）适应证和禁忌证

适应证：适用范围比腰麻广，主要适用于腹部、腰部和下肢手术，尤其适用于上腹部手术，也可用于颈、胸壁和上肢手术。

禁忌证：与腰麻相似，凝血机制障碍者禁用。

（2）常用药物

该类药物应具备穿透性和弥散性强、起效时间短、作用时间长、副作用小等特点，常用药物为利多卡因、丁卡因和布比卡因。

（3）操作方法

穿刺体位、进针部位和针所经过的层次均与腰麻相同，仅硬膜外穿刺在针尖通过黄韧带后即须停止前进。在预定的椎间隙进行穿刺，出现负压证实针头在硬膜外腔后，插入导管退出穿刺针，经留置导管向硬膜外腔注药。影响硬膜外阻滞的因素有药物容量、注药速度、导管位置和方向等。妊娠后期由于下腔静脉受压，硬膜外间隙静脉充盈，间隙相对变小，用药量减少。机体处于低凝状态时容易引起硬膜外腔出血和血肿等并发症。

（三）全身麻醉

全身麻醉（简称全麻）是麻醉药物经呼吸道吸入或静脉、肌内注射进入人体内，对患者的中枢神经系统产生暂时性抑制，呈现暂时性意识及全身痛觉消失，反射活动减弱，肌肉松弛状态的一种麻醉方法。全身麻醉是临床最常使用的麻醉方法，其安全性、舒适性均优于局部麻醉和椎管内麻醉。按给药途径的不同，全身麻醉可分为吸入麻醉、静脉麻醉和复合全身麻醉。

1. 吸入麻醉

经呼吸道吸入挥发性液体或气体麻醉药物产生全身麻醉的方法称吸入麻醉。吸入麻醉可产生安全、有效的完全无知觉状态，使患者消除焦虑，肌肉松弛，痛觉消失。

（1）吸入麻醉的方法

开放滴药吸入麻醉：将挥发性液体麻醉药（如乙醚等）直接滴在特制的麻醉面罩纱布上，患者吸入药物的挥发气体而进入麻醉状态。目前很少采用。

气管内吸入麻醉：指在药物诱导下，将特制气管导管经口腔或鼻腔插入气管内，连接麻醉机吸入麻醉药而产生麻醉的方法，优点是便于吸出呼吸道分泌物，确保呼吸道通畅；不受手术体位及手术操作的限制；易控制麻醉药的用量和麻醉深度，适用于各种大手术，尤其是开胸手术。

（2）常用吸入麻醉药

氟烷：优点是术后恶心、呕吐发生率低，因其可降低心肌氧耗量，适用于冠心病患者的麻醉。缺点是安全范围小，有肝损害的危险；肌松作用不充分。氟烷麻醉期间禁忌用肾上腺素和去甲肾上腺素。

恩氟烷：优点是不刺激气道，不增加分泌物，肌松弛效果好，可与肾上腺素合用。缺点是对心肌有轻微抑制，在吸入浓度过高时可产生惊厥，深麻醉时抑制呼吸和循环。

异氟烷：优点是麻醉诱导及复苏快，肌松良好，麻醉性能好，较少引起颅内压增高，是颅脑手术较好的麻醉剂之一。缺点是价格昂贵，有刺激性气味，可使心率增快。

氧化亚氮：也称笑气，其优点是麻醉诱导及复苏迅速，镇痛效果强，不刺激呼吸道黏膜。缺点是麻醉效能弱，使用高浓度时易产生缺氧。

2. 静脉麻醉

自静脉注入麻醉药，通过血液循环作用于中枢神经系统而产生全身麻醉的方法，称为静脉麻醉。静脉麻醉最突出的优点是无需经气道给药，不污染手术间，操作方便，药物无爆炸性等。缺点是镇痛效果不强，肌肉松弛效果差；可控性不如吸入麻醉；药物代谢受肝肾功能影响；个体差异较大；无法连续监测血药浓度变化。

（1）分类

按给药方式分类：分单次、间断和连续给药，后者可分人工设置或计算机设置给药速度。

按具体用药分类：包括硫喷妥钠、氯胺酮和羟丁酸钠静脉麻醉等。

（2）常用静脉麻醉药

硫喷妥钠：是一种超短效的巴比妥类药物，用药后 1min 就进入麻醉状态，消失也快，需小剂量反复注射；患者醒后无任何不适，麻醉效果佳；适用于全身麻醉的诱导及不需肌肉松弛的短小手术。

氯胺酮：属分离性麻醉药，其特点是体表镇痛作用强，临床上出现痛觉消失后而意识可能部分存在，这种意识和感觉分离的现象称为分离麻醉。麻醉中咽喉反射存在，在苏醒后可能出现精神症状。临床主要用于体表小手术的麻醉以及全身麻醉的诱导。

地西泮类：临床常用的是咪唑安定，其作用强度为地西泮的 1.5~2 倍，诱导剂量为 0.2~0.3mg/kg，静脉注射后迅速起效。

丙泊酚（异丙酚）：属于超短效静脉麻醉药，临床主要用于全身麻醉的诱导与维持，尤其适用于小儿和颅脑外科手术的麻醉。复苏迅速，苏醒后无后遗症。

3. 复合麻醉

复合麻醉又称平衡麻醉，常以多种药物或方法合理组合使用，借以发挥优势，取长补短，最大限度地减少对患者生理功能的不利影响，同时充分满足麻醉和手术的需要。根据给药途径不同分为全静脉复合麻醉和静吸复合麻醉。

全静脉复合麻醉：指在静脉麻醉诱导后，采用多种短效静脉麻醉药复合应用，以间断或连续静脉注射法维持麻醉。其用药包括静脉麻醉药、麻醉性镇痛药和肌松药。

静吸复合麻醉：在静脉麻醉的基础上，于麻醉减浅阶段间断吸入挥发性麻醉药。一方面可维持麻醉相对稳定，还可减少吸入麻醉药的用量，且有利于麻醉后迅速复苏。

二、麻醉前护理

麻醉前护理是麻醉患者护理工作的首要步骤和重要环节之一。做好麻醉前的护理工作，对于保证患者麻醉期间的安全性、提高患者对麻醉和手术的耐受力、减少麻醉后并发症等均具有重要意义。

（一）护理评估

1. **健康史**

了解患者既往有无中枢神经系统、心血管系统及呼吸系统疾病等病史；既往麻醉及手术史；近期有无应用强心药、利尿药、抗高血压药、降血糖药、镇静药、镇痛药、抗生素以及激素等用药史；有无药物、食物等过敏史；有无遗传性疾病的家族史；有无烟酒嗜好以及有无药物成瘾等个人史。

2. **身体状况**

重点评估心、肺、肝、肾和脑等重要脏器功能状况，患者的生命体征及营养状况，水、电解质代谢和酸碱平衡情况，牙齿有无缺少、松动或义齿，局麻穿刺部位有无感染，脊柱有无畸形及活动受限。

3. **心理-社会状况**

了解患者的情绪状态和性格特征，对疾病、手术和麻醉的认识程度，对术前准备、护理配合和术后康复知识的了解程度，患者的经济状况和社会支持程度等。

（二）护理诊断及医护合作性问题

1. **恐惧或焦虑**

与对麻醉和手术缺乏了解有关。

2. **知识缺乏**

缺乏有关麻醉及麻醉配合的知识。

（三）护理目标

①患者恐惧或焦虑减轻。②了解有关麻醉及麻醉配合知识。

（四）护理措施

1. **提高机体对麻醉和手术的耐受力**

努力改善患者的营养状况，纠正各种生理功能紊乱，使各重要脏器的功能处于较好的状态，为麻醉创造条件。

2. **心理护理**

用恰当的语言向患者讲解麻醉方法和手术方案、配合方法，安慰并鼓励患者，缓解患者恐惧、焦虑情绪，取得患者的信任和配合，确保麻醉与手术的顺利实施。

3. 胃肠道准备

择期手术患者麻醉前常规禁食12h，禁饮4~6h，以减少术中、术后发生呕吐和误吸导致窒息的危险。急诊手术的患者，只要时间允许，应尽量准备充分。饱食后的急诊手术患者，可以采取局部麻醉方式，因手术需要必须全麻者，则应清醒插管，主动控制气道，避免引起麻醉后误吸。

4. 局麻药过敏试验

应详细了解患者的药物过敏史。普鲁卡因使用前，常规做皮肤过敏试验，并准备好肾上腺素和氧气等急救用品。

5. 麻醉前用药

用药目的包括：稳定患者情绪，减轻患者的心理应激反应；抑制呼吸道及唾液腺分泌，保持呼吸道通畅；消除因手术或麻醉引起的不良反射；提高痛阈，增强麻醉效果，减少麻醉药用量。临床工作中，常根据患者病情、手术方案、拟用麻醉药及麻醉方法等确定麻醉前用药的种类、剂量、用药途径和用药时间。一般手术前一晚给催眠药，术前30~60min应用抗胆碱药和其他类药物各一种合理配伍，肌内注射。抗胆碱药物能抑制汗腺分泌和影响心血管活动，甲状腺功能亢进、高热、心动过速者不宜使用；吗啡有抑制呼吸中枢的副作用，故小儿、老年人应慎用，孕妇、呼吸功能障碍者禁用。

6. 麻醉物品的准备

药品准备包括麻醉药和急救药；器械准备包括吸引器、面罩、喉镜、气管导管、供氧设备、麻醉机、监测仪等。

7. 健康教育

①术前向患者详细讲解麻醉方法和手术过程，消除患者不必要的顾虑和恐惧。②指导患者自我调控，保持情绪稳定。③术前指导患者练习术中的特殊体位，便于手术的配合。④讲解术后并发症的表现、预防及康复训练方法，使患者有充分的心理准备。

（五）护理评价

①患者紧张、焦虑以及恐惧心理是否得到缓解，能否积极主动配合治疗、安静地休息和睡眠。②能否很好地配合麻醉，生命体征是否稳定，是否出现窒息、呼吸困难等麻醉潜在并发症。

三、常用麻醉护理

（一）护理评估

①了解麻醉方法、手术方式、术中情况、出血量、尿量、输液输血量及用药情况。②密切观察局部麻醉有无毒性反应及过敏反应；椎管内麻醉有无呼吸、循环系统及局部并发症：全麻至苏醒前是否发生呼吸系统、循环系统和中枢神经系统并发症。

（二）护理诊断

①有窒息的危险：与麻醉过程中、麻醉后发生呕吐引起的误吸有关。②潜在并发症：局麻药毒性反应、呼吸道梗阻、循环功能衰竭等。③头痛：与脑脊液压力降低有关。

（三）护理目标

①避免发生呕吐、呕吐后及时处理，避免窒息。②生命体征稳定。③麻醉后无明显头痛。

（四）护理措施

1. 局部麻醉患者的护理

（1）一般护理

局麻药对机体影响小，一般无须特殊护理。门诊手术患者若术中用药多、手术过程长，应于术后休息片刻，经观察无异常后方可离院，若有不适，即刻就诊。

（2）观察有无局麻药的毒性反应和过敏反应

局麻药的毒性反应与护理。①毒性反应：局麻药吸收入血后，单位时间内血中局麻药浓度超过机体耐受剂量就可发生毒性反应，严重者可致死。②常见原因：一次用量超过患者的耐量；误将药液注入血管内；局部组织血运丰富，吸收过快或局麻药中未加肾上腺素；患者体质衰弱，耐受力低；肝功能严重受损，局麻药代谢障碍；药物间相互影响使毒性增高。应用小剂量局麻药后即出现毒性反应者称为高敏反应。③临床表现：轻度毒性反应患者表现为嗜睡、眩晕、多语、惊恐不安和定向障碍等症状。此时若药物停止吸收，一般在短时间内症状可自行消失。否则出现意识丧失、谵妄、惊厥，严重时出现呼吸、心跳停止。④急救：立即停止给药，吸氧，保持呼吸道畅通；烦躁不安患者可肌内或静脉注射地西泮 10~20mg，有惊厥者给 2.5%硫喷妥钠 1~2mg/kg，缓慢静脉注射；出现呼吸、循环功能抑制的患者应面里给氧，人工呼吸，静脉输液，给予升压药麻黄碱或间羟胺维持血压，心率缓慢者静脉注射阿托品等；呼吸、心搏骤停者，立即进行心肺复苏。⑤预防：限定麻醉药剂量，一次最大剂量普鲁卡因不超过 1g，利多卡因不超过 0.4g，丁卡因不超过 0.1g；麻醉前用巴比妥类、地西泮、抗组胺类药物，提高毒性阈值；在每 100 mL 局麻药中加入 0.1%肾上腺素 0.3 mL，可减慢局麻药的吸收，减少毒性反应的发生，并能延长麻醉时间。但不能用于指（趾）、阴茎神经阻滞麻醉和高血压、心脏病、甲状腺功能亢进、老年患者；注药前常规回抽，无血液时方可注药；根据患者状态或注射部位适当减量，如在血液循环丰富的部位，年老、体弱及对麻醉药耐受力差的患者，用药要适当减量。

局麻药的过敏反应与护理：多见于普鲁卡因和丁卡因。预防的关键是麻醉前询问过敏史和进行药物过敏试验。过敏反应的临床表现为注入少量局麻药后出现荨麻疹、喉头水肿、支气管痉挛、低血压和血管神经性水肿等体征，必须立即停止用药，给予对症抗过敏处理，病情严重者立即皮下或静脉注射肾上腺素，然后给皮质激素或抗组胺药物。

2. **椎管内麻醉患者的护理**

（1）蛛网膜下隙麻醉的护理

体位：穿刺时协助麻醉师摆好患者体位，注药后立即扶助患者平卧，以后根据麻醉要求调整体位；麻醉后常规去枕平卧 6~8h。

观察病情：严密监测血压、脉搏和呼吸的变化。继续输液，连接和固定好各种引流管。

并发症及护理：①血压下降，心动过缓：因交感神经抑制，迷走神经亢进所致。应立即快速输液，以扩充血容量。必要时静脉或肌内注射麻黄碱 15~30mg；心动过缓时静脉注射阿托品 0.3~0.5mg。②呼吸抑制：因麻醉平面过高使呼吸肌运动无力或麻痹所致，表现为胸闷气短、说话无力、发绀，如出现严重呼吸困难，应给予气管插管、人工呼吸、给氧等抢救措施。③腰麻后头痛：因蛛网膜穿刺处脑脊液漏，颅内压降低，颅内血管扩张所致，也可因腰穿出血或药物刺激蛛网膜和脑膜所致。典型的头痛可发生在穿刺后 6~12h，疼痛常位于枕部、顶部或额部，呈搏动性，抬头或坐起时加重。约 75%的患者在 4d 内症状消失，多数不超过 1 周，但个别患者的病程可长达半年以上。麻醉时采用细针穿刺、提高穿刺技术、缩小针刺裂孔、保证术中术后输入足量液体及手术后常规去枕平卧 6~8h 可预防头痛发生；出现头痛症状者，应平卧休息，服用镇痛或镇静类药物，每天饮水或静脉补液 2 500~4 000 mL。严重头痛者经上述处理无效时，可在硬膜外腔隙注入生理盐水或中分子右旋糖酐 15~30 mL，疗效较好。

对症处理：注意有无恶心呕吐、尿潴留、穿刺处疼痛等，若发现异常，配合医师做相应处理。

(2) 硬膜外麻醉的护理

硬脊膜外麻醉的并发症及护理：①全脊髓麻醉，是硬膜外麻醉最严重的并发症。因麻醉穿刺时，穿破硬脊膜，将大量药液误注入蛛网膜下隙而产生异常广泛的阻滞，引起意识丧失，呼吸停止，血压下降，继而心搏骤停而致死。一旦疑有全脊髓麻醉，应立即进行面罩正压通气，必要时行气管插管维持呼吸，输液、用升压药，维持循环功能，如抢救及时，呼吸、血压和神志可能恢复。硬膜外麻醉前常规准备抢救器械，穿刺时认真细致，注药前先回抽、观察有无脑脊液，注射时先用 3~5 mL 试验剂量并观察 5~10min，改变体位后需再次注射试验剂量，以重新检验，防止患者术中躁动。②穿刺损伤脊神经根，多由于穿刺不当所致。如穿刺过程中患者主诉有电击样痛并向单侧肢体传导，应调整进针方向。术后出现该神经根分布区疼痛或麻木，一般 2 周内多能缓解或消失，但麻木可遗留数月，可对症治疗。③硬膜外血肿，是因穿破血管而引起出血，血肿压迫脊髓可并发截瘫。如发现患者有下肢的感觉、运动障碍，应在 8h 内手术清除血肿。置管动作宜细致轻柔，对凝血功能障碍或在抗凝治疗期间患者禁用硬膜外阻滞麻醉。④硬膜外脓肿，无菌操作不严格或穿刺经过感染的组织，可引起硬膜外腔隙感染甚至形成脓肿，出现全身感染表现及头痛、呕吐、颈项强直等脑膜刺激症状。应用大剂量抗生素治疗，在出现截瘫前及早手术切开椎板排脓。

麻醉后患者平卧 4~6h，其他护理同腰麻。

3. ***全身麻醉患者的护理***

(1) 并发症的观察和护理

呕吐与窒息：呕吐可发生于麻醉诱导期、术中或麻醉苏醒期，呕吐物误吸入呼吸道可导致窒息或吸入性肺炎。应密切观察呕吐的先兆，如发现恶心、唾液分泌增多且频繁吞咽时，立即将患者上身放低、头偏向一侧，以利呕吐物排出，同时迅速清理口、鼻腔内残留的呕吐物；若呕吐物已进入呼吸道，应诱发咳嗽或行气管内插管，彻底吸除呼吸道内异物。

呼吸暂停：多见于使用硫喷妥钠、丙泊酚或氯胺酮等施行的小手术；也见于全身麻醉者苏醒拔管后，系因苏醒不完全而发生呼吸暂停，表现为胸腹部无呼吸动作，发绀。一旦发生，应立即施行人工呼吸，必要时在肌松药辅助下气管内插管行人工呼吸，吸氧。

呼吸道梗阻：上呼吸道梗阻最常见原因是舌后坠及咽部分泌物积聚堵塞气道。吸气困难为主要症状，舌后坠时可听到鼾声，咽部有分泌物则呼吸时有水泡音。完全梗阻时出现鼻翼扇动和三凹征。一旦发生则应立即托起下颌或置入咽导管，及时吸除分泌物，梗阻即可解除。下呼吸道梗阻的常见原因为气管、支气管分泌物积聚，给予气管内插管，吸除分泌物。

急性支气管痉挛：好发于既往有哮喘病史或对某些麻醉药过敏者，气管内导管插入过深致反复刺激隆突或诱导期麻醉过浅均可诱发。患者表现为呼吸阻力极大，两肺下叶或全肺布满哮鸣音，严重者气道压异常增高可>3.92kPa（$40cmH_2O$）。应在保证循环稳定的情况下，快速加深麻醉，经气管或静脉注入利多卡因、氨茶碱、皮质激素、平喘气雾剂等，松弛支气管平滑肌。

低血压：麻醉药引起的血管扩张、术中器官牵拉所致的迷走神经反射、大血管破裂引起的大失血以及术中长时间血容量补充不足或不及时等均可引起低血压。应根据手术刺激强度，调整麻醉状态；根据失血量，快速补液，酌情输血，必要时使用升压药。

心搏骤停与心室纤颤：是全身麻醉最严重的并发症。原因复杂，多发生于原有器质性心脏病、低血容量、高或低碳酸血症、高或低钾血症等患者，麻醉深度不当、呼吸道梗阻、手术牵拉内脏等均可成为诱发因素，需立即施行心肺复苏。

（2）全麻恢复期的护理

全麻手术结束至苏醒前，药物对机体的影响将持续一段时间，易发生呼吸系统、循环系统和中枢神经系统并发症。必须重视麻醉恢复期的护理，严密观察生命体征，争取早期发现并及时处理各种并发症。具体护理措施如下：①一般护理。了解麻醉和手术方式：术中用药情况、出血量及尿量等。保持输液及各种引流管通畅，监测记录用药及出入量。②安置适当卧位。清醒前去枕平卧，头偏向一侧或侧卧。③密切观察病情。全麻苏醒前应有专人护理，每15~30min测量脉搏、呼吸、血压1次，同时观察意识、肢体运动和感觉、口唇与皮肤色泽、心电图和血氧饱和度，并做好记录，直至患者完全清醒。④保持呼吸道通畅。床边备吸痰器和气管切开包，防止呕吐物引起误吸和窒息。⑤保持正常体温。因手术中内脏暴露时间长，多数大手术后患者体温降低，应给予保暖，但避免烫伤。⑥保证患者安全。麻醉恢复过程中，患者可能出现躁动现象，应专人守护，适当约束，防止坠床、外伤、拔除输液管和引流管等。⑦评估患者麻醉恢复情况，达到以下标准可转回病房。神志清醒，有定向力，能正确回答问题；呼吸平稳，能深呼吸及咳嗽，SaO_2>95%；血压、脉搏平稳，心电图无严重心律失常和ST-T改变。

（五）护理评价

①患者呼吸道是否通畅，有无缺氧症状。②患者生命体征是否平稳。③各种麻醉的潜在并发症是否避免。

四、术后镇痛管理

（一）术后镇痛的意义

手术后疼痛是一种伤害性刺激，可引起机体一系列的病理生理改变。有效的术后镇痛有利于患者早期下床活动，促进胃肠功能的早期恢复，减少肺部并发症及下肢静脉血栓的形成，加速康复进程。

（二）术后镇痛的方法

1. 传统方法

传统镇痛方法是在患者需要时根据医嘱肌内注射阿片类药物镇痛（吗啡或哌替啶）。因需经历患者需要—开处方—肌内注射—起效的过程，不能做到方便及时、反应迅速，结果使多数患者存在不同程度的镇痛不全，且多次肌内注射还增加了患者的痛苦。

2. 现代方法

现代术后镇痛的宗旨是尽可能完善地控制术后疼痛，使患者感觉不到疼痛的痛苦。可请患者参与镇痛方法的选择，使用患者自控镇痛、硬膜外置管镇痛以及持续外周神经阻滞镇痛等新型镇痛装置和技术。具体方法如下。①持续镇痛：以镇痛泵持续输入小剂量镇痛药。②患者自控镇痛：在持续镇痛基础上，允许患者根据自身对疼痛的感受，触发释放一定量的药物。该电子泵系统可在预先设定的时间内对患者的第二次要求不做出反应，以防止药物过量。它包括患者自控静脉镇痛，以阿片类药物为主；患者自控硬膜外镇痛，以局麻药为主；皮下自控镇痛，药物注入皮下神经干旁阻滞镇痛，以局麻药为主。③其他：物理疗法、神经电刺激以及心理治疗等。

（三）术后镇痛的并发症及护理

1. 并发症

（1）恶心、呕吐

术后引起恶心、呕吐的原因很多，阿片类药物对延髓呕吐中枢化学感受区的兴奋作用可能是引起恶心、呕吐的主要原因。术后呕吐可增加腹压，加剧切口疼痛，引发伤口出血，故出现呕吐时应给予甲氧氯普胺（胃复安）注射，同时采取平卧位头偏向一侧，防止呕吐物误入气管。

（2）呼吸抑制

阿片类药物最危险的不良反应为直接作用于脑干，抑制呼吸中枢，导致呼吸衰竭，开始表现为呼吸频率减慢，继而通气量减少，呼吸运动不规则，最后出现呼吸抑制，每分钟呼吸频率<10 次，甚至停止。一旦发生上述表现，应立即报告医师，采取急救措施。

（3）内脏运动减弱

发生尿潴留时予以留置导尿，可将尿管的拔出时间延长至镇痛结束；若消化道排气延迟，甲氧氯普胺能促进胃肠运动，在减轻恶心、呕吐症状的同时减轻胃潴留。通过术后早期活动可预防或减轻以上情况发生。

（4）皮肤瘙痒

瘙痒是阿片类药物诱发组胺释放而引起的不良反应，表现为荨麻疹和瘙痒，给予抗组胺类药物可使症状缓解，严重者可以用纳洛酮对抗。

2. **护理**

①护士在术前应详细向患者介绍所使用镇痛方法的益处及操作要领，同时使患者增强战胜疼痛的信心。②监测记录患者的生命体征。监测呼吸变化是自控镇痛护理的关键，应每小时测量呼吸 1 次，每 6h 测量血压、脉搏、体温各 1 次，并做好记录，直到自控镇痛结束。由于局麻药及吗啡类药物扩张血管作用，加上术中血容量相对不足，少数患者可出现低血压反应。当发现血压较基础血压下降 10%时，可适当加快输液速度。当血压下降 20%时，则应暂停使用镇痛药并补液。③评价镇痛效果。镇痛不全或患者需要更为复杂地调整剂量时，要与麻醉科人员联系。④保护留置导管，防止脱落、扭曲，以防影响药物的输入。同时注意观察局部有无发红或脓性分泌物渗出，如发生感染，应报告医师及时拔管并加强抗感染治疗。⑤协助诊治并发症，发现异常应立即停用镇痛泵，遇呼吸抑制、心搏骤停的紧急情况，则立即就地抢救，同时请麻醉科会诊参与。

第七节　手术科室常用护理操作技术

一、静脉穿刺置管术

（一）目的

建立有效静脉通路输入药液、补充营养、监测中心静脉压（以颈内静脉插管术为例）等。

（二）物品

深静脉穿刺包：内置 16 号或 12 号长 5～6cm 的穿刺针、硅胶管长约 20cm，内径 0.9mm，外径硅胶连接管（长约 15cm，内径 4mm）、硅胶管输液接头针，5 mL 注射器 1 具、0.4%枸橼酸钠生理盐水、1%普鲁卡因注射液、洞巾、无菌手套、胶布、弯盘、肝素锁、透明敷贴。

（三）操作方法

操作者戴帽子和口罩、洗手、戴无菌手套。患者取仰卧位，肩下垫一小枕，头后仰低于 20°～30°，一般多取右侧穿刺，头转向对侧。

找出胸锁乳突肌的锁骨头、胸骨头和锁骨三角所形成的三角区，该区的顶部即为穿刺点。若解剖标记不显，可平卧后将头抬起，以显露胸锁乳突肌的轮廓。或取锁骨上 3cm 与正中线 3cm 的交叉点为穿刺点。

操作者位于患者头侧，助手协助固定头部，常规皮肤消毒，铺无菌洞巾，以 1%普鲁卡因做局部浸润麻醉。

操作者左手拇指、示指轻轻绷紧皮肤，右手持注射器或穿刺针，由穿刺点刺入，使针体与矢状面平行，与冠状面呈 30°，向胸锁关节的下后方进针，也可选在胸锁乳突肌后缘中点处，向胸骨切迹后方进针，边进针边抽吸，见有明显回血，即表明已进入颈内静脉，再进针 0.5～1cm，固定好针头。

嘱患者在呼气末屏住呼吸，卸下注射器，一手按住针栓孔，另一手持硅胶管，迅速从针孔插入 10～12cm，嘱患者平静呼吸。亦可用水枪法将硅胶管喷射入静脉，退出针头。

退出穿刺针，接上输液装置及肝素锁，用透明敷贴稳妥固定针栓及肝素锁。

（四）注意事项及护理要点

①严格无菌操作，防止感染。使用普鲁卡因前须常规做皮试，过敏者禁用（下同）。②选好穿刺点，掌握好进针方向，进针角度不可过大，否则易损伤胸膜，可发生气胸、血胸。③硅胶管要妥善固定，严防脱出或随血流进入体内。④各处接头必须牢靠，输液瓶不可走空以免发生空气栓塞。⑤为防止血液在硅胶管内凝集，每次输注完毕，应从肝素锁内注入生理盐水稀释的肝素（每毫升生理盐水含肝素 10～100U）2～5 mL 封管。⑥若误穿入动脉，应立即拔针，局部紧压 5～10min。近期内不宜再从同侧穿刺。⑦每天用苯扎溴铵棉球消毒穿刺点周围皮肤并更换敷料。⑧每日观察穿刺点有无红肿等炎症反应，一旦发生应立即拔管。拔管后局部压迫 5～10min。⑨如在留置静脉导管过程中患者出现不明原因的寒

战、高热，应考虑留置导管引起的感染的可能，一旦确诊立即拔除导管，将导管头端送检，行细菌培养及药敏试验。

二、静脉切开置管术

（一）目的

病情危重需要大量快速输液、输血，普通穿刺困难或失败者，或大型手术需要保持术中输液、输血，施行某些特殊检查，如右心导管检查术等可行静脉切开置管术。

（二）物品

治疗盘内盛：皮肤消毒液、手术刀、深静脉切开包。深静脉切开包内有弯盘 2 个、5 mL 及 50 mL 注射器各 1 个、穿刺针（16 号或 12 号，长 5~6cm）2 个、硅胶管（长约 20cm，一端膨大，内径 0.9mm）2 个、硅胶连接管（长 15cm，内径 4mm）1 个、秃针头 2 个、针头 2 个、缝线，剪刀、止血钳等，洞巾 1 块、纱布 4 快、1%~2%普鲁卡因注射液、无菌手套、无菌生理盐水。

（三）操作方法

1. 静脉选择

一般选择四肢表浅静脉，常用低位大隐静脉（内踝前上方 1~2cm 处）或上肢头静脉、肘正中静脉、贵要静脉。

2. 方法

以踝部低位大隐静脉切开置管为例。

①患者取仰卧位，两下肢稍分开，术侧下肢稍外旋。②选择合适的切开部位，严格消毒、待干。③术者戴帽子和口罩、洗手、戴无菌手套，铺无菌洞巾，局部用 1%~2%普鲁卡因浸润麻醉。如病情危重可不行麻醉，消毒后直接铺巾、切开。④在内踝前上方约 3cm 处沿静脉走向（或与其垂直）切开皮肤 1.5~2cm，用小血管钳分离皮下组织，于脂肪深层内寻找大隐静脉，将切口下的大隐静脉与周围组织分离，游离长 1~1.5cm，自游离的静脉下方穿过 2 根丝线，一根结扎远端静脉，做牵引用，牵拉远端结扎线将静脉提起，于结扎线的近端剪一“V”形口，一般剪开静脉周径的 1/4~1/3，用无齿镊夹起切口上唇，迅速将充满生理盐水的导管插入近静脉端 4~6cm，用近端丝线结扎导管前端（松紧适度），防止血液溢出导管外，将备好的输液器与导管连接，剪断近、远端结扎线。⑤间断缝合皮

肤切口，并以其中一针缝线固定塑料管，以防滑脱。用无菌纱布覆盖切口，包扎固定。⑥输液完毕，抽出导管，局部加压，覆盖无菌纱布以胶布固定，皮肤缝线术后 7~10d 拆除。

（四）注意事项及护理要点

①有出血倾向及下肢静脉血栓者禁忌。②切口不可太深，以免损伤或切断血管。游离静脉时，勿伤及伴行神经。③用剪刀剪开静脉壁时，剪刀尖应斜向近心端，且不可过深，以免剪断静脉。④注意无菌操作，防止感染。导管留置时间以 72h 以内为宜，一般不超过 1 周。若出现静脉炎，应立即拔管，行局部热敷，抬高患肢，必要时给抗菌药物。

三、备皮术

（一）目的

所谓备皮，就是在外科手术前，对拟行手术患者的手术区域皮肤进行准备，包括彻底清洁皮肤、体毛清除等。备皮的目的主要是去除手术区毛发和污垢，保持手术区域皮肤的卫生及无菌，预防术后伤口感染。因为毛发里可存在大量细菌，会污染伤口，如不剃去毛发，用消毒液消毒也不能彻底地将细菌消灭，最后就不能达到术前手术区域皮肤无菌的目的，而且手术区如有毛发，会影响手术视野，影响手术操作、伤口愈合等。

（二）物品

托盘内盛一次性备皮刀、弯盘、纱布、橡胶布（或尿垫）及专用巾、毛巾、汽油、棉签、持物钳、换药碗、一次性手套、手电筒、快速手消毒剂，换药碗内放肥皂水或滑石粉及软毛刷，脸盆盛温热水。骨科手术备皮，还应带毛刷、70%乙醇、无菌巾、绷带。

（三）操作方法

1. 方法

外科手术前备皮大体分为剃毛备皮法及不剃毛备皮法两大类，其中不剃毛备皮法又可分为脱毛剂备皮法、推毛备皮法及消毒剂清洁法 3 种。

（1）剃毛备皮法

近百年来，术前备皮时剃去手术区毛发被视为不可缺少的一项常规操作，一般于术前 1d 清洁皮肤并剃除手术野毛发，虽简单易行，但可能造成皮肤损伤，而成为细菌繁殖的基地和感染源。术前剃毛的目的是方便皮肤消毒和手术操作，并减少术后切口感染率，但实际上保留汗毛及距切口较远的其他毛发并不影响术后切口感染率。

近年来，部分学者对术前剃毛备皮提出了质疑，认为即使是最熟练的剃毛操作也会损伤皮肤造成肉眼看不见的皮肤伤痕，破坏皮肤完整性，导致细菌在裂口中生长繁殖，增加细菌移生现象，皮肤的损伤性炎症或细菌性炎症都可引起皮脂腺、汗腺开口周围组织的充血、水肿，从而影响术前皮肤的消毒，同时还会影响术后皮肤的自洁功能及毛发固有的功能。

认为剃毛备皮不能明显降低术后伤口的感染率。另外，由于体表皱褶、腋下、耻骨部、会阴及阴囊部位皮肤不平整，剃除毛发很困难，更容易造成皮肤损伤。

（2）不剃毛备皮法

不剃毛备皮法的优点是增加患者舒适感；节约时间，减少护理工作量；避免交叉感染，降低切口感染率。术前采用脱毛剂去除患者体毛或不去除体毛直接用消毒剂清洁皮肤，可避免剃毛时可能造成的微小损伤。脱毛法备皮方便，不会对皮肤造成机械损伤，患者易接受，且特别适用于难以剃毛的部位和消瘦的患者，但使用脱毛剂的不足之处是有些患者可有红斑、丘疹等过敏反应，且代价较高。消毒剂清洁法可用含 4.8% 对氯丙二甲苯酚的消毒液稀释后清洁术区皮肤。近年来不剃毛改良备皮法逐渐为广大医护人员所接受并推广。

2. 操作（剃毛备皮法）

①衣帽整齐、仪表端庄、态度和蔼、严格洗手。查对床号、呼唤患者姓名，将患者接入备皮室，做好解释工作（如在病室内备皮须用屏风遮挡），注意保暖及照明。②准备工作，先铺好橡胶布或专用巾（垫好一次性尿垫）以保护床单位，充分暴露手术部位，注意保暖。备皮时先检查手术区皮肤是否完整，有无破溃、皮疹、灼烧、感染等。然后用温水与肥皂反复擦洗皮肤上污垢，剃除手术区域和切口周围 15～20cm 范围内毛发，并督促能活动的患者自行沐浴、洗头发、修剪指（趾）甲，更换清洁衣裤。对骨、关节手术区域皮肤准备要求更为严格，一般在手术前 3d 开始准备，并用 75% 乙醇消毒，治疗巾包扎。备皮时应注意：切勿剃破皮肤，勿使患者受冷感冒，有条件备皮应在治疗室进行，若在病室内必须用屏风遮挡。③护士（师）站于患者右侧，将弯盘放在尿垫上。戴一次性手套，检查并打开备皮刀。查对后，用软毛刷蘸肥皂水或滑石粉涂局部。一手用纱布绷紧皮肤，另一手持备皮刀呈 45°角自上而下或分区剃净毛发。如毛发粗硬时应顺着毛发根部剃，如毛发细软可逆着毛发根部剃，剃下的毛发用纱布拭净放入弯盘内。④剃毕用手电筒照射，仔细检查是否剃净，同时要检查局部皮肤有无损伤，如有伤口，应及时报告医师处理。⑤备皮后，用毛巾浸热水洗去局部毛发及肥皂（如用滑石粉可免此步骤）。嘱患者洗澡，更换干净衣服，剪除指甲，不能自理者由护士（师）协助其清洁、更衣，注意保暖，防止感

冒。⑥腹部手术，应用棉签蘸汽油清除脐部污垢。⑦整理用物，撤掉弯盘及尿垫，脱手套，帮助患者恢复体位，嘱患者备皮后沐浴，卧床患者应给予床上擦浴。撤掉屏风，开窗通风。

（四）注意事项及护理要点

1. 注意事项

手术部位在四肢的患者入院后应指导患者泡洗手脚，如手掌、足跖、指（趾）端及指（趾）间较脏处，每日用温水泡20min并用肥皂水刷洗，剪去指（趾）甲，已浸软的胼胝应设法剪除，但应避免损伤皮肤。

操作手法应轻柔，切勿剃破皮肤，同时注意保暖。剃毛时须以锋利剃刀顺着毛发生长方向剃，以免损伤毛囊，剃刀与皮肤表面呈45°，切忌刮破皮肤；剃毛时间不宜距手术时间太久，一般在手术前日或当日进行。

按不同手术的要求进行备皮。备皮范围原则是超出手术切口四周20cm以上。婴幼儿一般可以不备皮。

腹部手术准备时应清洁脐窝内污垢（可以用液状石蜡清洁）。直肠癌患者需要备肛周皮肤。

2. 一般手术备皮范围

①颈部手术由下唇至胸骨角，两侧至斜方肌前缘。②乳房及前胸手术上至锁骨上部，下至脐水平，两侧至腋后线，并包括同侧上臂上1/3和腋窝部。③胸部后外侧切口上至锁骨上及肩上，下至肋缘下，前、后胸都超过中线5cm以上。④腹部手术上起乳头水平下，下至耻骨联合，两侧至腋后线，包括剃除阴毛，并注意脐部清洁。⑤肾脏手术上起乳头水平，下至耻骨联合，前后均过正中线。⑥腹股沟部手术上至脐部水平，下至大腿上1/3内侧，包括会阴部，并剃除阴毛。⑦会阴部及肛门部手术包括会阴部、臀部、腹股沟部、耻骨联合和大腿上1/3内侧。⑧四肢手术以切口为中心上下方20cm以上，一般多为整个肢体备皮。

3. 特殊手术部位的皮肤准备

①颅脑手术术前3d应剪短头发，并每日洗头1次（急症例外）。手术前2h剃尽头发，剃后用肥皂洗头，并戴干净帽子。②阴囊、阴茎部手术患者入院后每日用温水浸泡，用肥皂洗净，术前一天备皮，范围同会阴部手术。③颜面部手术尽量保留眉毛，不予剃除。④口腔内手术入院后经常保持口腔清洁卫生，进手术室前用复方硼酸溶液漱口。⑤骨、关节、肌腱手术须在手术前3d开始准备皮肤，在第1、2天先用肥皂洗干净并用70%乙醇消

毒，再用无菌巾包裹，第3天进行剃毛、刷洗、70%乙醇消毒后，用无菌巾或无菌敷料包扎手术野。待手术晨重新消毒后用无菌巾包裹。

四、手术基本操作技术

（一）切开

切开包括皮肤及其他组织的切开。

1. 目的

进行解剖或手术。

2. 物品

手术刀（刀柄、刀片）、皮肤消毒液、无菌手套等物品。

3. 操作方法

①根据病情选择好切口部位、方向和大小，不同部位组织切开时应选择大小、型号适当的手术刀，刀刃必须锋利。②常规消毒皮肤，根据切开部位、切口长短、手术刀大小，选择正确的执刀方法。③切入皮肤时，一般刀与皮肤垂直，水平走行，垂直出刀，用力均匀，不可偏斜，切口须与局部组织神经、血管相平行，以减少其损伤，一次性切开皮肤与皮下组织，不宜多次切割和斜切。④腹部或其他较大切口时，为减少切口污染，切开皮下组织后，可将2块无菌巾或纱布垫用组织钳和布巾钳固定于皮下组织层。手术时间较长时，可将无菌巾或纱布垫缝于皮下组织层。

4. 注意事项

①切口位置既要靠近病灶口，又便于延长，以利于手术操作。②在颌面外露部位，应沿皮肤纹理或皱褶切开，尽量不影响功能和美观。③切口部位应避开纵行越过关节，以免术后瘢痕形成影响功能。④切口操作不烦琐，尽量缩短切开和缝合的时间。

（二）止血

手术过程中对组织的分离、切开、解剖、器官切除等，不可避免损伤血管引起不同程度的出血，因此，止血是外科基本操作技术。

1. 目的

术中止血可保持视野清晰，便于操作，减少失血量，有助于术后患者恢复。

2. 物品

纱布、止血钳、结扎线、高频电刀、持针器、吸收性明胶海绵、肾上腺素等。

3. 操作方法及注意事项

(1) 压迫止血法

是手术中最常用的止血方法。其原理是以一定的压力使血管破口缩小或闭合，继之由于血流减慢，血小板、纤维蛋白、红细胞可迅速形成血栓，使出血停止。

压迫止血是一种临时性的止血方法，多用于手术创面微小血管或毛细血管的出血、渗血。

一般用干纱布直接压迫出血创面数分钟即可止血。若渗血较多，可将纱布垫浸于40~50℃的温无菌生理盐水中，拧干填塞压迫于出血创面可加快止血，加压需要有足够的时间，一般需要3~5min，再轻轻取出纱布，必要时重复2~3次。压迫止血还可用纱布填塞压迫法，因其可能酿成再出血及引起感染，不作为理想的止血手段，但是对于广泛渗血及汹涌的渗血，如果现有办法用尽仍未奏效，在不得已的情况下，可采用填塞压迫止血以保生命安全。方法是采用无菌干纱布或绷带填塞压迫，填塞处勿留无效腔（死腔），要保持适当的压力，填塞时纱布数及连接一定要绝对准确可靠，填塞时要做到有序的折叠。填塞物一般于手术后3~5d逐步松动取出，并且做好处理再次出血的一切准备。

(2) 结扎止血法

有单纯结扎和缝合结扎两种方法。

单纯结扎用血管钳尖端钳夹活跃出血点，再用丝线绕行钳端组织结扎止血，但不要将邻近组织夹得太多，以免影响愈合。单纯结扎法经常使用，在手术操作过程中，对可能出血的部位或已见的出血点，首先进行钳夹，钳夹出血点时要求准确，最好一次成功，结扎线的粗细要根据钳夹的组织多少以及血管粗细进行选择，血管粗时应单独游离结扎。

结扎时上血管钳的钳尖一定要旋转提出，扎线要将所需结扎组织完全套住，在收紧第一结时将提的血管钳放下逐渐慢慢松开，第一结完全扎紧时再松钳移去。特别值得一提的是，止血钳不能松开过快，这样会导致结扎部位的脱落或结扎不完全而酿成出血，更危险的是因结扎不准确导致术后出血。有时对于粗大的血管要双重结扎，重复结扎，同一血管两道线不能结扎在同一部位，须间隔一些距离，结扎时收线不宜过紧或过松，过紧易拉断线或切割血管导致出血，过松可引起结扎线松脱出血。

缝合结扎：用于大血管和重要部位或结扎止血困难的止血，常在血管钳与单纯结扎线之间贯穿血管缝合一针，先结扎一侧组织，再绕过另一侧打结，撤去血管钳后继续拉紧线再打结。或在出血明显处缝合两针，收紧缝合线结扎止血。

(3) 电凝止血法

电凝止血即用电灼器高频电流凝固小血管止血，通过电刀使组织触电产生热，引起血液凝固的作用。常用于面积较广泛浅表的小出血点，或深部不易结扎的出血点，但使用时应注意防止发生灼伤。

现常用的电灼器有高频电刀、氧气电刀，就其止血的方式有单极电凝及双极电凝。在止血时，电灼器可直接电灼出血点，也可先用止血钳夹住出血点，再用电灼器接触止血钳，止血钳应准确地夹住出血点或血管处，夹住的组织越少越好，不可接触其他组织以防烧伤，通电 1~2s 即可止血；也可用小的镊子或 Adison 镊（血管外科用的尖头镊子）直接夹住出血点电凝。电凝止血适用于表浅的小的出血点止血，使用时要注意：①使用前要检查电灼器有无故障，连接是否正确，检查室内有无易燃化学物质；②电灼前用于纱布或吸引器将手术野蘸干净，电灼后残面不能用纱布擦拭，只能用纱布蘸吸，以防止血的焦痂脱落造成止血失败；③电灼器或导电的血管钳、镊不可接触其他组织，以防损伤；④应随时用刀片刮净导电物前端的血痂，以免影响止血效果。

（4）局部药物或生物止血法

在手术创面进行充分止血后仍有渗血时，可用局部止血法，常用的药物或生物制品有：立止血、肾上腺素、凝血酶、明胶海绵、淀粉海绵、止血粉、解尔分思片（gelfex）、施必止等，可采用局部填塞、喷撒、局部注射等方法，如在手术部位注射加肾上腺素的盐水或用蘸有肾上腺素盐水的纱布压迫局部均可减少创面出血和止血，但应注意监测心脏情况，另外，目前使用的一些医用生物胶做局部喷撒亦有较好的止血作用。

（5）止血带止血法

用于肢体的手术（如矫形、截肢、烧伤的切痂等手术）和外伤。其作用是暂时阻断血流，创造“无血”的手术野，可减少手术中失血量并有利于精细的解剖，有时作为外伤患者的紧急止血。一般常使用充气式气压止血带止血法。

棉布类止血带止血法在伤口近端，用绷带、带状布条或三角巾叠成带状，勒紧止血。一般常作为外伤时现场紧急止血。

橡胶止血带止血法：①指根部橡胶止血带止血法：用废手术乳胶手套袖口处皮筋，剪取后清洗，置于75%乙醇内备用；指根部衬垫两层窄纱布，然后用皮筋环状交叉于纱布上，同时用止血钳适度夹紧交叉处，但不得过紧以免影响动脉血流。②上、下肢橡胶止血带止血法：将橡胶止血带适当拉紧、拉长绕肢体 2~3 周。橡胶止血带末端紧压在橡胶止血带的另一端上。

充气式气压止血带止血法所需器械包括：①充气式气压止血带，气压止血带类似血压计袖袋，可分成人气压止血带及儿童气压止血带、上肢气压止血带及下肢气压止血带，气压止血带还可分成手动充气与电动充气止血带；②驱血带，驱血带由乳胶制成，厚 1 颇、宽 10~12cm、长 150cm。

（三）缝合

缝合有多种方式，一般可分为单纯缝合、内翻缝合和外翻缝合3类，各类又有间断缝合和连续缝合两种。

1. **目的**

缝合是将手术切开或外伤裂开的组织器官重新对合在一起，以促进愈合。

2. **物品**

缝合针、缝合线、持针器、线剪。

3. **操作方法**

（1）基本方法

①进针，用左手执镊，提起组织边缘，右手执已夹住针线的持针器，用腕部及前臂的外旋力量转动持针器，使缝针进入，针与被缝合组织呈垂直方向，沿针体弧度继续推进使针穿出组织少许。②出针，针体的前半部穿过被缝合组织后，即可用镊夹住针体向外沿针体弧度方向拔针，同时持针器夹住针体后半部进一步前推，协助拔针。也可由术者将已穿透组织的针体后半部松开，然后用持针器夹住已穿透组织的前半部，将针拔出。③结扎，将针拔出后，使组织创缘对合，然后进行结扎。

（2）单纯缝合是最常用的方法，操作简单

①单纯间断缝合用于皮肤、皮下组织一般切口的缝合。②连续缝合常用于腹膜、胃肠道的缝合。③锁边（毯边）缝合常用于胃肠道后壁内层的吻合，有较好的止血效果。④减张缝合用于张力较大的手术切口裂开的缝合。⑤“8”字（双间断）缝合用于腱膜或肌腱的缝合。

（3）内翻缝合

缝合后边缘内翻，外面光滑，可减少粘连，促进愈合。

①连续内翻缝合用于胃肠道、胆道和泌尿道的内层缝合。②间断内翻缝合用于胃肠道的外层缝合。③荷包缝合多用于阑尾残端的埋入，胃肠道造瘘和肠穿孔的修补缝合。④褥式内翻缝合较小的胃肠道孔洞可用此法。

（4）褥式外翻缝合

缝合后边缘外翻，里面光滑，多用于血管吻合，有时也用于腹膜的缝合。

4. **注意事项**

①按组织解剖层次分层缝合，不留死腔。②针距大小适宜，以不发生弧形裂隙为佳。③缝线结扎勿过紧或过松，太紧影响血液循环及切割组织，过松易遗留死腔，影响组织愈

合。④根据不同情况选择合适的缝合方法。

（四）打结

打结是外科技术重要的基本手术操作之一，分单结、方结、三重结和外科结。

1. 目的

防止因缝线松脱、滑脱造成大出血或缝合组织裂开，影响手术效果。

2. 物品

缝合线、持针器、线剪。

3. 操作方法

（1）结的种类

①单结因易松脱，只偶尔在皮下组织层临时止血时用。②方结由方向相反的 2 个单结组成，最牢靠，适用于各种结扎或缝合后的打结。③外科结：在打第 1 个单结时多绕一扣，使摩擦面增大，这样在打第 2 个结时第 1 个结不易松开，用于组织张力较大的打结或结扎固定引流管，但应注意与假结和滑结区别开来。④三重结在方结的基础上再加 1 个单结，第 3 个结方向与第 2 个结方向相反，用于较大的血管、张力大的组织的结扎或肠线、尼龙线打结时使用。⑤假结是由 2 个方向相同的单结构成，易于滑拖，不应使用。⑥滑结是打结时，两手用力不均匀，只拉紧缝合线的一端，用另一端打结或是没有正确交叉方向所致，更易滑脱，应绝对避免。

（2）打结方法可分为单纯手打结和持针器打结

单纯手打结在手术中最为常用的打结方法。简单迅速，一般用左手捏住缝合线的一端，右手捏住缝合线的另一端，双手配合操作打结。

持针器打结适用于线头过短或某些精细手术的结扎。一般用左手捏住缝合针线的一端，右手用持针器，双手配合操作打结。

4. 注意事项

①打结时两手用力要相等，两手用力点及结扎点三点成一线，不能向上提拉，以免撕脱结扎点或造成滑结。2 个结的拉线方向要相反，否则会打成假结。②打第 2 个结时，第一结不要提起，以防已结扎的第一结松弛，必要时助手用止血钳压在第一结处，待第 2 个结收紧时移去止血钳。③剪线时在不引起线结松脱的原则下剪的越短越好，以减少组织内异物反应。

第九章　CT 室护理

第一节　CT 检查及护理

一、CT 检查基本知识

（一）基本概念

电子计算机 X 射线断层扫描机是利用 X 射线对人体进行断层扫描后，由探测器采集的模拟信号再变成数字信号，经电子计算机计算，再重建图像，从而显示出人体各部位的断层结构的装置。

1. **体素**

是体积元素的简称，是数字数据于三维空间分割上的最小单位。

2. **像素**

是组成图像矩阵的基本单元，也是组成矩阵中的一个小方格。像素等于观察野除以矩阵，像素是一个二维概念。

3. **矩阵**

即二维排列的方格，是将计算机所计算的人体横断面每一点的 X 线吸收系数按行和列排列的分布图，实际上是一幅纵横二维排列的像素。目前 CT 机常用的矩阵有：256×256、512×512、1024×1024 等，在相同的采集野内，矩阵的大小与像素点的多少成正相关，矩阵越大，像素点越多，图像质量就越高。

4. **空间分辨率和密度分辨率**

前者指影像中能够分辨的最小细节，后者指能显示的最小密度差别。

5. **CT 值**

某物质的 CT 值等于该物质的衰减系数与水的吸收系数之差再与水的衰减系数相比之后乘以分度因素。物质的 CT 值反映物质的密度，即物质的 CT 值越高相当于物质密度越高。

6. 伪影

伪影是指在被扫描物体中并不存在而图像中却显示出来的各种不同类型的影像。主要包括运动伪影、高密度伪影和机器故障伪影等，伪影影响图像质量。

7. 部分容积效应

CT 图像上各个像素的数值代表相应单位组织全体的平均 CT 值，它不能如实反映该单位内各种组织本身的 CT 值。在 CT 扫描中，凡小于层厚的病变，其 CT 值受层厚内其他组织的影响，所测出的 CT 值不能代表病变的真正的 CT 值；如在高密度组织中较小的低密度病灶，其 CT 值偏高；反之，在低密度组织中的较小的高密度病灶，其 CT 值偏低，这种现象称为部分容积效应。

（二）成像原理

人体各组织器官对 X 射线有不同的吸收率，当球管发射 X 射线经过人体到达探测器时，就会形成不同程度衰减的 X 射线，探测器将这些不同程度衰减的 X 射线采集后，由模拟信号转变成数字信号，经过计算机计算而显示出人体扫描部位的断层结构的图像。

在 CT 扫描仪中，球管及探测器围绕着患者的身体进行旋转，X 射线从数百个角度穿过人体到达探测器进行扫描。计算机负责收集所有信息，并将这些信息合成为人体三维图像。

（三）设备组成

CT 设备主要由以下三部分组成。①扫描部分由 X 线管、探测器和扫描架组成。②计算机系统，将扫描收集到的信息数据进行贮存运算。③图像显示和存储系统，将经计算机处理、重建的图像显示在电视屏上或用多幅照相机或激光照相机将图像摄下。探测器从原始的 1 个发展到多个。扫描方式也从平移/旋转、旋转/旋转、旋转/固定，发展到螺旋 CT 扫描（spiral CT scan）。计算机容量大、运算快，可达到立即重建图像。

（四）CT 检查技术

1. 平扫

平扫是指不用对比剂的扫描。

2. 增强扫描

增强扫描指血管内注射对比剂后的扫描。目的是提高病变组织同正常组织的密度差，根据注射对比剂后扫描方法的不同，可分为常规增强扫描、动态增强扫描、延迟增强扫描或多期增强扫描等。

3. **特殊检查**

（1）CT 血管造影（CTA）

指静脉注射对比剂后，在循环血中及靶血管内对比剂浓度达到最高峰的时间内，进行 SCT 扫描，经计算机最终重建成靶血管数字化的立体影像。

（2）CT 仿真内镜技术

是利用计算机软件功能，将 CT 容积扫描获得的图像数据进行后处理，重建出空腔器官表观立体图像，类似纤维内镜所见。目前主要用于胃、大肠、血管、鼻腔、鼻窦、喉、气管及支气管等空腔器官病变的观察，需结合断层图像作出诊断。

（3）CT 灌注成像

主要反映组织微循环的血流灌注情况。主要用于脑梗死及缺血半暗带的判断，亦可用于心、肝、肾、肺病变的诊断。

（五）CT 检查适应证和禁忌证

1. CT **检查适应证**

（1）头部病变

颅脑外伤、脑梗死、脑肿瘤、炎症、先天畸形等，属于常规和首选检查方法，可清楚显示脑挫裂伤、急性脑内血肿、硬膜外及硬膜下血肿、颅面骨骨折等。CT 诊断急性脑血管疾病如高血压脑出血、蛛网膜下隙出血、脑动脉瘤动静脉畸形破裂出血、脑梗死等有很高价值，急性出血可考虑作为首选检查，急性脑梗死特别是发病 6h 内者，CT 不如 MRI 敏感。

（2）颌面部、颈部

颌面部肿瘤、骨折、炎症等。

（3）胸部病变

对于显示肺部病变有非常满意的效果，对肺部创伤、感染性病变、肿瘤等均有很高的诊断价值。对于纵隔内的肿物、淋巴结以及胸膜病变等的显示也令人满意，可以显示肺内团块与纵隔关系。

（4）腹部器官

对于实质性器官肝、胆囊、脾、胰腺、肾、肾上腺等器官显示清晰，对于肿瘤、感染及创伤能清晰地显示解剖部位的病变程度，对病变分期等有较高价值，对腹内肿块的诊断与鉴别诊断价值较大。

（5）盆腔脏器

盆腔器官之间有丰富的脂肪间隔，能准确地显示肿瘤对邻近组织的侵犯，因此 CT 已成为卵巢、宫颈和子宫、膀胱、精囊、前列腺和直肠肿瘤的诊断、临床分期和放射治疗设计的重要手段。

(6) 骨骼系统

颅骨及脊柱细微骨折、椎间盘病变、椎管狭窄、骨肿瘤、骨结核及炎症等，并能对病变部位进行三维成像（多层面成像）及冠、矢状位的重建。对于关节软骨、韧带、半月板、滑膜等则以行 MRI 检查为宜。

(7) 脉管系统

通过 CT 血管成像，可显示动脉病变，如血管闭塞、动脉瘤及夹层动脉瘤、血管畸形、血管损伤、心脏冠状动脉病变等。

2. CT 平扫检查的相对禁忌证

CT 平扫检查无绝对禁忌证。婴幼儿、可能妊娠或已经妊娠的女性、危重患者生命体征不稳定、对 X 射线高度敏感或不宜接触 X 射线者（如再生障碍性贫血）为 CT 检查的相对禁忌证。

二、CT 常规检查护理

（一） CT 普通检查护理

1. 检查前护理

(1) 信息确认

患者凭检查信息通过 PACS 系统进行预约、登记确认。留取联系电话，遇特殊情况便于通知患者。

(2) 检查分检

护士或登记员根据检查信息进行分检，指导患者到相应地点等待检查。

(3) 评估核对

护士仔细阅读检查申请单，核对患者信息（姓名、性别、年龄、检查部位、检查设备等）。详细询问病史，评估患者病情，核实患者信息、检查部位、检查方式，对检查目的的要求不清的申请单，应与临床申请医师核准确认。

(4) 健康教育

护士进行分时段健康教育，特殊患者采取个性化健康教育，讲解检查整个过程、检查所需时间、交代检查注意事项，以及需要患者配合的相关事宜。健康教育形式：口头宣教、健康教育手册、视频宣教等。

(5) 去除金属异物

指导或协助患者去除被检部位的金属物件及高密度伪影的衣物，防止产生伪影。

(6) 呼吸训练

护士耐心指导胸、腹部检查患者进行呼吸训练。胸部检查应指导患者先吸一口气，再闭住气，保持胸、腹部不动，防止产生运动伪影；腹部检查可以直接屏气。

(7) 镇静

对小儿、昏迷、躁动、精神异常的患者，采取安全措施防止坠床，必要时遵医嘱使用镇静药。

2. 检查中护理

①再次核对患者信息，协助患者进检查室、上检查床，避免坠床或跌倒。有引流管者妥善放置，防止脱落。②按检查部位要求设计体位，指导患者勿移动身体变换体位。③检查时注意保暖，避免患者着凉。④做好患者非照射部位的X线防护。⑤检查结束后询问患者情况，协助下检查床。

3. 检查后护理

告知患者及家属取片与报告的时间、地点。

(二) CT增强检查护理

1. 检查前的护理

①信息确认：患者凭检查信息通过PACS系统进行预约、登记确认；在申请单上准确记录患者身高、体重、联系电话。②评估核对：护士仔细阅读检查申请单，核对患者信息(姓名、性别、年龄、检查部位、检查设备等)，详细询问病史（既往史、检查史、用药史、现病史、过敏史等)，评估患者病情，筛选高危人群。核实患者信息、检查部位、检查方式。③心理护理和健康宣教：在常规宣教的基础上重点告知增强检查的目的及注意事项、合理水化的重要性，注射对比剂后可能出现的正常现象（口干、口苦、口腔金属味、全身发热、有尿意等）和不良反应（如恶心、呕吐、皮疹等)，进行针对性护理，消除患者紧张、焦虑的不良情绪。④指导患者或家属签署碘对比剂使用知情同意书。⑤认真评估血管，安置18~20G静脉留置针；注意保护，防止留置针脱出。⑥对比剂常规加温准备。

2. 检查中的护理

①高压通道的建立与确认：连接高压注射器管道，试注水，做到“一看二摸三感觉四询问”，确保高压注射器、血管通畅。②患者沟通：再次告知检查注意事项，以及推药时的身体感受，缓解患者紧张情绪。③心理安慰：对高度紧张患者在检查过程中护士通过话

筒给予安慰，鼓励患者配合完成检查。④严密观察：注射对比剂时密切观察有无局部和全身症状，防止不良反应的发生，做到及时发现、及时处理。⑤防止渗漏：动态观察增强图像对比剂进入情况，及时发现渗漏。⑥检查结束后询问患者情况，评估有无不适，协助下检查床。⑦指导患者在观察区休息 15~30min，如有不适及时告知护士。

3. 检查后的护理

①定时巡视：准备护士定时巡视观察区，询问患者有无不适，及时发现不良反应。②合理水化：指导患者进行水化（每小时不少于 100 mL）以利于对比剂的排出，预防对比剂肾病。③拔留置针：观察 15~30min，患者无不适后方可拔取留置针，指导正确按压穿刺点，无出血方可离开观察区。④告知患者及家属取片与报告的时间、地点，以及回家后继续观察和水化，如有不适及时电话联系。⑤发生不良反应的处理方法请参照碘对比剂的相应内容。

第二节 CT 常见部位检查护理要点

一、头颈部与五官 CT 检查护理要点

头颈部与五官 CT 包括颅脑、鞍区、眼眶、鼻和鼻窦、颞骨及内听道、鼻咽口咽、喉部、口腔颌面部等部位肿瘤、炎症、外伤等病变的检查和头部及颈部血管成像等。

（一）检查前的准备要点

①评估核对：核对患者信息，阅读检查单，确定检查方式（平扫、增强）。②心理护理与健康教育：护士主动与患者沟通，组织患者观看健康教育视频和健康教育手册。③患者适当进食、饮水。④去除头颈部所有金属异物（包括活动性义齿）。⑤女性患者检查前将发结打开，指导扫描时头部保持不动。⑥鼻咽部及颈部检查时训练患者屏气，不能做吞咽动作。⑦增强者指导患者或家属签署碘对比剂使用知情同意书，筛查高危因素、建立静脉留置针等。

（二）检查中的护理要点

①体位设计：患者仰卧于检查床，头先进，头部置于头架上，保持正中位，人体长轴与床面长轴一致，双手置于身体两旁或胸前。②眼部扫描时要求闭眼，并保持眼球固定不动，因故不能闭眼者，可指导患者盯住一目标保持不动。小儿做眼部 CT 需要自然睡眠或

遵医嘱口服水合氯醛，安睡后方可检查。③鼻咽部及颈部检查时按技师口令进行屏气，不做吞咽动作。④增强检查患者需观察注射对比剂后有无局部和全身的异常反应。

二、胸部及食管纵隔 CT 检查护理要点

（一）检查前的准备要点

①评估核对：核对患者信息，阅读检查单，确定检查方式（平扫、增强）。②心理护理与健康教育：主动与患者沟通，组织患者观看健康教育视频和健康教育手册。③患者适当进食、饮水。④去除胸部所有的金属异物（包括文胸、带有拉链的衣服）。⑤指导训练患者屏气。⑥婴幼儿或不配合者检查前采取药物镇静。⑦增强者指导患者或家属签署碘对比剂使用知情同意书，筛查高危因素、建立静脉留置针等。⑧食管纵隔 CT 检查前准备碘水，碘水配制：100 mL 温开水+2 mL 碘对比剂，浓度 0.02%。

（二）检查中的护理要点

①体位设计：患者仰卧于检查床上，可以取头部先进或足先进，保持正中位，人体长轴与床面长轴一致，双手置于头上方。②食管纵隔检查体位设计前需指导患者喝两口碘水，再含一口碘水在口腔内。检查时技师通过话筒指示患者将口腔里的碘水慢慢咽下即刻扫描。通过碘对比剂缓慢下咽的过程扫描查看检查部位的充盈缺损像，提高周围组织的分辨率和对比度。③扫描时配合技师的口令进行屏气，叮嘱患者尽量避免咳嗽，并保持肢体不动。④增强检查患者需观察注射对比剂后有无局部和全身的异常反应。

三、冠状动脉 CTA 检查护理要点

多层螺旋 CT 冠状动脉造影（MSCTCA）作为一种无创、安全性高的新技术已广泛应用于临床。冠状动脉造影检查是评价冠状动脉变异和病变，以及各种介入治疗后复查随访的重要诊断方法，具有微创、简便、安全等优点。但是冠状动脉 CTA 检查受多种因素的影响，如心率、呼吸配合、心理、环境等因素的影响，检查前护理准备质量是决定检查是否成功的关键。

（一）检查前的准备要点

1. 环境及物品的准备

为患者提供安静、清洁、舒适的环境，安排患者到专用心脏检查准备室或候诊区域；挂心脏检查识别牌。物品准备：脉搏血氧饱和度仪（prince-IOOB）、心电监护仪、氧气、

计时器或手表等。药品准备：美托洛尔（倍他乐克）药片。

2. 评估核对

阅读申请单，核对患者信息，明确检查目的和要求，评估患者病情、配合能力、沟通能力（听力）、心理状态，详细询问病史（既往史、检查史、用药史、现病史、过敏史等）、筛查高危人群，必要时查阅心电图和超声心动图检查结果，重点掌握患者基础血压、心率和心电图情况，并记录在申请单上。

3. 健康教育和心理护理

护士集中对患者进行健康宣教，讲解检查目的、心率准备和呼吸配合的重要性，以及检查中快速注射对比剂时全身发热的现象，让患者对检查过程和可能出现的问题有较全面的了解，尽量减少由于紧张、恐惧心理而导致的心率加快。告诉患者检查当日可适当进食、不禁水，避免空腹或饱餐状态下检查；空腹时间过久易导致低血糖，引起心率加快或心率不稳（特别是糖尿病患者）；过饱出现不良反应时易发生呕吐。

4. 心率准备

患者到达检查室先静息 10~15 min 后测心率。

测心率，按心率情况分组，60~80 次/分为 1 组；80~90 次/分为 2 组；90 次/分以上或心律波动>3 次、心律失常、老年人、配合能力差、屏气后心率上升明显的为 3 组。64 排 CT 心率控制在 75 次/分以内，双源 CT 或其他高端 CT 可适当放宽。

对静息心率>90 次/分、心律波动>3 次或心律失常，对 β 受体阻滞药无禁忌证者，在医师指导下服用 β 受体阻滞药，以降低心率和（或）稳定心律；必要时服药后再面罩吸氧 5~10min，采用指脉仪或心电监护仪持续心电监护，观察服药及吸氧前后心率或心律变化情况，训练吸气、屏气，心率稳定后可检查。对于心律失常的患者，了解心电图检查结果，通过心电监护观察心率或心律变化规律，与技师沟通、确认此患者是否进行检查；对于心率>100 次/分或无规律的心律者可以放弃检查。

5. 呼吸训练

重点强调如何吸气、屏气，什么时候出气的要领，训练方式分四种：①用鼻子慢慢吸气后屏气；②深吸气后屏气；③直接屏气；④直接捏鼻子辅助。根据患者不同情况采取不同训练方式，重点强调呼气幅度保持一致，防止呼吸过深或过浅，屏气时胸、腹部保持静止状态，避免产生呼吸运动伪影，屏气期间全身保持松弛状态，观察屏气期间心率和心律变化，组患者心律相对平稳（波动在 1~3 次/分），训练吸气、屏气后，心率呈下降趋势且稳定可直接检查；2 组反复进行呼吸训练，必要时吸氧（浓度为 40%~50%）后继续训练，心率稳定可安排检查，检查时针对性选择吸氧。

（二）检查中的护理要点

①设计体位：仰卧位、足先进、身体置于检查床面中间，两臂上举，体位舒适。②心电监测：安放电极片，将电极片、导线及双臂置于心脏扫描野外。连接心电门控，观察心电图情况，确认 R 波信号清晰，心率控制理想，心律正常，心电图波形不受呼吸运动和床板移动影响。③呼吸训练：再次训练患者呼吸和屏气，观察患者可稳定大约 5s 屏气的时间及屏气后心率和心律变化规律。④必要时指导患者舌下含服硝酸甘油片。⑤连接高压注射器管道，试注水，做到“一看二摸三感觉四询问”；确保高压注射器、血管通畅。⑥再次告知检查注意事项，以及推药时的身体感受，缓解患者紧张情绪，对高度紧张的患者在检查过程中护士通过话筒给予安慰，鼓励患者配合完成检查。⑦动态观察增强图像对比剂进入情况，及时发现渗漏。

四、主动脉夹层患者 CT 检查护理要点

主动脉夹层是指动脉腔内的血液从主动脉内膜撕裂口进入主动脉壁内，使主动脉壁中层形成夹层血肿，并沿主动脉纵轴扩张的一种较少见的心血管系统的急性致命性疾病，早期正确诊断是取得良好治疗效果的关键。

（一）检查前的准备要点

①开设绿色通道：对怀疑有主动脉夹层的患者应提前电话预约，按“绿色通道”安排检查。告知家属检查相关事宜和注意事项，要求临床医师陪同检查，通知 CT 室医师和技师做好检查准备。②护士准备好急救器材、药品、物品，随时启动急救程序。③病情评估：包括意识、面色、血压、心率、呼吸、肢体活动、肾功能以及发病时间与发病过程，快速查看检查申请单、核对信息、详细询问病史，筛查高危因素。④呼吸训练：检查前指导患者正确呼吸及屏气，屏气一定要自我掌握强度，以能耐受为准，切忌过度屏气，以防引起强烈疼痛不适及夹层破裂。⑤指导家属签署碘对比剂使用知情同意书，快速建立静脉通道。

（二）检查中的护理要点

①正确转运：搬运患者时动作要轻稳，避免大动作引发夹层破裂。②体位设计：仰卧位、足先进、身体置于检查床面中间，两臂上举（无法上举的患者也可以放于身体的两侧）。③注意保暖：避免受凉引起咳嗽而导致夹层破裂。④技师扫描时注意控制注射对比剂的量和速度。⑤患者监测：严密观察病情和监测生命体征，出现脉搏细速、呼吸困难、

面色苍白、皮肤发冷、意识模糊等症状，提示可能因动脉瘤破裂出现失血性休克，应立即停止扫描，通知医师抢救，必要时行急诊手术，做好记录。⑥疼痛性质的观察：如突发前胸、后背、腹部剧烈疼痛，多为撕裂样或刀割样，呈持续性，患者烦躁不安、大汗淋漓，有濒死感，疼痛放射范围广泛，可向腰部或下腹部传导，甚至可达大腿部，提示动脉瘤破裂，应启动急救应急预案。

（三）检查后的护理要点

①扫描中发现有主动脉夹层应按放射科危急值处理，禁止患者自行离开检查室，并立即电话告之临床医师检查结果，由专人或在医师陪同，用平车将患者立即护送回病房或急诊科，勿在CT室停留过久。②告知家属30min内取片及报告。

五、肺栓塞CT检查护理要点

肺栓塞是指以各种栓子阻塞肺动脉系统为其发病原因的一组临床病理生理综合征，其发病率高、误诊率高和死亡率高。多层螺旋CT肺动脉造影是对急性肺动脉栓塞的一种无创、安全、有效的诊断方法。

（一）检查前的准备要点

①开设绿色通道：对怀疑有肺栓塞的患者应提前电话预约，对病情急、重、危者应立即按“绿色通道”安排检查。告知家属相关检查事宜和注意事项，要求临床医师陪同检查，通知CT室内医师和技师做好检查准备。②护士准备好急救器材、药品、物品，随时启动急救程序。③病情评估：查看检查申请单，核对信息，严密观察其有无口唇发绀、呼吸急促、胸闷、气短、胸痛、咯血等表现；心电监护，测量生命体征及血氧饱和度的变化；评估心、肺、肾功能情况。重点了解胸痛程度，必要时提前使用镇痛药。④吸氧：给予高浓度氧气吸入，以改善缺氧症状，缓解患者恐惧心理。⑤呼吸训练：检查前指导患者正确呼吸及屏气，屏气一定要自我掌握强度，以能耐受为准，切忌过度屏气，以防引起强烈疼痛、不适及栓子脱落。⑥去掉胸部所有金属物品及高密度衣物，防止产生伪影，影响图像质量。

（二）检查中的护理要点

①正确转运：重点指导正确转运患者，摆好体位，避免大动作导致静脉血栓脱落，发生意外。②体位设计：仰卧位、足先进、身体置于检查床面中间，两臂上举（无法上举的患者也可以放于身体的两侧）。③注意保暖，避免受凉，防止咳嗽引起栓子的脱落。④技

师扫描时注意控制注射对比剂的量和速度。⑤患者监测：严密观察病情和监测生命体征，重点观察呼吸频率和血氧饱和度的变化，并做好记录。

（三）检查后的护理要点

①扫描中发现有肺栓塞应按放射科危急值处理，禁止患者自行离开检查室，告诉患者及家属制动，并立即电话告之临床医师检查结果，由专人或在医师陪同下用平车将患者立即护送回病房或急诊科，勿在CT室停留过久。②告知家属30min内取片及报告。

六、腹部CT检查护理要点

CT腹部检查分上腹、中腹、盆腔、全腹，包括肝、胆、脾、胰、胃、肾、肾上腺、肠、膀胱、子宫和附件等。腹部脏器复杂、相互重叠，空腔脏器（胃、肠，膀胱）因含气体和（或）液体及食物残渣，位置、形态、大小变化较大，可影响图像质量和检查效果，因此做好腹部CT检查前各环节的准备至关重要。

（一）检查前的准备要点

1. 患者评估

仔细询问病史、检查史、过敏史，注重患者其他检查的阳性体征和结果，如B超、肝功能、胃镜、肠镜、消化道钡剂及甲胎蛋白等，确定患者能否饮水、饮水量和时间，确认是否进行增强检查。

2. 胃肠道准备

①检查前1d晚餐进清淡饮食，晚饭后禁食4~8h，不禁饮（急诊除外）；②检查前1周禁止胃肠钡剂造影，必要时对胃肠钡剂造影者可先行腹部透视，以了解钡剂的排泄情况；③年老体弱者胃肠道蠕动减慢，必要时给予清洁灌肠或口服缓泻药帮助排空。

3. 心理护理

护理人员可针对不同文化层次患者的心理状态，分别进行解释和疏导，用通俗易懂的语言讲解与患者病情有关的医学知识，使患者对疾病的发展和转归有较明确的认识，缓解患者紧张情绪，使其积极配合检查。

4. 患者准备

防止金属伪影，患者需取下身上所有带金属的衣裤、物品、饰品，解除腹带及外敷药物，提供检查服。

5. 呼吸训练

呼吸运动是影响 CT 检查质量的重要因素，扫描时呼吸运动不仅会引起病灶遗漏和误诊，而且对于判断胃肠道走行和分析病变的结构都有很大影响。因此检查前需对患者进行屏气训练，保持呼吸平稳，均匀一致，直至患者能够准确接受口令。

6. 检查前用药

必要时扫描前 10min 肌内注射山莨菪碱注射液 20mg，山莨菪碱针为胆碱能神经阻滞药，能对抗乙酰胆碱所致的平滑肌痉挛，使消化道的平滑肌松弛，使胃和肠管充分扩张，以减少胃肠蠕动。青光眼、前列腺肥大、尿潴留等患者禁用。

（二）检查中的护理要点

①体位设计：患者仰卧，足先进，双臂上举伸直，身体尽量置于床面正中间，侧面定位线对准人体正中冠状面。特殊情况可根据观察部位的需要采用侧卧位或俯卧位。②女性盆腔检查时必要时用 2%～3%的碘水 300～600 mL 保留灌肠，使盆腔内的小肠、乙状结肠、直肠显影。③对已婚女性患者，推荐检查时置入阴道气囊或填塞含碘水的纱条，以显示阴道和宫颈的位置。④特殊患者的护理：严重腹水的患者因横膈受压迫平卧困难，可垫高胸部高度以不影响扫描床进出为准；神志不清者，需家属陪同（陪护人员进行合理的 X 线安全防护）；幼儿检查时护士将室内灯管调暗，家属陪同，防止患儿坠床，同时注意保暖；CT 尿路成像患者进行延迟扫描时，技师可根据肾盂积水情况决定延迟扫描时间，一般 15～30min 进行第一次延迟扫描，中、重度积水者 3h 左右再进行第二次扫描，护士要告知患者延迟扫描时间；为诊断或鉴别肝血管瘤可于注射对比剂后 5～7min 再做病灶层面扫描，护士注意提示患者扫描时间。

（三）检查后的护理

①腹部检查前禁食，检查完毕需协助患者下检查床，防止发生低血糖、体位性低血压。②膀胱过度充盈者小便时排泄不易过快、过多，防止发生虚脱和低血压。③检查后可进食。

七、CT 仿真肠镜检查护理要点

CT 仿真肠镜指将螺旋 CT 扫描所获得的原始数据进行后处理，对空腔器官内表面进行三维重建，再利用计算机的模拟导航技术进行腔内观察，并赋予人工伪色彩和不同的光照强度，最后连续回放，即可获得类似纤维肠镜行进和转向直视观察效果的动态重建图像。

目前 CT 仿真肠镜检查技术临床应用的可靠性和实用性日趋成熟，在结肠癌定位、定量和定性诊断中发挥着重要的作用，但是检查前肠道的准备和检查中配合的好坏是决定检查成功与否的关键因素。

（一）检查前的护理要点

1. 患者评估

排除检查禁忌证（月经期、妊娠期、肠道出血等）。检查前 1 周是否做钡剂检查，评估患者肠道准备及排便情况，判断是否可以进行检查。

2. 饮食准备

患者检查前 1d 吃清淡、无渣饮食（稀饭、面条等），晚餐后禁食，20：00 至 24：00 可饮糖盐水，以减轻患者饥饿感，24：00 后禁水。

3. 肠道准备

蓖麻油：取蓖麻油 30mL 在检查前晚餐后服用，然后饮温开水 800 mL，蓖麻油服后 3～4h 排便，2～3 次排便后肠道清洁。

番泻叶：番泻叶作用慢，因此要求患者在检查前 1d 午餐后以番泻叶 30g 用沸开水 500 mL 浸泡 0.5h 后饮服，番泻叶服后 7～8h 排便，3～5 次排便后肠道清洁。晚餐后再用 20g 番泻叶泡水 100 mL 服用，效果更佳。由于导泻作用非肠内所致，故患者常有腹痛、腹胀，甚至血便。因腹泻持续时间较长，因此年龄大、体弱者应慎用。

和爽：规格为 1 包 68.56g，检查前晚餐后禁食，晚餐后 1h 给药，1～2 包溶水 2～4L，以 1L/h 的速度口服，排出物为透明液体时结束给药，或遵医嘱。

清洁灌肠：对于便秘患者，服用蓖麻油、番泻叶效果不好者，可提前 1d 清洁灌肠再服泻药。

4. 心理准备健康宣教

检查前要耐心、细致地向患者讲解 CT 仿真肠镜检查的必要性和过程，告诉患者此检查无痛苦、无创伤，消除患者紧张心理，取得患者信任与配合，完成检查。

5. 呼吸训练

指导患者扫描时正确屏气，避免产生呼吸伪影，影响图像质量。

6. 检查前用药

扫描前 30min 肌内注射山莨菪碱注射液 10～20mg，以抑制肠道痉挛，降低管壁张力，充分扩张肠管，减少因肠蠕动而造成的伪影，注射前询问患者有无禁忌证。

（二）检查中的护理要点

1. 物品准备

双腔止血导尿管（18~20号）1根、20 mL空针1副、血压计球囊1个、止血钳子1把、液状石蜡（石蜡油）、棉签1包、纱布2张、手纸、治疗巾1张。

2. 左侧卧位

双下肢弯曲，臀部垫治疗巾；选择双腔止血导尿管（18~20号），充分润滑导管前端及肛门口，呈螺旋式插入肛门6~10cm，气囊内注入10 mL气体。

3. 充气体位

取左侧、右侧、俯卧位经肛门注入空气（1000~1200 mL）充盈肠道，总注气量因人而异，以结肠充分扩张，患者感觉轻微腹胀为宜，嘱患者尽量控制排气。保留肛管，在定位片上观察结肠管充气情况，以基本显示各段结肠（八段法：直肠、乙状结肠、降结肠、脾曲、横结肠、肝曲、升结肠、盲肠）作为充盈良好的参照；如果结肠充气不理想，可继续追加一次，当患者诉腹胀明显时停止打气，夹闭导管，嘱患者平卧，立即行CT扫描，扫描时嘱患者平静吸气后屏气。

4. 观察病情

肠道充气时根据患者具体情况，注意打气的速度、压力和插管深度，打气时主动与患者交流，询问患者的感觉，有无头晕、恶心、腹痛，观察患者面色等。

（三）检查后的护理要点

①扫描结束后留观30min，密切观察腹部体征。②肌内注射山莨菪碱注射液的患者检查结束待肠蠕动恢复、肛门排气后方可进食。③腹部胀气时可按顺时针方向按摩，加速气体排出，减轻腹胀。对检查结束后出现腹痛、腹胀明显者，应严密观察病情变化，并指导适当走动。并交代患者如腹部异常、不适立即就诊。④为避免发生低血糖反应，必要时可静脉补液。

八、CT仿真胃镜检查护理要点

胃溃疡和胃癌是消化科常见的疾病，以往主要依赖于胃镜或X线钡剂检查。胃镜检查仅能观察病灶的腔内改变，在有食管狭窄的患者，胃镜无法顺利通过，无法明确病灶下端的情况；胃镜和X线钡剂对于病灶的浸润程度和病灶与周围脏器的关系以及远处转移的情况都无法明确。CT仿真胃镜检查可以弥补上述缺陷。

（一）检查前的准备要点

1. 饮食准备

检查前1d晚上吃少渣易消化的食物，20：00后禁食，24：00后禁饮。

2. 消化道准备

如遇幽门梗阻患者，在检查前1d晚上洗胃，彻底洗净胃内容物，直到冲洗液清晰为止。幽门梗阻患者不能在当天洗胃，因洗胃后可导致胃黏膜颜色改变，影响诊断。

3. 患者评估

排除检查禁忌证（胃出血、穿孔等）。评估患者消化道准备情况，判断是否可以进行检查。

4. 心理护理、健康宣教

向患者讲解整个检查过程及身体感受，缓解患者紧张情绪，使其主动配合检查。

5. 呼吸训练

指导患者扫描时正确屏气，避免产生呼吸伪影而影响图像质量。

6. 检查前用药

扫描前30min肌内注射山莨菪碱注射液10~20mg。注射前询问患者有无前列腺疾病、青光眼等禁忌证。

（二）检查中的护理要点

①体位设计：常规为患者仰卧，足先进，双臂上举伸直，身体尽量置于床面正中间，侧位定位线对准人体正中冠状面。特殊情况可根据观察部位的需要采用侧卧位或俯卧位。②口服产气剂：检查时先设计好体位，嘱患者口服产气剂1~2包后快速仰卧位扫描。发现液平面时再俯卧位扫描。③呼吸配合：扫描时在技师的口令下配合吸气与屏气，扫描时勿打嗝。

（三）检查后的护理要点

①检查后指导患者休息15~30min无不适后方可离开。②肌内注射山莨菪碱注射液的患者检查后待肠蠕动恢复、肛门排气后方可进食。③为了避免引起低血糖反应，必要时可静脉补充液体。

第三节 特殊患者 CT 检查护理要点

一、气管切开患者 CT 检查护理要点

气管切开患者由于意识障碍，气道内分泌物多，检查时平卧位导致分泌物不易排出，而引起呛咳、呼吸不畅、缺氧等症状，使患者无法顺利完成检查，因此做好气管切开患者 CT 检查前的气道管理非常重要。

（一）检查前的准备要点

1. **患者预约**

开设绿色通道，临床医师确定患者是否能完成 CT 检查，提前将检查信息传至 CT 室，提前电话通知并送入检查单。迅速阅读检查单，提前录入患者信息。

2. **医师沟通**

电话通知检查时间，由家属、护士或医师陪同，检查气管导管是否为金属材质，必要时请医师进行更换后再检查，以免影响扫描产生金属伪影。

3. **患者评估**

到达 CT 室后护士阅读检查申请单、核对信息、评估病情，重点评估患者呼吸道是否通畅，患者有无痰鸣音，是否需要吸痰。

4. **患者沟通**

可采用笔、纸、写字板等工具，让患者将自己的感受、想法写出来进行交流。对于文化层次比较低的患者，仔细观察患者的表情、手势，并鼓励其重复表达，与家属配合能起到很好的交流与配合作用。

5. **清理呼吸道**

护士准备好吸痰装置和吸痰盘，进入 CT 检查室前充分吸氧、吸痰，保持呼吸道通畅，防止检查时患者呛咳导致检查失败。

6. **吸氧**

备好氧气袋给氧，维持有效的血氧饱和度。

（二）检查中的护理要点

1. 体位设计

调整检查床高度与平车平行，由医师、技师与护士共同将患者转移到检查床，动作要轻，将头放于舒适的位置，避免咳嗽。妥善固定患者身体所有通路管道，防止脱落、移位。

2. 患者监测

检查中监测生命体征的变化，发现异常立即处理。必要时氧气枕低流量吸氧，保持呼吸道通畅。

3. 注意保暖

由于扫描房间温度较低，注意保暖，防止受凉诱发咳嗽。

对于躁动不配合患者遵医嘱提前使用镇静药，检查时由家属陪同，注意安全，防止坠床。

（三）检查后的护理要点

检查结束后将患者安全转移至平车上，再次评估患者情况，必要时清理呼吸道，在医师或护士的陪同下将患者安全送回病房。

二、多发伤患者CT检查护理要点

多发伤是指多系统、多脏器损伤，其具有病情急、重、伤情复杂、变化快、失血量大、易发生休克、生理功能紊乱、处理难、易漏诊、病死率高等特点。MSCT在多发伤检查中的应用是一种革命性进步，能在极短时间内，以单一检查方法、单一检查体位完成多部位多系统检查，已逐渐广泛用于创伤患者的伤情评估，被公认为是目前评估多发伤的首选检查方法。

（一）检查前的准备要点

1. 开设绿色通道

急诊科医师评估患者是否能配合完成CT检查，提前将检查信息传至CT室，电话通知并送入检查单，告知检查相关事宜和注意事项。迅速阅读检查单，录入患者信息。并向医师确认检查方式（平扫或增强），预先建立静脉留置针，告知检查相关事宜和注意事项。

2. 医师沟通

电话通知检查时间，要求临床医师陪同检查，放射科医师和技师做好检查准备。

3. 急救准备

护士准备好急救器材、药品、物品，随时启动急救程序。

4. 环境准备

调节好室内温度（22~24℃），检查床上铺上一次性床单、尿垫保护设备，防止血液、呕吐物、分泌物渗漏，影响设备的性能。

5. 患者评估

到达 CT 室后护士阅读检查申请单、核对信息、评估病情、询问病史。严密观察瞳孔、意识、SpO_2、皮肤颜色、生命体征的变化，保持呼吸道通畅，及时清除口腔、鼻腔、气管内的血凝块、呕吐物、分泌物，充分吸氧。检查静脉通道及各类引流管是否通畅。

6. 心理护理

针对多发伤清醒的患者处于极度恐惧状态，护士应给予安慰和鼓励。

7. 自身防护

医务人员戴好口罩、帽子、手套、防止被患者的血液、体液污染，接触患者后及时洗手。

8. 患者镇静

对于躁动不配合的患者必要时在医师指导下使用镇静药，防止运动伪影产生。

多发伤患者一般无家属陪同，需要增强检查的患者由经管医师代为签署碘对比剂使用知情同意书。

（二）检查中的护理要点

1. 体位设计

多发伤患者一般为多部位扫描。常规取仰卧位，头先进，双臂放于身体的两侧，身体尽量置于床面正中间，侧位定位线对准人体正中冠状面。

2. 患者转运

指挥和协助搬运患者，调整检查床高度与平车平行，利用平车上的床单轻、稳、平移动患者于检查床上。对怀疑有骨折的部位应重点保护，避免拖拉而造成骨折断端移位，刺伤周围的神经、血管、组织造成患者不必要的痛苦。妥善保护好各种管道，防止牵拉、脱落、引流液倒流。妥善放置监护设备，便于检查中观察患者生命体征的变化。

3. 防止坠床

对于躁动、神志不清的患者检查时注意安全，妥善固定，留人陪伴，防止坠床。

4. 注意保暖

多发伤患者由于失血性休克，救治中输入大量冷的液体或血液，而导致低体温综合征，检查时要注意保暖。

5. 持续吸氧

便携式氧气瓶或氧气袋持续吸氧。

6. 严密观察

检查中严密观察患者生命体征的变化。对于病情严重、意识障碍、休克等患者，病情容易掩盖对比剂不良反应的症状，重点观察对比剂注射前后生命体征的细微变化及皮肤症状。

（三）检查后的护理要点

①检查结束严密观察患者情况，在医师或护士的陪同下将患者快速转移到病房或急诊科，多发伤患者多处于脱水状态，检查后告知陪同医师合理水化、进行肾功能监测、记录尿量，预防对比剂肾病的发生。②检查后及时将危及生命的阳性体征通知临床医师，便于医师制订治疗方案。③告知医师或家属30min取片及报告。

三、机械通气患者CT检查护理要点

机械通气患者一般病情危重，外出检查存在风险。近年来临床医师为了尽快查明疾病的原因，为了给患者提供最佳的治疗方案，而选择CT检查来满足临床及患者的需求。如何保证机械通气患者CT检查的安全性，是CT室护士需解决的难题。

（一）检查前的准备要点

1. 风险评估

由医师与家属详谈CT检查的必要性与危险性，家属签字同意后方可安排检查。主管医师认真评估及权衡检查的必要性与转送风险，制订检查计划。

2. 开设绿色通道

临床医师评估患者是否能配合完成CT检查，提前将检查信息传至CT室，提前电话通知并送入检查单。迅速阅读检查单，确认患者到达时间。并向医师确认检查方式（平扫或增强)，预先建立静脉留置针，告知检查相关事宜和注意事项。

3. 急救准备

护士准备好急救器材、药品、物品，如：小型呼吸机、简易人工呼吸器、足够的氧源、微量泵、便携式监护仪等，随时启动急救程序。

4. 检查前遵医嘱查血气分析

待血氧饱和度及生命体征较稳定情况下由护士和医师陪同检查，更换专用便携式小型呼吸机或简易呼吸器。

5. 患者评估

按照预约时间到达 CT 室，护士快速查看检查申请单、核对信息、询问病史、评估患者意识、生命体征、呼吸道及静脉输液是否通畅、配合程度，确保患者检查安全。并填写危重患者检查记录单。

6. 清洁呼吸道

检查前评估气道有无痰液，吸痰前给予高流量吸氧，再清理呼吸道，提高患者血氧饱和度。

（二）检查中的护理要点

1. 体位设计

由医师、技师与护士共同将患者安全转移到检查床，动作要轻，将头部放于舒适位置；妥善放置呼吸机、监护设备，固定所有管道通路，防止脱落、移位、引流瓶倒流等情况发生。

2. 专人陪同

必要时由家属陪同患者完成检查。

3. 患者监测

检查时持续心电监护、血氧饱和度监测，严密观察呼吸机运行情况，并做好记录。

4. 注意保暖

由于扫描房间温度较低，注意保暖，防止受凉诱发咳嗽。

对于清醒的患者告知检查时一定要保持不动，防止移动体位和咳嗽等动作。

保持静脉补液的通畅，维持有效的血容量。

（三）检查后的护理要点

①检查结束将患者安全移下检查床，观察呼吸机运行情况，再次评估患者气道是否通

畅，生命体征是否平稳，在护士和医师陪同下立即返回病房。②检查后整理呼吸机，消毒呼吸机管理，及时充氧备用，做好使用记录。

四、躁动患者 CT 检查护理要点

躁动是颅脑功能区损伤或病变后出现的精神与运动兴奋的一种暂时状态。CT 检查是颅脑损伤术前诊断和术后评估的首选检查方法。如何保证躁动患者顺利完成检查是 CT 室护士一项非常重要的工作。

（一）检查前的准备要点

1. 开设绿色通道

临床医师评估患者是否能配合完成 CT 检查，提前将检查信息传至 CT 室，电话通知并送入检查单，确认患者到达时间。向医师确认检查方式（平扫或增强），预先建立好静脉留置针，告知检查相关事宜和注意事项。

2. 医师沟通

对于躁动的患者，CT 室护士应与临床医师沟通，提前使用镇静药、镇痛药，提供护理干预，待患者安静后立即安排检查，最好由医师陪同检查。

3. 患者评估

阅读检查申请单、核对信息、询问病史，评估病情及配合程度。了解患者躁动的原因：如颅脑外伤（额叶或颞叶脑挫伤、蛛网膜下腔出血）、术后疼痛等。

4. 环境准备

声、光、冷的刺激可诱发患者躁动的发生，检查前将检查室光线调暗、调节室温、尽量减少刺激。

5. 镇静的监护

重点观察使用镇静药后患者呼吸是否平稳，血氧饱和度的变化。必要时给予持续吸氧。

（二）检查中的护理要点

1. 体位设计

技师与护士转运患者时动作要轻、快、稳，肢体制动。妥善固定所有管道通路，防止脱落、移位、引流液倒流等情况发生。

2. 专人陪同

必要时由家属陪同，适当固定患者肢体，指导家属正确按压的方法。

3. 患者监测

技师与护士通过防护窗严密观察患者的情况，防止坠床。监测血氧饱和度变化，注射对比剂时观察患者有无局部和全身不良反应发生，并做好记录。

4. 快速扫描

由经验丰富的技师实施扫描，动态观察 CT 图像，及时发现异常征象，并上报值班医师。

（三）检查后的护理要点

①检查结束后将患者安全转移至平车，评估患者病情，住院患者由医师陪同立即返回病房。②门诊患者在观察室留观，待生命体征平稳后方可离开。

五、CT 引导下经皮肺穿刺活检术护理要点

在 CT 引导下经皮肺穿刺活检获得病变组织进行病理学检查，检查的准确率可达 86%~95%，极大地提高了病变的诊断和鉴别诊断的准确性，对疾病治疗方案的制订，病情预后评估具有重要的参考价值。

（一）术前准备要点

1. 环境准备

调节检查室温度（22~24℃），防止患者受凉。CT 检查间采用紫外线消毒 30min，光线充足。

2. 物品、药品及器械准备

准备无菌穿刺包、小容器、穿刺活检针和枪；10%的甲醛、95%乙醇、2%利多卡因。

3. 资料准备

检查相关检查是否完善，如术前三大常规、肝肾功能、凝血酶原时间、B 超、CT、X 线、心电图等检查资料。

4. 心理护理与健康教育

护士应耐心讲解该项检查的过程和穿刺的必要性，以及对治疗的指导意义。增强患者信心和勇气，取得患者和家属的理解及配合，使患者保持良好的心理状态，从而保证穿刺的顺利进行。

严格查对制度，评估患者基本情况，履行告知义务并签署穿刺同意书。

（二）术中的护理要点

①体位摆放：根据穿刺的位置设计体位，以患者感觉舒适为准。②呼吸训练：训练患者穿刺或扫描中吸气、屏气和配合方法。③操作者准备：洗手、戴口罩、严格无菌技术操作，防止交叉感染。④配合医师进行消毒和铺无菌单，协助取活检，10%的甲醛进行标本固定。⑤观察病情：术中认真听取患者的主诉，严密观察患者面色及生命体征的变化，必要时心电监护。⑥做好患者与医护人员的安全防护。⑦穿刺结束后评估病情，有无出血、气胸及其他并发症发生。穿刺点局部加压包扎，防止出血。

（三）术后护理要点

①交代注意事项：嘱患者卧床休息6~12h，避免剧烈运动。可能会出现疼痛、出血、气胸等并发症，如有不适请及时告诉医师或护士。②将病理标本及时交给穿刺医师，标贴患者信息。③观察30min无异常情况由护士或医师陪同返回病房。

六、颈外静脉高压注射碘对比剂护理要点

（一）检查前的准备

1. 检查前的评估

掌握适应证：为穿刺特别困难者提供一条安全的增强检查途径。主要用于上肢血管条件特别差，长期放疗、化疗、肥胖，糖尿病，穿刺失败2次以上的患者。

掌握禁忌证：颈部粗短、呼吸困难、颈部有淋巴结肿大、颈部有肿块、颈部损伤、气管切开或其他颈部手术、穿刺侧静脉回流障碍、心功能差、不配合者。

心肺功能评价：严重心肺功能不全的患者禁止行颈外静脉高压注射对比剂。

2. 物品准备

常规消毒物品1套、静脉留置针1副、一次性无菌透明敷贴1张、无菌注射用水1支。

3. 穿刺方法

①患者取平卧位，头后仰偏向一侧，暴露颈部，选择颈外静脉直且充盈一侧。②操作者站在患者头侧，助手在穿刺侧。③穿刺部位常规消毒，消毒范围为8~10cm，待干。④助手按压锁骨上方颈外及胸锁乳突肌上下缘，使穿刺区域相对平坦易于穿刺，同时便于颈

外静脉充盈。必要时嘱患者屏气，颈外静脉充盈会更加明显。⑤操作者左手按压颈外静脉上段并绷紧皮肤，右手持静脉留置针，选择颈外静脉上 1/3～2/3 进针，进针角度以 15°～30°为宜，见回血或落空感，回抽空针，见回血后抽出针芯少许，降低穿刺角度送软管，使针与血管平行再潜行 2～3mm，拔出针芯，推注生理盐水 5～10 mL，用 3M 敷贴固定。

4. **健康教育**

嘱患者头部制动，避免剧烈咳嗽。

5. **其他**

立即安排检查，避免等待过久。

（二）高压注射操作方法

①体位设计：双人扶患者上检查床，妥善放置患者头部，保持静脉留置针通畅。②更换高压注射连接管、排气。③用带生理盐水的空针回抽颈外静脉留置针，见回血后推注生理盐水，询问患者有无疼痛、胀感。④连接高压注射管路，试注射水，观察穿刺部位有无疼痛、肿胀、皮肤发红。⑤推注对比剂时严密观察患者反应和生命体征变化，发现异常立刻停止注射。⑥检查完毕，分离高压注射管道。

（三）检查后的观察

检查后嘱患者休息 15～30min 无任何不适方可拔除留置针，按压 5～10min。

第四节　小儿 CT 检查护理要点

一、小儿 CT 普通检查护理要点

①评估患儿面色、体温、呼吸、脉搏、皮肤等情况。询问患儿用药史、过敏史，目前小便情况，有无恶心、呕吐，了解相关检查情况。②取出检查部位金属异物：需镇静的患儿在入睡前，指导或协助家长取出患儿检查部位的高密度金属物品。③膀胱和尿裤的准备：对配合的患儿，腹部扫描若无禁忌，检查前根据年龄大小适量饮水，泌尿系扫描前尽量饮水使膀胱充盈，充盈后及时安排检查；其他部位检查尽量先排小便；对不配合的患儿事先穿好尿裤。④选择性地进行屏气训练对配合的患儿进行屏气训练，方法与成人相同，不配合的患儿处于睡眠状态或平静呼吸即可。⑤腹部 CT 检查前 1 周不服用重金属药物，

如1周内做过胃肠道钡剂造影者，则于检查前先行腹部透视，确认腹腔内无钡剂残留。⑥耐心解答家属和患儿的问题，告知检查配合、注意事项、检查时间及检查流程，护士用亲切的语言呵护患儿，给予榜样激励，让其放松，务必告诉患儿检查中保持安静不动，必要时适当满足或承诺患儿的喜好，以便顺利完成检查。⑦对确实不能配合的患儿可以在其自然睡眠后检查；对于易惊醒的患儿，必要时遵医嘱给予镇静药，熟睡后检查。

二、小儿CT增强检查护理要点

（一）检查前的护理要点

1. 患儿的评估

阅读申请单，查对患儿信息、检查目的、部位，测患儿体重、生命体征，评估病情，筛查高危人群。

2. 健康宣教及心理护理

给家属及患儿说明检查要求及风险，告之注射对比剂瞬间可能有一过性发热、口腔金属异味等正常反应和恶心、呕吐等异常反应。重点告知家长镇静的目的、方法、重要性及配合技巧。

3. 合理水化

增强检查前4h内根据病情及患儿年龄大小给予合理水化。但需镇静或麻醉的小儿检查前要禁食、禁水6~8h。

4. 知情同意

由患儿家长或者监护人签署碘对比剂使用知情同意书。

5. 选择血管

选择直径较粗的头皮静脉和外周静脉，必要时选择颈外静脉，置入适宜的留置针，妥善固定，肘部穿刺时防止弯曲。

6. 患儿镇静

对新生儿、婴幼儿、多动症及弱智儿童，在进行检查前均应进行镇静及制动，遵医嘱口服10%水合氯醛或肌内注射镇静药。对入睡特困难的患儿，必要时在监测麻醉下进行检查。

7. 环境准备

调节室温（22~24℃），光线调暗，防止患儿因受凉和强光刺激而惊醒。

（二）检查中的护理要点

1. 体位摆放

动作轻柔，对监测麻醉的患儿，去枕平卧，肩下垫一小薄枕，头偏向一侧，保持呼吸道通畅；一般小儿采取平卧位，根据检查要求放置手的位置，注意体位摆放和管道长度，避免移床过程中高压管道打折或牵拉导致留置针脱出。适当固定肢体，避免检查期间突然不自主运动造成检查失败。

2. 防止坠床

必要时由家属或工作人员陪护在旁防止坠床。

3. 密切观察病情

对监测麻醉的患儿进行心电监护，密切观察脸色、唇色、生命体征及血氧饱和度变化，常规低流量吸氧。

4. 防止对比剂渗漏

注射对比剂前手动注入生理盐水 2~5 mL，观察穿刺部位有无疼痛、红、肿现象，患儿有无因疼痛引起肢体回缩，确保留置针安全无渗漏方可高压注入对比剂。注药时严格控制流速、压力和流量。对睡眠患儿检查期间同时固定好非检查部位，以免推药时患儿突然惊醒躁动导致检查失败。检查时患儿若出现异常情况，立即停止推药，及时处理。

对配合的患儿用通俗易懂的语言告之检查时一定保持安静不动。

（三）检查后的护理要点

①患儿监测：检查完毕将患儿抱入观察室观察 30min，对使用镇静药或监测麻醉的患儿，密切观察其睡眠深度、面色、呼吸、脉搏等情况，必要时延长观察时间。拔针前应仔细观察并询问患儿有何不适，如发现皮疹、打喷嚏、流泪、眼结膜充血等症状应推迟拔针时间，对症处理。②对患儿的良好表现给予口头表扬或奖励。③避免门诊患儿“带针”离院引起并发症，住院患儿要带针回病房者，强调注意事项，并贴上穿刺时间和穿刺护士。④拔针后，嘱咐家属用棉球轻压穿刺处 3~5min，防止穿刺处渗血。按压应以穿刺点为直径 1~3cm 的范围，按压时应固定，不可来回揉搓。⑤指导家长给患儿合理水化，促进对比剂排泄。⑥对个别检查未成功者，告知家长后与临床医师联系沟通，确定是否需要重新预约检查。

三、儿童先天性复杂型心脏病及血管畸形检查护理要点

（一）检查前的准备要点

1. 病情评估

阅读申请单，查对患儿信息、测患儿体重、生命体征；评估患儿的心理状态、活动耐力、生长发育、生命体征、有无发绀及发绀程度、有无心力衰竭表现（杵状指、蹲踞现象、缺氧发作等）、有无呼吸道感染、吃奶中断，以及用药史、过敏史、配合能力等。

2. 健康宣教及心理护理

由于先天性复杂型心脏病本身疾病的特点，给家属及患儿说明检查的风险及要求，告之注射对比剂瞬间可能有一过性发热、口腔金属异味等正常反应和恶心、呕吐等异常反应。重点告知家长镇静的目的、方法、重要性及配合技巧。

3. 合理水化

增强检查前4h内根据病情及患儿年龄大小给予合理水化。需镇静或麻醉的小儿检查前要禁食、禁水6~8h。

4. 选择穿刺血管

静脉穿刺前坐位选择确定血管，穿刺时再平卧，助手固定进行静脉穿刺，尽量避免用力按压患儿以免导致哭闹引起缺氧加重症状，尤其是颈外静脉穿刺时要特别注意，固定敷贴同时观察患儿病情变化，若出现呼吸困难立即抬高肩背部半卧、氧气吸入，缓解缺氧症状，同时通知医师进一步处理。

（二）检查中的护理要点

①体位摆放：动作轻柔，对监测麻醉的患儿，去枕平卧，肩下垫一小薄枕，头偏向一侧，保持呼吸道通畅；一般小儿采取平卧位，根据检查要求放置手的位置，注意体位的摆放和管道的长度，避免移床过程中高压管道打折或牵拉导致留置针脱出。适当固定肢体，避免检查期间突然不自主运动造成检查失败。②必要时由家属或工作人员陪护在旁防止坠床，做好患儿及家属的X线防护。③密切观察病情：持续心电监护，密切观察其脸色、唇色、生命体征及血氧饱和度等变化，有无呕吐、躁动等情况，若出现紧急情况，立即停止扫描进行抢救，常规低流量吸氧。

四、儿童支气管异物CT检查护理要点

①患儿评估：阅读申请单，查对患儿信息，评估患儿呼吸及配合情况，有无窒息危

险。喉部异物患儿可出现喉痛、声音嘶哑、强烈咳嗽、呼吸困难、喉痉挛等症状，较大的异物可立即发生窒息。气管、支气管异物患儿最初症状为痉挛性咳嗽伴有呼吸困难。②开启绿色通道，快速安排检查。③确定氧气装置、简易呼吸器、吸痰器等急救器材和药品处于备用状态。④观察患儿呼吸情况，保持患儿安静，避免哭闹引起异物移位增加耗氧量。必要时遵医嘱使用镇静药，忌用吗啡、哌替啶等抑制呼吸的药物。⑤必要时给予氧气吸入，如呼吸困难加重，应立即加大氧流量至 5~6 mL 次/分。将患儿侧卧轻拍背部，同时派人通知医师采取对症措施。⑥去除患儿颈胸部金属异物。⑦由家属或医师陪同检查。⑧待患儿安静或入睡时及时安排检查。⑨必要时检查过程中实施急救措施：拍背法，让小儿趴在救护者膝盖上，头朝下，托其胸，拍其背部，使小儿咳出异物，也可将患儿倒提离地拍背。催吐法，对略靠近喉部的气管异物，可用匙臂、压舌板或手指刺激咽喉部，引起呕吐反射，将异物呕出。拍挤胃部法，即海默来克手法（Hei mLich 手法）。对较大患儿，救护者站在患儿身后两手臂挟住儿童，一手握拳，另一手搭在握拳的手上，放在脐与胸骨剑突之间，有节奏地使劲往内上方推压，使横膈抬起，压后放松，重复而有节奏进行，必要时冲击可重复 7~8 次，促使肺内产生强大气流逼迫异物从气管内冲出。如果抢救过程中，患儿出现呼吸停止，应立即实施心肺复苏术。⑩检查后尽快将结果告知临床医师，必要时协助 CT 医师按危急值报告流程处理。

五、儿童检查的镇静护理要点

（一）镇静的要求及准备

①按国家规定及药品使用说明书用药。②严格执行医院的镇静管理规范。③告知家属镇静的要求、方法、必要性、注意事项、配合要点等，签署知情同意书。④镇静前病情允许情况下尽量限制睡眠。根据病情及平时睡眠习惯进行调整，建议限制睡眠时间为预约时间前数小时。一般 1 岁以内 2~4h、1~3 岁 4~6h、4 岁以上 6~8h、年长儿晚睡早起白天限制睡眠再适当活动让其疲倦，检查前按照工作人员安排的时间使用镇静药，熟睡后再接受检查。⑥遵医嘱使用 10%水合氯醛口服或灌肠，按体重计算，常规用量每次为 0.5 mL/kg，一般婴幼儿不超过 12 mL，□服时可加等量糖浆稀释以改善口感；苯巴比妥钠肌内注射，按体重计算，常用用量每次为 5mg/kg，一般不超过 100mg；必要时静脉用药镇静。新生儿忌用地西泮，以免抑制呼吸。对上述方法镇静效果不佳的患儿可请麻醉科进行监测麻醉，由医师陪同检查。⑦仔细询问镇静前的用药情况，严格执行查对制度，遵医嘱用药。⑧小剂量液体药物，应精确量取，确保剂量准确，避免超量致中毒或剂量不足影响疗效。⑨可用吸管、去针头的注射器、小药匙喂药，尽量选择喂药器。

（二）镇静的操作方法

①若用小药匙喂药，则从婴儿口角处顺口颊方向慢慢喂入，待药液咽下后，才将药匙拿开，以防止婴儿将药液吐出。可用拇指和示指轻捏患儿双颊，使之下咽。注意不要让患儿完全平卧或在其睡眠、哽咽时喂药，喂药时可抱起或抬高患儿头部，以防呛咳。婴儿喂药前1h左右勿喂奶，避免因服药呕吐引起误吸。不要将药液混于奶中哺喂，可在喂药5～10min后适量饮水进食，再熟睡。②用10%水合氯醛灌肠时，患儿取左侧卧位，垫高臀部，润滑肛管（或使用一次性吸痰管）前端，将肛管从肛门轻轻插入7cm左右，缓慢推药，轻轻拔出肛管，指导家属轻轻夹紧患儿两臀，尽量保留药液30min左右。③肌内注射镇静时，对不合作、哭闹挣扎的婴幼儿，可采取“三快”的注射方法，即进针快、注药快、拔针快，缩短时间，防止发生意外。④静脉推注镇静药时速度要慢。⑤密切观察用药后的效果及病情变化，做好记录。

六、儿童CT增强检查留置针操作要点

（一）常规准备及穿刺

①全面评估血管。②根据检查要求确定穿刺部位。③根据对比剂的浓度及推注的速度，尽量选择粗直且弹性好的血管，避免选择前额靠近面部的血管，防止对比剂渗漏，避免造成皮下组织肿胀、疼痛、甚至水疱、溃烂、坏死等情况。④根据检查部位、注射对比剂总量、推注速度及血管情况选择合适的密闭式静脉留置针，20G、22G、24G。⑤尽量一次穿刺成功，避免同一部位反复穿刺。⑥胶布和敷贴妥善固定。⑦试推生理盐水检查，确定穿刺成功。⑧向家长和患儿交代注意事项。

（二）对于肥胖、躁动、放疗、化疗、久病等特殊患儿的准备及穿刺

①高度重视，耐心反复评估。②避免盲目穿刺。③助手固定体位，配合穿刺。④必要时先选择血管、再镇静，待患儿较安静、入睡前再穿刺；一般情况先建立静脉留置针再镇静，防止个别患儿镇静后留置针安置困难而镇静药半衰期已过，影响检查。⑤常规部位无法穿刺时再选择颈外静脉，头颈部检查除外。

（三）特殊静脉通道的使用注意事项

①禁止使用PICC通道。②慎用临床带来的留置针通道，评估穿刺时间、留置针型号是否合适，检查局部有无肿胀、皮肤颜色有无异常。留置针安置时间超过24h尽量不用。③颈外静

脉穿刺时哭闹、呼吸困难的患儿勿用力按压头部，严密观察病情，防止颈椎骨折和呼吸困难。并在检查单上粘贴醒目标识，提示技师调整注射剂量、速度和扫描时间。④可以使用深静脉通道，如颈静脉、股静脉，但必须严格无菌操作，试推生理盐水观察确认深静脉通畅，检查后按要求冲管、封管。并粘贴醒目标识，提示技师调整注射剂量、速度和扫描时间。

（四）哭闹躁动患儿留置针的穿刺方法

①穿刺用物备齐，先选好血管，扎止血带时间控制在30s以内。②穿刺时可用玩具或物品逗乐患儿，需多个助手协助固定患儿身体及穿刺部位。③不同部位的固定方法：穿刺头皮时穿刺者左手大拇指和示指固定穿刺点前后皮肤；穿刺颈部时穿刺者左手固定好穿刺侧额部及下颌；穿刺四肢，如穿刺手背时，穿刺者左手握住患儿5个手指，并绷紧穿刺点靠近远心端皮肤；另一手持针在静脉走向最明显处后退2~5mm进针，见回血后降低穿刺角度10°~15°，将留置针继续沿血管方向推进1~2mm，此时停止进针，将针芯后退3~4mm，右手持留置针顺势将导管和针芯同时推人血管，见回血正常，将针芯全部退出，助手固定好患儿，防止躁动时留置针脱出，敷贴妥善固定。④对循环较差的可用生理盐水注射器抽回血及导管内空气，回血良好推生理盐水，检查并保留留置针。

（五）留置针的加强固定和保护

1. 皮肤准备

穿刺前对出汗多的患儿擦干局部皮肤，消毒待干，避免敷贴不牢。

2. 胶布加强固定

敷贴固定后，外加胶布与血管走行方向垂直固定。对于四肢，可用胶布螺旋方式加强固定敷贴和留置针，不易过紧，注意观察指端血循环。注意固定好导管座部位，避免前端导管轻，而导管座和延长管较重而导致导管滑出，最后用胶布固定好延长管部分。

3. 检查前留置针的观察和保护

嘱咐家长患儿静脉留置针留置期间的注意事项，避免摩擦或意外拔管，穿刺侧肢体制动，穿刺局部保持干燥，若敷贴松脱、潮湿或留置针脱出及时告诉护士。使用口服、灌肠、肌内注射镇静药时患儿常哭闹躁动，注意保护，镇静后再注意检查留置针是否完好，有异常及早重新穿刺。

4. 检查中的固定

摆好体位，按检查要求将手放在舒适的位置，保持穿刺处血管平直，不要弯曲打折，将高压连接管妥善固定，保持足够的长度，避免牵拉导致留置针脱出。

（六）穿刺困难患儿的应急处理方法

对穿刺特别困难的患儿，多与家长沟通，请有经验的护士穿刺，两次穿刺失败，患儿休息后再请下一位护士操作，避免一人反复多次穿刺。若仍未成功，邀请儿科护士穿刺。必要时根据病情改约时间，待休息调整、进食、改善循环后再行穿刺检查。

第五节　CT检查中各种引流管护理要点

一、头部引流管患者CT检查护理要点

①CT室护士了解、询问引流管的种类。②评估患者引流管放置位置（高度）是否恰当。③脑室引流管：搬运患者至检查床时脑室引流管口应高出脑室平面10~15cm，引流袋位置过高导致引流困难或反流，引起颅压增高；脑室引流早期要特别注意引流速度，太低导致引流过快；伴有脑积水者，可因快速引出大量脑脊液，使脑室塌陷，在硬脑膜与脑或颅骨内板之间产生负压吸附力，引起硬脑膜下或硬脑膜外血肿；脑室系统肿瘤者，可因一侧脑室的突然减压，使脑室系统压力不平衡，引起肿瘤内出血；颅后窝占位性病变者，可因幕上压力突然减低，诱发小脑中央叶向上疝入小脑幕切迹。适当限制患者头部的活动范围，避免引流管受压、牵拉、扭曲、成角、折叠、脱落。在医师允许情况下搬运患者前先关闭引流管，检查后放回原处再开放，观察引流液的颜色和量。④血肿腔（或瘤腔）引流管：安放血肿腔引流管的目的是排空残留的血性液体或血凝块。引流袋应低于创腔10~15cm，并妥善固定，保持引流通畅，引流管不可受压、扭曲，防止引流管滑脱。防止引流袋位置过高导致引流困难或引流液倒流而诱发感染，引流袋位置过低导致注入血肿的生理盐水和尿激酶引流过快，有再次形成血肿的可能。在医师允许的条件下搬运患者前先关闭引流管，检查后放回原处再开放，观察引流液的颜色和量。⑤脓腔引流管：安放脓腔引流管的目的是术后继续引流脓液，进行腔内注药冲洗。引流袋放置于低位，距脓腔至少30cm，并妥善固定，保持引流通畅，引流管不可受压、扭曲，防止引流管滑脱。对腔内注药冲洗夹闭的引流管不要随意开放。引流管位置过高达不到引流目的，甚至加重感染。在医生允许情况下搬运患者前先关闭引流管，检查后放回原处再开放，观察引流液的颜色和量。

二、胃肠减压患者CT检查护理要点

①管道的评估：检查前重点查看患者胃管留置情况，胃管负压引流是否通畅，引流液

的颜色、性质及量，防止胃管扭曲、受压、脱落。②正确摆放体位：负压引流装置妥善放置，不可过高或过低。③安置胃管的患者检查前勿饮水。④医师允许的情况下搬运患者前先关闭引流管，检查后放回原处再开放。

三、胸腔闭式引流患者 CT 检查护理要点

①管道的评估：检查前重点查看患者引流装置是否密闭及引流管有无脱落，水封瓶长玻璃管没入水中 3~4cm，并始终保持直立，并观察引流管水柱波动（4~6cm）情况；引流瓶应低于胸壁引流口 60~100cm，观察引流液的颜色、性质及量。②呼吸训练：指导吸气、屏气以不引起胸部疼痛为宜。特殊患者无法吸气、屏气时可直接扫描。③正确摆放体位：搬动患者时需双重夹闭引流管，以防空气进入，检查后放回原处再开放。头下垫一软枕尽量抬高，妥善放置引流瓶，防止引流管扭曲、受压、牵拉、脱落。④应急处理：如搬动患者时导致引流管连接处脱落或引流瓶损坏，应立即双钳夹闭胸壁引流导管，通知临床医师更换引流装置；若引流管从胸腔滑脱，立即用手捏闭伤口处皮肤，消毒处理后，用无菌纱布或凡士林纱布封闭伤口，并协助医师做进一步处理，上报护理不良事件平台。⑤检查中严密观察患者病情变化。

四、T 管引流患者 CT 检查护理要点

①T 管的评估：检查前重点评估患者“T”管引流情况，引流是否通畅，观察胆汁的量、颜色、性质，管道有无折叠等。②呼吸训练：指导吸气、屏气以不引起腹部疼痛为宜。特殊患者无法吸气、屏气时可直接扫描。③正确摆放体位：搬动患者时引流管应低于腋中线，站立或活动时不可高于腹部引流口平面，防止引流液反流。在医师允许的条件下搬运患者前先关闭引流管，检查后放回原处再开放，观察引流液的颜色和量。④应急处理：如搬动患者时导致引流管连接处脱落，应立即夹闭引流导管，消毒处理后再接管道。若引流管脱出，应立即消毒处理，用无菌纱布或凡士林纱布封闭伤口，并协助医师做进一步处理，并上报护理不良事件平台。⑤检查中严密观察患者的病情变化。

五、留置尿管患者 CT 检查护理要点

①尿管的评估：检查前重点查看患者尿管留置情况，引流管是否通畅，观察尿液的颜色、性质及量。引流袋位置低于床沿，防止尿管扭曲、受压、脱落。②盆腔检查的患者检查前夹闭尿管以充盈膀胱。③在医师允许情况下搬运患者前先关闭尿管，检查后放回原处再开放，观察尿液的颜色和量。

参考文献

[1] 黄欢．临床护理路径［M］．昆明：云南科技出版社，2018.03.
[2] 伍海燕，贺大菊，金丹．临床护理技术实践［M］．武汉：湖北科学技术出版社，2018.05.
[3] 徐姝一．临床护理新思维［M］．北京：科学技术文献出版社，2018.09.
[4] 孙平．实用临床护理实践［M］．天津：天津科学技术出版社，2018.09.
[5] 张宏．现代内科临床护理［M］．天津：天津科学技术出版社，2018.01.
[6] 刘有林．实用临床护理实践［M］．哈尔滨：黑龙江科学技术出版社，2018.02.
[7] 刘彩凤．现代临床护理技术［M］．上海：上海交通大学出版社，2018.06.
[8] 孙彩粉，李亚兰．临床护理理论与实践［M］．南昌：江西科学技术出版社，2018.06.
[9] 沈燕．现代临床护理精要［M］．北京：科学技术文献出版社，2018.09.
[10] 蒙黎．现代临床护理实践［M］．北京：科学技术文献出版社，2018.05.
[11] 张铁晶．现代临床护理常规［M］．汕头：汕头大学出版社，2019.01.
[12] 高静．临床护理技术上［M］．长春：吉林科学技术出版社，2019.03.
[13] 姜永杰．常见疾病临床护理［M］．长春：吉林科学技术出版社，2019.03.
[14] 周英，赵静，孙欣．实用临床护理［M］．长春：吉林科学技术出版社，2019.06.
[15] 陈月琴，刘淑霞．临床护理实践技能［M］．郑州：河南科学技术出版社，2019.08.
[16] 刘丽娜．临床护理管理与操作［M］．长春：吉林科学技术出版社，2019.03.
[17] 方习红，赵春苗，高莹．临床护理实践［M］．长春：吉林科学技术出版社，2019.08.
[18] 陈春丽，任俊翠．临床护理常规［M］．南昌：江西科学技术出版社，2019.10.
[19] 孔翠．临床护理综合知识［M］．北京：华龄出版社，2019.12.
[20] 程萃华，张卫军，王忆春．临床护理基础与实践［M］．长春：吉林科学技术出版社，2019.03.
[21] 吕巧英．医学临床护理实践［M］．开封：河南大学出版社，2020.07.

[22] 蔡季秋，潘奎静．实用临床护理英语［M］．西安：陕西科学技术出版社，2020.05.

[23] 刘玉春，牛晓琳，何兴莉．临床护理技术及管理［M］．北京：华龄出版社，2020.01.

[24] 周健雯．临床护理进展概论［M］．北京：科学技术文献出版社，2020.07.

[25] 孙丽博．现代临床护理精要［M］．北京：中国纺织出版社，2020.12.

[26] 王虹．实用临床护理指南［M］．天津：天津科学技术出版社，2020.04.

[27] 王婷婷．临床护理实践精要［M］．北京：科学技术文献出版社，2020.07.

[28] 杨庆菊．现代临床护理思维［M］．北京：科学技术文献出版社，2020.07.

[29] 吴春格．临床护理研究指导［M］．北京：科学技术文献出版社，2020.07.

[30] 窦超．临床护理规范与护理管理［M］．北京：科学技术文献出版社，2020.04.

[31] 黄粉莲．新编实用临床护理技术［M］．长春：吉林科学技术出版社，2021.07.

[32] 于红，刘英，徐惠丽．临床护理技术与专科实践［M］．成都：四川科学技术出版社，2021.07.

[33] 吴雯婷．实用临床护理技术与护理管理［M］．北京：中国纺织出版社，2021.12.

[34] 刘伶俐，雷振华．常见传染病临床护理路径［M］．银川：宁夏阳光出版社，2021.05.